国家卫生健康委员会"十四五"规划教材

全国高等中医药教育教材

供中医骨伤科学等专业用

骨伤科影像学

第 2 版

骨中
傷醫

主　编　修忠标　袁普卫

副主编　黄　勇　刘钟华　刘伟伟

编　委　（按姓氏笔画排序）

石光煜（黑龙江中医药大学）	张薇薇（甘肃中医药大学）
叶成斌（福建中医药大学）	郑运松（陕西中医药大学）
刘伟伟（山东中医药大学）	修忠标（福建中医药大学）
刘连生（广州中医药大学）	袁普卫（陕西中医药大学）
刘钟华（长春中医药大学）	黄　勇（湖北省中医院）
杜凤丽（河南中医药大学）	笪巍伟（南京中医药大学）
张智猷（天津中医药大学）	樊树峰（浙江中医药大学）

秘　书　刘　洪（福建中医药大学）　　康武林（陕西中医药大学）

人民卫生出版社

·北京·

图书在版编目（CIP）数据

骨伤科影像学 / 修忠标，袁普卫主编 . —2 版 . —
北京：人民卫生出版社，2021.6（2024.7 重印）
ISBN 978-7-117-31527-2

I. ①骨… Ⅱ. ①修… ②袁… Ⅲ. ①中医伤科学 –
影像诊断 – 高等学校 – 教材　Ⅳ. ①R274

中国版本图书馆 CIP 数据核字（2021）第 109903 号

人卫智网	www.ipmph.com	医学教育、学术、考试、健康， 购书智慧智能综合服务平台
人卫官网	www.pmph.com	人卫官方资讯发布平台

骨伤科影像学
Gushangke Yingxiangxue
第 2 版

主　　编：修忠标　袁普卫
出版发行：人民卫生出版社（中继线 010-59780011）
地　　址：北京市朝阳区潘家园南里 19 号
邮　　编：100021
E - mail：pmph @ pmph.com
购书热线：010-59787592　010-59787584　010-65264830
印　　刷：人卫印务（北京）有限公司
经　　销：新华书店
开　　本：850×1168　1/16　印张：19
字　　数：474 千字
版　　次：2012 年 5 月第 1 版　　2021 年 6 月第 2 版
印　　次：2024 年 7 月第 3 次印刷
标准书号：ISBN 978-7-117-31527-2
定　　价：68.00 元
打击盗版举报电话：010-59787491　E-mail：WQ @ pmph.com
质量问题联系电话：010-59787234　E-mail：zhiliang @ pmph.com

◇◇◇ 修 订 说 明 ◇◇◇

为了更好地贯彻落实《中医药发展战略规划纲要(2016—2030年)》《中共中央国务院关于促进中医药传承创新发展的意见》《教育部 国家卫生健康委 国家中医药管理局关于深化医教协同进一步推动中医药教育改革与高质量发展的实施意见》《关于加快中医药特色发展的若干政策措施》和新时代全国高等学校本科教育工作会议精神,做好第四轮全国高等中医药教育教材建设工作,人民卫生出版社在教育部、国家卫生健康委员会、国家中医药管理局的领导下,在上一轮教材建设的基础上,组织和规划了全国高等中医药教育本科国家卫生健康委员会"十四五"规划教材的编写和修订工作。

为做好新一轮教材的出版工作,人民卫生出版社在教育部高等学校中医学类专业教学指导委员会、中药学类专业教学指导委员会和第三届全国高等中医药教育教材建设指导委员会的大力支持下,先后成立了第四届全国高等中医药教育教材建设指导委员会和相应的教材评审委员会,以指导和组织教材的遴选、评审和修订工作,确保教材编写质量。

根据"十四五"期间高等中医药教育教学改革和高等中医药人才培养目标,在上述工作的基础上,人民卫生出版社规划、确定了第一批中医学、针灸推拿学、中医骨伤科学、中药学、护理学5个专业100种国家卫生健康委员会"十四五"规划教材。教材主编、副主编和编委的遴选按照公开、公平、公正的原则进行。在全国50余所高等院校2 400余位专家和学者申报的基础上,2 000余位申报者经教材建设指导委员会、教材评审委员会审定批准,聘任为主编、副主编、编委。

本套教材的主要特色如下:

1. 立德树人,思政教育 坚持以文化人,以文载道,以德育人,以德为先。将立德树人深化到各学科、各领域,加强学生理想信念教育,厚植爱国主义情怀,把社会主义核心价值观融入教育教学全过程。根据不同专业人才培养特点和专业能力素质要求,科学合理地设计思政教育内容。教材中有机融入中医药文化元素和思想政治教育元素,形成专业课教学与思政理论教育、课程思政与专业思政紧密结合的教材建设格局。

2. 准确定位,联系实际 教材的深度和广度符合各专业教学大纲的要求和特定学制、特定对象、特定层次的培养目标,紧扣教学活动和知识结构。以解决目前各院校教材使用中的突出问题为出发点和落脚点,对人才培养体系、课程体系、教材体系进行充分调研和论证,使之更加符合教改实际、适应中医药人才培养要求和社会需求。

3. 夯实基础,整体优化 以科学严谨的治学态度,对教材体系进行科学设计、整体优化,体现中医药基本理论、基本知识、基本思维、基本技能;教材编写综合考虑学科的分化、交叉,既充分体现不同学科自身特点,又注意各学科之间有机衔接;确保理论体系完善,知识点结合完备,内容精练、完整,概念准确,切合教学实际。

4. 注重衔接,合理区分 严格界定本科教材与职业教育教材、研究生教材、毕业后教育教材的知识范畴,认真总结、详细讨论现阶段中医药本科各课程的知识和理论框架,使其在教材中得以凸显,既要相互联系,又要在编写思路、框架设计、内容取舍等方面有一定的区分度。

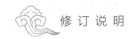

5. **体现传承,突出特色** 本套教材是培养复合型、创新型中医药人才的重要工具,是中医药文明传承的重要载体。传统的中医药文化是国家软实力的重要体现。因此,教材必须遵循中医药传承发展规律,既要反映原汁原味的中医药知识,培养学生的中医思维,又要使学生中西医学融会贯通,既要传承经典,又要创新发挥,体现新版教材"传承精华、守正创新"的特点。

6. **与时俱进,纸数融合** 本套教材新增中医抗疫知识,培养学生的探索精神、创新精神,强化中医药防疫人才培养。同时,教材编写充分体现与时代融合、与现代科技融合、与现代医学融合的特色和理念,将移动互联、网络增值、慕课、翻转课堂等新的教学理念和教学技术、学习方式融入教材建设之中。书中设有随文二维码,通过扫码,学生可对教材的数字增值服务内容进行自主学习。

7. **创新形式,提高效用** 教材在形式上仍将传承上版模块化编写的设计思路,图文并茂、版式精美;内容方面注重提高效用,同时应用问题导入、案例教学、探究教学等教材编写理念,以提高学生的学习兴趣和学习效果。

8. **突出实用,注重技能** 增设技能教材、实验实训内容及相关栏目,适当增加实践教学学时数,增强学生综合运用所学知识的能力和动手能力,体现医学生早临床、多临床、反复临床的特点,使学生好学、临床好用、教师好教。

9. **立足精品,树立标准** 始终坚持具有中国特色的教材建设机制和模式,编委会精心编写,出版社精心审校,全程全员坚持质量控制体系,把打造精品教材作为崇高的历史使命,严把各个环节质量关,力保教材的精品属性,使精品和金课互相促进,通过教材建设推动和深化高等中医药教育教学改革,力争打造国内外高等中医药教育标准化教材。

10. **三点兼顾,有机结合** 以基本知识点作为主体内容,适度增加新进展、新技术、新方法,并与相关部门制订的职业技能鉴定规范和国家执业医师(药师)资格考试有效衔接,使知识点、创新点、执业点三点结合;紧密联系临床和科研实际情况,避免理论与实践脱节、教学与临床脱节。

本轮教材的修订编写,教育部、国家卫生健康委员会、国家中医药管理局有关领导和教育部高等学校中医学类专业教学指导委员会、中药学类专业教学指导委员会等相关专家给予了大力支持和指导,得到了全国各医药卫生院校和部分医院、科研机构领导、专家和教师的积极支持和参与,在此,对有关单位和个人表示衷心的感谢!希望各院校在教学使用中,以及在探索课程体系、课程标准和教材建设与改革的进程中,及时提出宝贵意见或建议,以便不断修订和完善,为下一轮教材的修订工作奠定坚实的基础。

人民卫生出版社

2021 年 3 月

◇◇ 前　言 ◇◇

　　骨伤科影像学是高等中医药院校中医骨伤科学专业的一门重要课程,主要讲授如何运用现代影像学检查手段和方法诊断骨伤科疾病,熟练地掌握这些影像学知识,对骨伤科疾病的临床治疗和科学研究具有重要意义。

　　近年来,随着骨伤科重点、难点、热点病种的变化与增加,诊断手段及治疗方法不断更新,各类新型的影像学检查如 CT、MRI、肌骨超声等已被广泛应用于临床。为适应中医骨伤科学专业发展的需要,本教材在全面介绍骨与关节影像学知识的基础上,使学生掌握中医骨伤临床的常见病、多发病影像学诊断,熟悉和了解少见病、疑难病及全身性骨病的影像学诊断,还介绍了影像学诊断的新技术、新方法,如骨伤科疾病的介入诊治、肌骨超声在骨伤科疾病中的运用、影像学中西医结合研究及其在骨伤科的应用等,使教材更加突出专业性,更具有中医、中西医结合特色。

　　全书共分十六章,每章中的影像学诊断以 X 线、CT、MRI 表现为主要内容,本次修订,新增一个章节介绍肌骨超声技术。文中除设有学习目标、知识链接、思政元素、复习思考题等模块内容,还有 PPT 课件、扫一扫测一测等数字化资源,以二维码的形式展现。每一节内设有典型的影像图片,力争做到图文并茂,以便学生理解。在介绍骨伤科影像学基本理论、基本知识、基本技能的同时,注重启发学生的创新思维。教材力争做到简明易懂、重点突出、注重实践,使学生易于掌握,确保教材的思想性、科学性、先进性、启发性和适用性。

　　本书编写分工:第一章一至三节由修忠标执笔、四至六节由袁普卫执笔,第二章由张智猷执笔,第三章由张薇薇执笔,第四章第一节由刘伟伟执笔、二至三节由笪巍伟执笔,第五章由张薇薇执笔,第六章由杜凤丽执笔,第七章一至四节由刘钟华执笔、第五节由张智猷执笔,第八章由杜凤丽执笔,第九章由樊树峰执笔,第十章由叶成斌执笔,第十一章由郑运松执笔,第十二章由刘连生执笔,第十三章由郑运松执笔,第十四章由刘连生执笔,第十五章由黄勇执笔,第十六章由石光煜执笔。

　　本教材在编写工作中,得到参编院校各级领导的大力支持,在此致以深深的谢意! 由于编者水平有限,教材内容恐有疏漏,恳请各院校师生和广大读者在使用中提出宝贵的意见或建议,以便再版时修正提高。

编者

2021 年 3 月

◇◇◇ 目 录 ◇◇◇

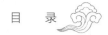

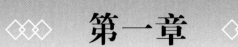

第一章

总 论

笔记栏

PPT 课件

学习目标

1. 掌握骨与关节的正常 X 线、CT 及 MRI 表现,骨与关节基本病变的影像学表现,临床应用影像学检查的优选原则。

2. 了解中西医结合骨伤科影像学的研究进展。

骨关节与肌肉系统(简称骨肌系统)包括骨、关节及其周围软组织。骨是人体内最致密坚硬的组织,全身骨骼通过关节和肌肉相互连接构成了人体的支架,具有保护内部脏器、完成人体运动的作用;骨还能储备钙离子,接受相关激素调节,保持机体电解质平衡。骨肌系统疾病种类繁多复杂,主要有创伤、骨关节退行性变、炎症、结核、肿瘤等疾病,还有骨发育畸形、骨软骨发育障碍、遗传性疾患等。此外,营养、内分泌、代谢疾病及医源性疾病也可以累及全身骨骼。医学影像技术能够不同程度地反映这些疾病的病理变化,显示病变的范围、程度及发展过程,并为临床诊断提供重要依据,已被广泛应用于临床。

第一节 影像学检测方法

骨关节与肌肉系统影像学检查方法主要有 X 线、CT、MRI 及超声成像等。X 线平片对骨关节整体结构的显示具有优势,是骨关节疾病首选的影像学检查方法;CT 检查能够清晰显示病变内部结构,对骨内细小病变和软组织观察较 X 线清晰,特别是多层螺旋 CT 的后处理重建技术,如重组的骨三维成像,可以清楚显示和确定病变的部位、形态、范围及性质;MRI 对肌肉、肌腱、韧带、骨髓、软骨及关节周围等部位病变的显示比 X 线和 CT 都具有优势;超声对关节周围的病变有独特的诊断价值;核医学成像及骨密度检测等检查在诊断疾病中也各有特点。由于疾病解剖部位及病理变化的不同,以及临床诊断需要的不同,优化选择不同的影像学检查方法十分必要。

一、X 线检查

（一）透视

现临床影像科应用较少,在骨伤科应用最多的就是针对创伤类骨科手术中 C 臂机透视骨折的对位对线情况,以及经皮椎体成形术、经皮椎弓根钉内固定术等手术中需要 C 臂透视。除此之外,对于某些骨折复位时需要在透视下进行,四肢关节的金属异物可在透视下寻

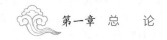

找和定位。

(二) X 线摄片

X 线摄片是临床最常用的影像学检查方法,其不仅能显示病变的范围和程度,而且对于一些病变可作出定性诊断,骨与关节任何部位都可以摄片。常用的影像学设备包括计算机X 线摄影(computed radiography,CR)和数字 X 线成像(digital radiography,DR)等,成像清晰,图像处理及传输功能强,已被广泛运用。但应注意以下几个方面:

1. 四肢长骨、关节、脊柱 这些部位一般拍摄正位、侧位两个位置,此外根据不同的位置和临床需要,还可加拍斜位、切线位和轴位片。

2. 摄片范围 应包括骨关节及周围软组织,四肢长骨应至少包括邻近关节,以便确定解剖位置,观察相互关系。

3. 两侧对称的骨关节 当病变一侧 X 线征象轻微,难以确诊或疑为正常解剖变异时,应拍摄对侧相应位置,对照观察。

(三) 软组织 X 线摄影

用钼靶、低电压产生软组织 X 线进行摄影,操作简单,价格相对便宜,广泛应用于乳腺肿瘤的筛查与早期诊断,是乳腺疾病的首选方法,也可用于乳腺以外的其他软组织。由于其 X 射线波长较长,对软组织分辨率高,在骨肌系统常用于手足软组织中非金属异物的检查,如观察由于外伤进入软组织中的玻璃、鱼刺及塑料等异物。

(四) X 线造影检查

骨与关节造影检查常采用数字减影血管造影(DSA),常规 DSA 摄影体位为正位,为避免血管的重叠,可加照不同角度的斜位像。因为 DSA 为有创性检查,在显示四肢血管病变及肌肉骨骼肿瘤的血供等方面,DSA 正逐渐被 CTA(计算机体层血管成像)和 MRA(磁共振血管成像)检查所取代。目前,DSA 主要用于骨关节系统疑难病例的诊断、手术方案的制订或介入治疗。

1. 动脉数字减影血管造影术(IADSA) 一般采用经股动脉进路的 Seldinger 技术。做一侧下肢动脉造影时,从对侧股动脉插管进入腹主动脉,借助导丝使导管进入患侧髂动脉,相继可进入股动脉、腘动脉;如同时观察双侧下肢血管,可直接在腹主动脉注射对比剂;做上肢检查时,导管可上行至主动脉弓,再进一步选择。

2. 静脉数字减影血管造影术(IVDSA) 主要用于显示静脉阻塞和静脉曲张。包括:上肢静脉造影、逆行性下肢静脉造影及顺行性下肢静脉造影。

二、CT 检查

CT 在骨关节系统中的应用,弥补了 X 线摄影的影像重叠及软组织结构分辨不清的缺点,提高了病变的检出率和诊断的准确性。目前常用多层螺旋 CT(multislice spiral CT,MSCT),特别是 16 层、64 层等多层螺旋 CT,扫描速度快,具有强大的图像后处理功能,使三维图像的质量越来越好,已被广泛地应用于骨关节系统的疾病诊断。

(一) 基本扫描参数与技术

1. 扫描范围及位置 一般依据病变部位或范围而确定,应包括邻近关节、两侧对称的骨关节,需两侧同时扫描以利于对照观察。骨关节病变一般只需应用平扫,扫描厚度应尽量采取薄层以利于重建,肿瘤性病变则需要增强扫描。MSCT 多采用轴位扫描,根据需要可重组冠状、矢状及各种斜位的图像重建,可以清楚地显示解剖结构和病变,以及空间位置关系。

2. 常规采用骨窗和软组织窗观察 骨窗宽一般采用 1 000~2 000HU,窗位 200~250HU;软组织窗宽多采用 400~600HU,窗位 30~60HU。

3. 扫描技术与方法 长骨、四肢或脊柱区域常规扫描层厚为 3~5mm,螺距 1.2~1.5。观察关节细微解剖结构或细微病变,如腕、踝等,一般采用 1~2mm 层厚,螺距小于或等于 1。需要二维或三维图像重建的病例,可根据实际情况采用高分辨率 CT,进行更薄的层厚和较小的螺距进行扫描,重建间隔采用 50%~60% 有效层厚,重建图像可更好地观察骨结构。

（二）CT 检查技术

1. CT 平扫 CT 平扫是骨关节系统最常用的检查方法之一,尤其是螺旋 CT 扫描及其图像后处理技术,可以清楚地显示骨皮质、骨松质、骨髓腔及部分周围软组织的解剖及病变的微细结构,还能显示皮肤、皮下脂肪、肌肉、肌间隙及较大的神经、血管结构,并能显示其解剖复杂、结构重叠较多部位的三维空间关系,但不能很好地显示关节软骨、半月板、滑膜和韧带。

2. CT 增强扫描 是指应用高压注射器经外周静脉注入含碘对比剂后,分别进行动脉期、静脉期或延迟扫描。CT 常规增强扫描主要用于判断病变的内部情况、血供情况,确定病变范围及其与周围组织的关系等,对于定性诊断有一定价值,常用于肿瘤性病变的诊断。动态 CT 增强扫描主要用于了解组织、器官或病变的血液供应状况。

3. CT 血管造影 是指静脉注射对比剂后进行扫描,应用图像后处理技术,去除骨骼和软组织后取得血管图像,主要观察骨关节病变的血供情况以及血管性病变。

4. CT 关节造影 可更清晰地观察关节的解剖结构,如关节骨端、关节软骨、关节内结构及关节囊等。

5. CT 引导下穿刺活检 就是在 CT 扫描的精确引导下,将穿刺针准确穿入体内病灶,并获取病变组织的一项技术,主要用于定性诊断。

（三）图像后处理技术

图像后处理技术是指 CT 扫描所采集的数据,特别是螺旋 CT 容积扫描的数据,经计算机特殊功能处理后,可重建出任意平面的二维图像、三维立体图像、显示血管的 CT 血管造影、显示管腔器官内壁的仿真内镜等,这些技术开阔了诊断的观察视野,拓宽了 CT 的临床应用范围。临床应用的图像后处理技术主要有以下几种。

1. 多平面重组 又称多平面容积重组（MPVR）,在某一方向扫描的基础上,通过用任意截面（厚度）的三维体积数据重组任意平面或任意曲面的影像。能够对病变有全面的认识,是骨关节系统疾病三维重建中常用的方法,亦为首选的重建方法。

2. 表面遮盖显示 是将连续平面图像形成的三维模型,以不同 CT 值或 CT 值范围为界限形成多组界面,并以光照和投影的方式显示不同界面的关系。通过计算扫描范围内组织表面的所有相关像素的 CT 值,保留所选 CT 阈值范围内的像素影像,将超出阈值范围的像素作透明处理,从而形成阈值范围内的组织表面影像。

3. 容积再现技术 是将容积数据按照 CT 值分别定义为不同的色彩、灰阶和透明度,采用三维显示扫描范围内的各种结构。人为改变体素的亮度和对比度,可以在不失真的情况下改变组织与周围的对比度,突出目标的形态。

三、MRI 检测

MRI 是骨关节及周围软组织常用的检查方法。MRI 软组织密度分辨力较高,常采用多方位、多序列成像,以显示骨关节内结构、软组织病变及病变范围和解剖关系,较 CT 更具优势,但对钙化、细小骨化、骨皮质的显示不如 X 线片和 CT。

(一) MRI 平扫

MRI 扫描范围同 CT,扫描位置除了横轴位外,还可依据病情加扫冠状及矢状位或其他任意方位扫描。受检部位应选用不同的体线圈或表面线圈,提高信噪比,使图像更清晰。

MRI 平扫是显示关节结构首选的影像检查方法。早期发现骨髓病变,鉴别病变组织成分,分辨血管与神经,显示软组织肿瘤界限及对周围组织侵犯方面优于 CT。增强扫描主要用于检查软组织病变,可提供肿瘤供血情况;进一步明确划分病变与水肿的界限;区分肿瘤活性成分和坏死成分,可用于早期发现肿瘤术后的复发,是肿瘤治疗前后疗效观察的最好方法。扫描系列多种多样,但下列序列常用。

1. 常规自旋回波序列(SE) 常规自旋回波是使用最早、最常用的一个成像序列,T_1WI 和 T_2WI 是扫描的基本序列,PWI(灌注加权成像)可显示骨骼、肌肉的解剖结构;T_2WI 常与预饱和脂肪抑制技术合用,利于显示病理变化形态和范围。质子密度加权像也为基本检查序列之一,常与预饱和脂肪抑制技术合用,对显示骨髓、软骨及软组织病变有价值。

2. 快速自旋回波序列(FSE) 是在常规自旋回波的基础上发展起来的一种成像方法。它的基本信号改变与常规自旋回波相同,所不同的是脂肪信号在 T_2WI 为稍高甚至高信号。

3. 梯度回波序列(GRE) 扫描速度快,降低对运动的敏感性,对易于出现流动伪影区域如脊髓和腹部检查特别有利。还可进行三维扫描,利于显示软骨结构,但与 SE 图像相比,在细微结构的分辨率方面仍显不足。梯度回波序列在肌肉骨骼系统中的应用价值不如自旋回波序列,应用较少。

4. 脂肪抑制序列 脂肪抑制是 MRI 非常重要的成像方法。骨髓脂肪信号很强,可掩盖病灶,因此抑制脂肪信号在骨关节和软组织疾病诊断中尤为重要。合理利用脂肪抑制技术不仅可以明显改善图像质量,提高病变检出率,还可为鉴别诊断提供重要信息。脂肪抑制技术包括脂肪抑制序列(STRI)、反转恢复脂肪抑制序列及预饱和脂肪抑制技术。在脂肪抑制图像上,凡是含水的组织或成分均表现为高信号。这种方法易于观察水肿或肿瘤等病理变化,可以清楚显示骨髓水肿或软组织炎症,对检查轻微的骨或软组织损伤、炎症和肿块有价值。

(二) MRI 增强扫描

MRI 增强扫描是指经静脉注入顺磁性或超顺磁性对比剂后,再行 T_1WI 或 T_2WI 检查的方法。主要作用是缩短 T_1WI 值,使 T_1WI 图像上组织与病变信号发生不同程度的强化,用改变其信号的对比来发现和检出病变。分为常规增强扫描和动态增强扫描,在骨肌系统主要用于观察病变血供情况,划分病变与水肿的界限。血管丰富的骨肿瘤和软组织肿瘤,信号加强,缺乏血运的病变及坏死组织无强化。也可用于早期发现肿瘤术后复发,用于肿瘤治疗前后疗效的观察。

(三) MRI 血管成像

MRI 血管成像不需要对比剂即可得到血管的三维图像,但应用对比剂的增强法血管造影,可提供更加清晰的血管三维图像。常使用 3D TOF 技术联合应用对比剂快速团注技术进行成像,具有成像速度快、对比分辨力高的特点,用于观察肿瘤供血血管及有无血管发育异常,特别是下肢血管情况。

（四）MRI 关节造影

MRI 关节造影是指关节内注射 1∶250 Gd-DTPA 稀释液或生理盐水后，进行 MRI 成像，以观察关节内结构。

（五）MRI 引导下穿刺活检

因 MRI 软组织分辨率高，可相对选择肿瘤活性成分进行取材，以得到更准确的病理结果，但操作较复杂。

四、肌骨超声检查

随着超声医学的不断发展，其对骨关节疾病诊断的价值也逐渐升高。尤其对某些软组织的病变，超声具有高分辨率、无创、价廉及短期内可重复检查的特点，超声影像不仅可以反映静态的结构，并且能够动态观察肌肉、肌腱的运动情况，提供其他影像学检查所无法得到的重要信息。虽然超声成像是一种非侵袭性技术，无辐射、很安全、价格较低廉，但也有不足之处，比如超声图像对一些肌肉骨骼系统结构间的对比欠佳，密度分辨力不足，对骨骼疾病的诊断不如 X 线摄片、CT 和 MRI。另外，肌骨超声不能观察骨内的情况，且检查者的经验和技术对诊断准确性有很大影响。超声诊断在骨关节的应用主要有以下几个方面。

（一）肌肉、肌腱、韧带的损伤

应用超声检查可以发现肌肉、肌腱、韧带异常回声、局部出血以及动态分离等征象，以此精确判断肌肉、肌腱、韧带撕裂的部位及程度，是否伴有血肿，还可以判断损伤的范围及预测损伤恢复的时间。

（二）骨、软骨及滑膜关节疾病

超声虽然不能穿透骨骼，看到骨骼内部情况，但是在骨皮质及骨骼表面的轮廓显影方面具有独特优势，如早期骨皮质侵蚀、骨撕脱、撞击性骨皮质凹陷（压缩骨折）等；超声还可以准确测量软骨厚度、回声等变化，能够早期发现软骨损伤及某些病变；同时超声可以诊断关节内积液、游离体、周围囊肿、炎症等病变。

（三）周围神经病变

周围神经病变是超声最常见的适应证，包括所有的神经卡压、神经损伤、神经周围血肿、粘连等，查探神经与周围软组织之间的关系，超声检查常常可以做出明确诊断或为其他影像学检查提供良好的补充。

（四）四肢大血管的病变

彩色多普勒在诊断四肢大血管动静脉疾病方面具有很高的特异性和敏感性。可以准确评估四肢动脉内 - 中膜厚度、斑块大小、硬度以及血管狭窄程度；还可以准确评估四肢静脉血栓及下肢静脉瓣膜关闭不全等，包括血栓堵塞部位、程度及形成时间等，有效帮助临床制订治疗方案。

（五）软组织内肿块及异物定位

超声对评估来源于软组织的囊性或实性肿块有较高价值，对其鉴别诊断具有较大优势，超声引导下对软组织肿块进行穿刺活检以明确诊断，简单易行；囊性病变可在超声指引下进行穿刺引流或注射药物进行治疗。

超声可观察到 0.5mm 大小的金属异物，并有助于观察寻找小的玻璃、塑料等非金属异物，因此可以很好地帮助临床医生进行诊断和治疗。

五、骨伤科微创镜下影像学

(一) 关节镜技术

目前,临床中用得比较多的是膝关节镜、肩关节镜和踝关节镜等,它们已成为关节病变诊断和治疗的重要方法,明显提高了诊断的正确率。

1. 膝关节镜 能够区别正常绒毛和病理性绒毛,检查关节内有无游离体、软骨和骨的退行性变,观察半月板有无破裂,在诊断的同时可以完成一般关节的手术,如半月板切除、游离体摘除、滑膜切除、股骨髁剥脱性软骨炎钻孔、髌骨软化症时外侧松解术等。

2. 踝关节镜 能够检查关节内有无游离体、剥脱性骨软骨炎、骨软化症及用于各种滑膜炎的活检和滑膜切除、化脓性关节炎的冲洗等。

3. 肩关节镜 适用于关节炎游离体摘除、滑膜切除,关节不稳者可在镜下了解不稳定方向并行缝合手术,等等。

(二) 脊柱内镜技术

脊柱内镜有别于关节镜,它集成了工作通道、目镜、冲洗通道、光纤,在同一工作套管的空间下,可以完成镜下影像成像、生理盐水的灌洗、手术器械的置入、神经根松解和椎间盘切除等操作。

六、核医学成像

(一) 核素骨显像

核素骨显像是放射性核素被引入体内并特异性地沉积于骨骼,利用放射性核素探测器对人体放射性核素所发射的放射线进行探测,所形成有关骨骼结构的图像以显示其异常改变。

核素骨显像在骨关节系统中的应用非常广泛,目前骨扫描常用的显像剂是 ^{99m}Tc 标记的磷酸盐化合物。其静脉注射用量一般为 20~30mCi(740~1 110MBq),根据患者的临床特点选择最有效的程序进行检查。骨扫描(包括全身骨扫描和局部骨扫描)的应用范围很广,用于探查诊断多种骨骼系统的病变并确定其分布情况,用于转移性骨肿瘤、原发骨肿瘤或肿瘤样病变、骨缺血性坏死、骨髓炎、关节炎、代谢性疾病、运动损伤、植入骨的成活率等,但特异性差。最常用于早期转移性骨肿瘤的检查以及对其治疗效果的监测评估。

(二) 单光子发射计算机断层成像

单光子发射计算机断层成像(single photon emission computed tomography,SPECT)是临床核医学最广泛应用的显像仪器。它是在一台高性能照相机的基础上增加了旋转支架、断层床和图像软件等部分。操作时,首先将放射性药物引入人体内,经代谢后在人体病变部位和正常组织间形成放射性浓度差异,将探测到的这些浓度差异,再经过图像重建和处理可获得横断面、冠状面及矢状面断层图像。SPECT 在骨肌系统用于骨肿瘤的检查,常用于转移性骨肿瘤的检测,可比 X 线平片与 CT 早 3~6 个月发现病变。但必须注意骨的炎症、骨折修复、关节退变、血流改变及代谢性骨病也可以出现阳性结果,应进行鉴别。

(三) 正电子发射体层成像

正电子发射体层成像(positron emission tomography,PET)是用解剖形态方式进行功能、代谢和受体显像的技术,它可以从分子水平上动态、定量地观察药物或代谢物质进入体内的生理、生化改变,显示生物物质相应生物活动的空间分布、数量及其时间变化,被称为生化显像或分子显像。

PET 临床应用与普通的核素扫描基本相同,但 PET 能提供某一层面的空间信息,去除前后核素重叠图像,准确发现骨骼病变的解剖部位。用于骨和软组织肿瘤的良恶性鉴别、病变部位的定位、恶性度评价、疗效判断、肿瘤复发的判断、骨转移肿瘤的检测,具有较好的诊断价值。目前较广泛应用的 PET/CT(正电子发射计算机体层显像仪)检查主要用于良恶性肿瘤鉴别、肿瘤复发和转移灶的监控、肿瘤放疗靶区定位、肿瘤治疗后疗效评估等方面。

七、骨密度检测

骨密度(BMD)检测是利用某些仪器在体外对人体骨骼中的矿物质含量进行测量和定量分析的方法。骨质疏松症使骨的脆性增加而易发生骨折,引起身高变矮、驼背、骨痛,伴活动受限等,并可诱发其他疾病,甚至导致患者死亡。骨密度的测定是目前检测骨质疏松的可靠指标,这项技术已被广泛地应用于临床,可以准确定量和分析骨钙含量,用于骨质疏松症的诊断、评估骨折的危险性、观察疗效。

(一)双能 X 射线吸收法

在测量骨密度的方法中,双能 X 射线吸收法(dual X-ray energy absorptiometry,DXA)是应用最广泛的一种。其优点是准确性高、扫描时间短、辐射剂量小,几乎相当于人们日常受到的背景辐射,而且标度稳定。

DXA 常规扫描部位为脊柱、髋关节和前臂,均为骨质疏松患者最易发生骨折的部位,其中脊柱最适宜进行骨密度测量,因为椎体的骨质代谢活跃,对年龄、疾病和治疗引起的变化很敏感。其缺点是脊柱的退行性变常会导致测量值的偏差。

(二)定量 CT

定量 CT(quantitative CT,QCT)可以测量三维体积内的骨密度,在 CT 扫描的基础上进行骨密度测量,常用于脊柱椎体的测量,扫描时在被检者下面加上一个体模,与被检者同时扫描,既可校准机器的漂移,又可将 CT 值换算成骨密度值。定量 CT 可敏感地反映由于疾病和年龄增加所引起的椎体松质骨的变化,是唯一可选择性测量皮质骨或松质骨骨矿含量的方法,对显示骨质疏松的程度和治疗反应更加敏感,但患者受到的辐射剂量较高。

(三)定量超声

定量超声(quantitative ultrasound,QUS)主要是运用超声波反射和穿透衰减的特性来间接测量骨密度,即测量超声传导速度和超声振幅衰减。超声传导速度是指超声穿过骨的速度,与骨的弹性、微结构和密度有关。超声振幅衰减:由于骨和软组织对声波吸收和散射而使超声能量信号减低,测量声波衰减值,受骨密度及骨的微细结构(即骨小梁数目、小梁间连接关系、小梁分隔距离及走向)的影响。因此,QUS 测量结果不仅与骨密度有不同程度的相关,更主要的是提供了骨应力方面的信息。虽然超声测量无辐射、仪器价格较低,而且可获得除骨密度外影响骨折危险因素的信息,颇具研究潜力,但目前定量超声还不能取代已有的骨密度测量方法。

笔记栏

第二节 骨的结构与发育

一、骨的结构

骨和软骨均属于结缔组织,起源于间充质细胞。由细胞和细胞间质组成,间质是由基质和纤维构成,基质包括有机成分和无机成分。

(一) 软骨组织

软骨由细胞、基质和纤维构成,软骨细胞包埋在软骨基质中,细胞所在的部位于基质内形成一空腔叫陷窝;软骨基质中含70%的水分,呈凝胶状,有韧性,有机成分是黏多糖和蛋白质;纤维在基质中交织成网,成人的软骨组织中没有血管或神经,因此软骨组织受伤后自行修补的能力有限。软骨根据所含纤维的不同,分为透明软骨、纤维软骨和弹性软骨三种,其中以透明软骨的分布较广,结构也较典型。

(二) 骨组织

1. 骨组织的成分 骨组织是一种坚硬的结缔组织,与其他结缔组织相似,骨的基本成分也包括骨细胞、骨胶纤维和骨基质。骨细胞位于基质陷窝内,骨胶纤维分布均匀形成骨板,基质包括有机化合物和骨盐。骨的最大特点是细胞基质具有大量的钙盐沉积,成为很坚硬的组织,构成身体的骨骼系统。

2. 骨组织的结构

(1) 骨外膜:骨外膜分两层,两者分界不清。外层是致密的胶原纤维,呈网状,有较大血管和较多的神经通过;内层细胞多,骨生长时或骨折后这些细胞分化成骨细胞。骨与骨膜连接紧密,小血管穿入骨膜进入骨质中。骨外膜对骨的营养、再生和感觉具有重要作用。

(2) 骨内膜:骨内膜贴附在骨干骨髓腔面,很薄,是网状结缔组织,有小血管经骨髓腔进入骨质中。骨内膜对骨的营养、生长和损伤后的修复有重要作用。

(3) 骨板和哈弗斯系统:骨板是骨组织板层状构造的单位,骨板在内外骨膜之间,形成致密骨,骨干的表层叫做外环骨板,内层叫做内环骨板。在内外环骨板之间顺骨干长轴纵行的圆筒状骨管叫哈弗斯(Haversian)管,是骨干密质骨的主要部分,内有血管神经和其他组织,同时与其周围的骨板层共同组成骨单位,亦称作哈弗斯系统。骨的营养血管通过与哈弗斯管垂直的福尔克曼管(Volkmann canal)进入骨内,和哈弗斯管内的血管相通,使骨皮质内外表面相通。

二、骨的发育

骨由透明软骨发育而成,包括骨组织的形成(成骨)和骨组织的吸收(破骨)。骨在生长过程中,根据生理功能的需要,通过破骨细胞的骨质吸收活动进行改建塑形:骨髓腔是由骨发育过程中,骨内膜破骨细胞破骨活动形成的。

(一) 成骨

成骨有两种方式:即膜内成骨与软骨内成骨。

1. 膜内成骨 见于顶骨、额骨和锁骨等。先由间充质细胞形成纤维膜。膜内有血管,间充质细胞分裂增殖形成骨原细胞,部分骨原细胞形成成骨细胞,分泌骨基质和纤维。骨基质不断钙化。钙化基质包埋成骨细胞变为骨细胞,形成骨化中心。骨化中心很快向四周生长,逐渐形成初级骨小梁构成初级骨松质。纤维膜变成骨膜。此后进入生长与改建阶段。

2. 软骨内成骨　先产生软骨的雏形,然后软骨被破坏,被骨组织所代替,即软骨内成骨。人体的长骨、短骨和部分不规则骨均通过此种形式生成。软骨内成骨的过程:以长骨为例,在胚胎早期,间充质细胞分化成软骨细胞,聚集成细胞群,形成软骨雏形。有一定的形态,分骨干、骨骺。外面有软骨膜,通过软骨内生长使软骨不断长大。生长到一定体积,软骨雏形的中段以膜内成骨的方式形成一环形骨领。中心的软骨细胞肥大,基质钙化,形成原始骨化中心。骨化由骨干中段向两端扩展,血管侵入骨领,运送钙质、营养物质,同时中心部分骨质被吸收形成髓腔。

原始骨化中心出现后,两端的软骨称骺板软骨,骺板软骨为骨骺和干骺端之间的一薄层软骨,呈板状,分为五个区(层)。①静止层:亦称静止软骨细胞,此层细胞小、扁平无定向分布。②增生层:软骨细胞分裂,形成软骨细胞柱,使软骨不断增长。③肥大层:亦称基质合成层,细胞较增生层大,基质增多,细胞突伸展到基质,形成基质小泡,为基质钙化核心。④退化层:软骨细胞肥大,基质钙化后细胞蜕变死亡。血管侵入,出现成骨细胞。⑤成骨层:成骨细胞在残留的钙化基质表面形成骨小梁,使骨不断增长(图1-1)。

出生时骨干已完全骨化,两端骺软骨发生骨化称为二次骨化中心,与原始骨化中心出现的基本规律相同,骨化从中心开始向四周扩展,称为骨骺,成人后骺软骨随之消失,当骨骺与骨干融合成一整块骨后,两者连接处的表面留有一条线叫骺线,骺线形成后,骨的长度就不再增长,形成完整的骨骼,关节面的软骨保留下来形成关节软骨。如图1-2所示,A:原始软骨基;B:软骨细胞增大与软骨基质增加,形成原始骨化中心的前身;C:早期原始骨化中心中央部骨膜下成骨,骨膜组织向

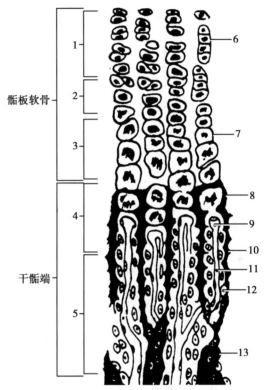

图 1-1　骨骺干骺端细胞分化示意图
1. 静止层;2. 增生层;3. 肥大层;4. 退化层;5. 成骨层;6. 软骨细胞;7. 肥大软骨细胞;8. 软骨基质钙化;9. 毛细血管;10. 软骨基质钙化管;11. 血管;12. 成骨细胞;13. 骨小梁

软骨侵入,形成通道,即为营养管;D:骨化作用由骨干向两端伸展,同时中央部骨吸收形成髓腔;E、F、G:二次骨化中心形成的开始及其不断骨化;H:成人骨骺板骨化,与干骺端愈合,有时可遗留一薄层横板,终生不消失。

(二) 破骨

骨骼在生长过程中不断增大,破骨细胞的骨质吸收活动和成骨细胞的改建塑形活动在骨骼的发育和形成过程中发挥重要作用。破骨细胞是骨吸收的主要功能细胞,在骨发育、生长、修复、重建中具有重要作用,骨质的吸收过程称为破骨。骨髓腔就是在骨发育过程中骨皮质内面骨吸收而形成的。

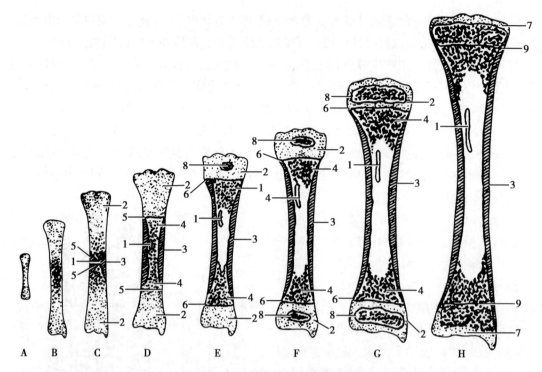

图 1-2 长骨发育的各个阶段示意图

1. 营养管；2. 骨骺及骺软骨；3. 骨皮质；4. 骨松质；5、6. 先期钙化区或骨骺板；7. 关节软骨；8. 二次骨化中心；9. 骨骺板愈合遗留下的骨骺痕迹

三、影响骨发育的因素

人的一生，骨骼在不停地进行新陈代谢，旧的骨质不断被吸收，新的骨质不断产生。在生长发育期中，成骨占优势；成年期成骨与破骨活动保持相对平衡；在老年期破骨活动占优势。同时骨的发育受到钙磷代谢等多种因素影响，过程十分复杂，主要因素有以下几种：

（一）成骨与破骨

骨生长必要的条件是由成骨细胞形成细胞外有机质，成骨细胞埋置其中形成骨细胞，再形成骨样组织；钙盐沉着在骨样组织上。同时，破骨细胞进行骨的吸收和重建，使骨适应生理功能的需要，成骨与破骨维持了正常骨代谢的平衡。

（二）肠和肾的功能

形成骨的主要原料要经小肠吸收，骨的代谢产物要经肾脏排泄，小肠吸收功能和肾脏排泄钙磷的功能必须正常，否则就会引起代谢性骨病。

（三）内分泌

1. 甲状旁腺激素 甲状旁腺激素在钙磷代谢中起到重要作用，即维持正常的血钙浓度。甲状旁腺功能亢进可使血钙增高及尿钙增多，钙自骨内移出，使全身骨骼脱钙，甚至形成全身性囊性纤维骨炎。相反，甲状旁腺功能减退时可使血钙过低，临床发生手足搐搦症。

2. 甲状腺素 甲状腺功能亢进时，尿中排钙量显著增加，可能是代谢加快所致，从而产生普遍性骨质疏松。相反，当甲状腺功能减退时，骨骼生长减慢，骨化中心出现延迟，造成呆小症。

3. 肾上腺皮质激素 肾上腺分泌多种类固醇，对骨骼生长亦起到一定作用。当肾上腺皮质分泌的激素过多时,可抑制成骨作用及骨骺生长,并有广泛骨质疏松。

4. 脑垂体　脑垂体分泌的激素中,下列几种与骨骼有关。

(1) 生长激素:具有促进骨骼生长的作用。当腺垂体分泌过量生长激素时,如发生在骨骺愈合前,会发展成巨人症;发生在骨骺愈合后,则形成肢端肥大症。当脑垂体功能减退时,体内生长激素减少,骨骺板因过量钙化而早期愈合,结果形成垂体侏儒症。

(2) 促甲状腺激素:对甲状腺的功能调节起重要作用。当甲状腺分泌减少时,促甲状腺激素大量分泌,使其产生甲状腺素。相反,甲状腺素在血液中浓度增高时,促甲状腺激素的分泌就会减少。

(3) 促肾上腺皮质激素:具有刺激肾上腺皮质活动的作用,如皮质激素过多时,可抑制成骨细胞的活动,引起骨质疏松。

(4) 促性腺激素:能促进性腺发育并维持其正常功能,如性激素分泌增多时,促性腺激素就降低;如性腺被割除或性激素分泌减低时,腺垂体就不断增加促性腺激素的分泌。

(四) 维生素

影响骨代谢的维生素主要有以下三种。

1. 维生素 A　维生素 A 缺乏时,对软骨内成骨有抑制作用,骨骺软骨板变薄,细胞柱不规则,变形过程的速度减慢,从而导致生长障碍。维生素 A 过多引起中毒时,破骨细胞活动增加,引起骨细胞周围矿物质及有机质成分的过度吸收,从而导致管状骨造型异常,骨质呈细竹状,骨质吸收和骨膜下新骨形成。

2. 维生素 C　能保持骨基质的正常生长和维持成骨细胞产生足量的碱性磷酸酶。维生素 C 缺乏可使骨骼基质形成障碍,成骨细胞中碱性磷酸酶亦降低,使骨质的钙化受到一定影响。骨骺板可增宽或正常,使干骺端及骨骺明显的骨质疏松。由于维生素 C 并不影响软骨的钙化,在骨骺板临时钙化带继续有钙质不断沉着而形成密度增高现象。

3. 维生素 D　主要促进小肠对钙的吸收,并在成骨中可能起到一种催化作用。缺乏维生素 D 时,胃肠道的钙质不能吸收,血清钙含量降低,骨内矿物质沉着障碍,致患佝偻病或骨软化症。

第三节　骨关节的正常影像学表现

骨关节的正常影像学表现是以解剖学为基础的,借助先进的影像学技术显示骨骼肌肉系统的正常解剖结构。本节主要介绍的影像有正常 X 线、CT、MRI 及肌骨超声。人体的骨关节处在不同的发育阶段,其影像学表现也各不相同。

一、正常 X 线表现

(一) 儿童管状骨

儿童管状骨分为骨干、干骺端、骨骺、骨骺线等部分(图 1-3),因在发育阶段,其主要特点为骺线未闭合。

1. 骨干　X 线表现与成人相似,骨皮质较成人薄,随年龄增长而逐渐增厚。

2. 干骺端　为骨干两端向骨骺移行的大部分,主要由骨松质组成,是骨骼生长最活跃的部位。X 线摄片表现为互相连接而交叉成海绵状的条状阴影。干骺端的远端可见一条不规则致密线,为先期钙化带,由钙化的软骨基质和初级骨小梁组成。骨干与干骺端无明显界限。

3. 骨骺 位于长骨两端或突出部,在胎儿时期多为软骨,即骺软骨,X 线摄片上不显影。儿童发育期,四肢长骨、短骨的骺软骨中心出现二次骨化中心,X 线表现为小点状致密影,随年龄增长,二次骨化中心逐渐增大形成骨松质,边缘也逐渐变光整,最后与骨干愈合。

4. 骨骺板和骨骺线 为干骺端与骨骺间的软骨投影。儿童期呈透明带,称为骨骺板,随年龄的增大逐渐变窄呈透亮线,称为骨骺线,最终消失,即骨骺与干骺端融合。

5. 骨龄 骨骺内骨化中心的出现,完全骨化及与骨干闭合都是按照一定的时间顺序来进行的,此即为骨龄。一般根据骨骼的发育年龄与患者的实际年龄做比较,可以推断骨发育是否正常,有否过早或过迟。估计骨骺疾病的发病时间,并能由骨发育情况进行内分泌性、代谢性、营养性及先天性疾病的分析与鉴别。

在临床应用中,测量骨龄是根据正常骨龄标准判定个体骨的发育情况。此方法虽不完全精确,但比较简便易行。常将一侧手、腕骨和肘关节作为测定骨龄的理想部位,通常 7 岁以前观察腕部,腕骨在 7 岁以前平均每年出现一块,7 岁以后观察肘部。一般认为,男性骨化中心出现的时间及骨骺闭合的时间要比女性晚 1~2 岁,各种族、地区及性别亦有所不同,测量骨龄时,也需考虑这些因素。如图 1-4 所示,图中方格外数字为骨骺最早出现的年龄到最迟出现的年龄范围,格内数字为骨骺与干骺完全闭合的年龄范围,括号内数字为女性数据。

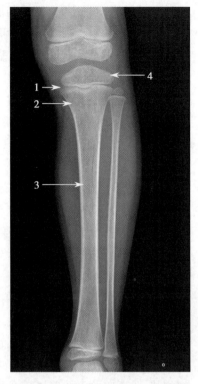

图 1-3 儿童正常管状骨 X 线表现
(胫腓骨正位)
1. 骨骺线;2. 干骺端;3. 骨干;4. 骨骺

(二) 成人管状骨

成人的长骨分为骨干和骨端两部分。

1. 骨干

(1) 骨皮质:由骨密质构成,密度均匀致密,在骨干中段最厚,向两端逐渐变薄。骨皮质内缘与骨端松质骨相连续,骨皮质外缘光滑整齐,在肌肉及肌腱韧带附着处隆起或凹凸不平。骨的滋养动脉穿过骨皮质时形成一条纤细的隧道。X 线片有时在骨皮质内可见一斜行细条状透亮线影,不能误认为骨折线,而是长管状骨由骨外向骨内斜行的滋养动脉;上肢均朝向关节,在下肢均背向膝关节。

(2) 骨松质:呈海绵状,X 线摄片上表现为致密的网格状骨纹理结构,密度低于骨皮质。骨小梁的粗细、排列、数量及方向,不同部位有所差异;与负重、肌肉张力及特殊功能有关。如:在股骨近端的一部分骨小梁排列与压力方向一致,称压力曲线;而另一部分与张力方向一致,称张力曲线。

(3) 骨髓腔:常因被骨皮质和骨松质遮盖而显示不清,在骨髓腔骨干的中段可显示为边界不清、密度低于骨皮质的带状透亮区。

(4) 骨膜:正常骨膜和骨周围的软组织密度相同,在 X 线摄片上不显影,如出现骨膜反

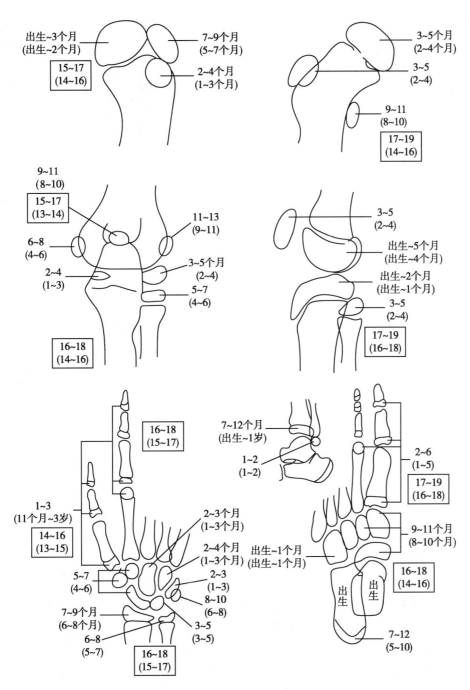

图 1-4 中国人四肢骨龄正常标准

应则为病理现象。

2. 骨端 骨端的骨皮质多较薄且光滑锐利,但在韧带附着处形态不规则。其内骨松质可见较清晰的网格状的骨纹理(图 1-5)。

3. 常见变异

(1)骨岛:骨岛是一种骨松质内局限性骨质生长变异,呈鸟巢状,X 线表现为直径 1~4cm 的边缘清楚的圆形或卵圆形致密影,其中可见骨小梁结构,位于正常骨松质内,以骨盆、足部多见。

(2)软骨岛:为遗留松质骨内未能转变为骨质的软骨团块,X 线表现为边界清楚的圆形

13

透光区,边缘清楚,常有硬化边环绕。软骨岛出现钙化时,呈圆形致密影,与骨岛相似,但无骨纹理。

(3)生长障碍线:X线表现为干骺区出现的一条或数条横行致密线,为长骨纵向生长中受到暂时障碍而影响正常骨化遗留下来的痕迹。

（三）关节

1. 关节间隙 X线摄片上为两个骨端骨性关节面间的透亮间隙,是由关节软骨、关节间纤维软骨和真正的关节腔形成的投影,X线下的关节间隙要比实际的关节间隙宽,大关节间隙较小关节间隙宽。双侧关节间隙应是对称的。儿童的关节间隙骺软骨未完全骨化而较厚,因此关节间隙较成人宽,随着软骨的逐渐骨化,关节间隙逐渐变窄;老年人的关节软骨退变变薄,关节间隙较成年人窄。

2. 骨性关节面 为关节骨的接触面,X线表现为边缘光滑锐利的线样致密影,通常凹侧关节面较凸侧为厚。

3. 关节囊 一般在X线片上不显影,有时在关节囊外脂肪层的衬托下可见其边缘。关节积液时,由于内层滑膜肿胀可显影。

4. 韧带 一般在较大关节,如膝、髋和踝关节附近的韧带在脂肪的衬托下有时可显影(图1-6)。

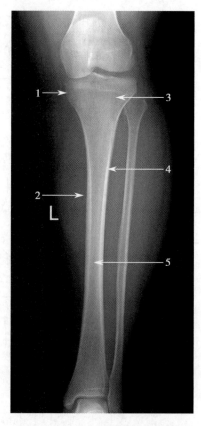

图 1-5 正常成人管状骨 X 线表现
1.骨端;2.骨干;3.骨松质;4.骨皮质;5.髓腔

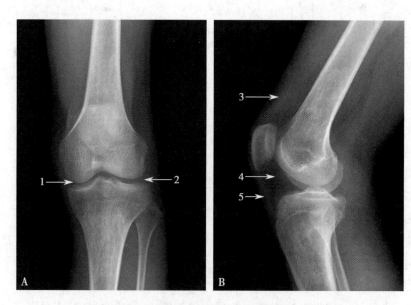

图 1-6 膝关节 X 线表现(A 为正位片,B 为侧位片)
1.骨性关节面;2.关节间隙;3.股四头肌腱;4.髌下脂肪垫;5.髌韧带

（四）各部位骨关节的正常 X 线表现

1. 手腕部（图 1-7）

（1）指骨及掌骨：均为短管状骨，末节指骨远端扁平较宽大，称为爪粗隆。骨发育期的每节指骨只有一个骨骺，位于基底部，掌骨各有一个骨骺，第 1 掌骨的骨骺位于基底部外，其他的掌骨均位于远端。掌骨远端的关节面呈半球形；其两侧各有一突出的结节。

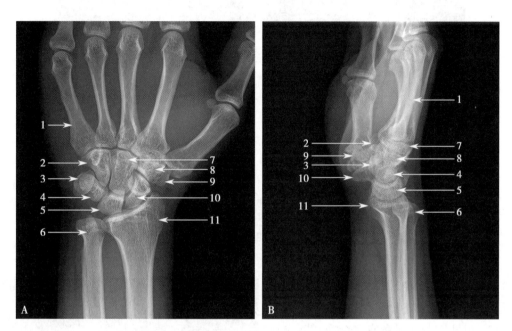

图 1-7 腕关节 X 线表现（A 为正位片，B 为侧位片）

1. 掌骨；2. 钩状骨；3. 豆状骨；4. 三角骨；5. 月骨；6. 尺骨；7. 头状骨；8. 小多角骨；9. 大多角骨；
10. 舟骨；11. 桡骨

（2）腕骨及腕关节：腕骨共八块，分为远近两排，不在同一平面上，形状各异，各腕骨的相邻面都有关节软骨覆盖，形成腕骨间关节。腕关节包括桡腕关节、腕骨间关节和腕掌关节。尺骨远端和腕骨间有一个关节盘。尺骨与桡骨远端之间有下尺桡关节。

2. 肘部及肘关节 肘关节由肱桡、肱尺和近端尺桡三个关节组成。X 线正位片上可见肱桡关节间隙，侧位片上可显示肱尺关节。肱骨远端前面有冠突窝、后面有鹰嘴窝，两窝前后相对，其间骨质较薄，侧位片上形成 X 状影。骨发育期肘关节二次骨化中心较多，不同年龄阶段可见肱骨小头、滑车、内上髁和外上髁骨骺，桡骨小头和尺骨鹰嘴骨骺（图 1-8）。

3. 肩胛部 肩关节由肱骨头和肩胛盂构成，肱骨头连接肩胛盂。正位片上肩胛盂的前缘在内侧，后缘在外侧并与肱骨头有部分重叠。锁骨呈 S 形，锁骨体内侧段下缘骨质凹陷，称为菱形窝。肩胛骨体部呈倒置的三角形，冈下窝骨质菲薄，有时观察不到，易误为骨质破坏。锁骨内端有一半月状骨骺，其出现和愈合均较迟。肱骨近端有肱骨头、大结节和小结节三个骨骺，骺线形状各异，勿误为肱骨近端骨折（图 1-9）。

4. 足踝部

（1）趾骨及跖骨：均属短管状骨，发育期各趾骨、跖骨只有一个骨骺，趾骨位于基底部，第 1 跖骨骨骺位于基底部；其余 4 个跖骨的骨骺位于远端。第 1 趾 2 节，其余各趾均 3 节。

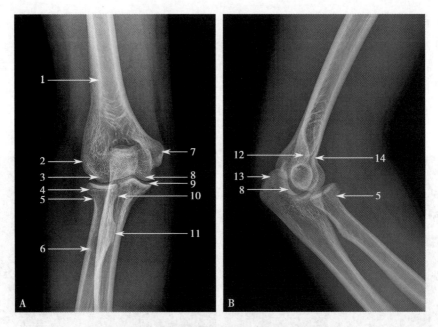

图 1-8 肘关节 X 线表现(A 为正位片,B 为侧位片)

1.肱骨干;2.外上髁;3.肱骨小头;4.桡骨头;5.桡骨颈;6.尺骨干;7.内上髁;8.滑车;
9.肱桡关节;10.近侧桡尺关节;11.桡骨粗隆;12.鹰嘴窝;13.鹰嘴;14.冠突窝

第 1 跖骨最粗短,第 2 跖骨最长。第 1 跖骨远端可见 1~2 个籽骨。

(2) 跗骨:7 块跗骨各有多个面,其中的关节面部分覆有关节软骨。距骨下面和跟骨构成前、后距跟关节,其间有一不规则间隙,称为跗骨窦。跟骨前内侧面有一明显的突出部分,为载距突。跟骨结节处有第一和第二次骨化中心,与其他跗骨不相同。足骨借关节、韧带和肌肉紧密相连,在纵、横方向都形成凸向上的弓形,称为足弓(图 1-10)。侧位片上足弓可分为:内侧纵弓,其最高点为距骨头;外侧纵弓,其最高点在骰骨;横弓,最高点在中间楔骨。

(3) 距小腿关节:由胫腓骨下端与距骨滑车构成(图 1-11)。

5. 膝部 膝关节由股骨髁、胫骨髁、髌骨、关节内半月板,前后交叉韧带以及多个滑液囊构成。正位 X 线片胫骨上端见髁间

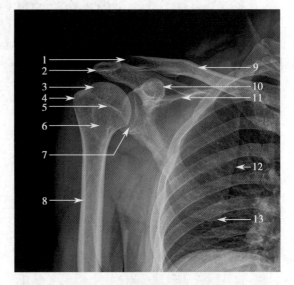

图 1-9 肩关节及肩胛骨 X 线表现

1.锁骨肩峰端;2.肩峰;3.肱骨头;4.肱骨大结节;
5.肱骨解剖颈;6.肱骨外科颈;7.肩关节;8.肱骨干;
9.锁骨干;10.喙状突;11.肩胛冈;12.肩胛骨内侧缘;
13.肩胛骨下角

隆起,胫骨两髁前下方有胫骨粗隆,是髌韧带的附着处。侧位片上,股骨内髁比外髁大。髌骨前面粗涩,后面光滑覆有关节软骨,与股骨髌骨面形成关节。髌骨上方有髌上滑液囊,膝关节积液时常增大、膨隆。髌骨下方有髌下脂肪垫,为较低密度透亮影。半月板和交叉韧带在 X 线片上不能显示(图 1-12)。

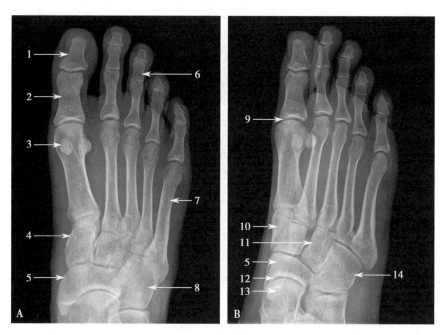

图 1-10　足跖骨、趾骨及跗骨 X 线表现（A 为正位片，B 为斜位片）

1. 第 1 末节趾骨；2. 第 1 趾近节趾骨；3. 籽骨；4、10、11. 楔骨；5. 舟骨；6. 第 3 中节趾骨；
7. 跖骨；8、14. 骰骨；9. 第 1 跖趾关节；12. 距舟关节；13. 距骨

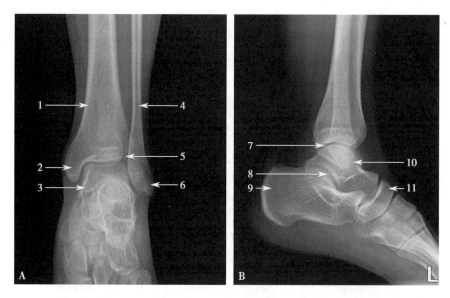

图 1-11　距小腿关节 X 线表现（A 为正位片，B 为侧位片）

1. 胫骨；2. 内踝；3、10. 距骨；4. 腓骨；5. 胫腓联合；6. 外踝；7. 距小腿关节间隙；8. 距下
关节；9. 跟骨；11. 舟骨

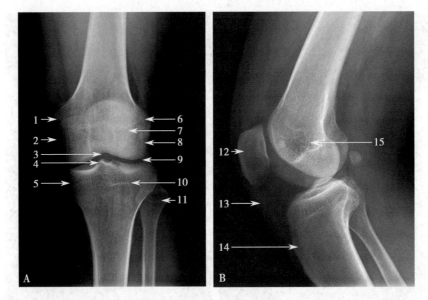

图 1-12 膝关节 X 线表现（A 为正位片，B 为侧位片）

1. 股骨内上髁；2. 股骨内髁；3. 髁间窝；4. 胫骨髁间嵴；5. 胫骨内侧髁；6. 股骨外上髁；7、12. 髌骨；8. 股骨外髁；9. 膝关节间隙；10. 骺线痕迹；11. 腓骨小头；13. 髌韧带；14. 胫骨粗隆；15. 股骨骨松质

6. 髋部 髋骨由髂骨、耻骨、坐骨组成；髋关节由髋臼和股骨头构成。正常髋臼很深，可以覆盖股骨头 2/3 的关节面。成人和 2~3 岁小儿的髋臼边缘光滑；其余年龄的髋臼边缘可不规则，但两侧对称。股骨头为球形，表面光滑，在其内上方一浅凹即股骨头凹，为圆韧带附着点。股骨颈干以粗隆间嵴为界，髋关节囊前面附着于粗隆间线，后面附着于股骨颈中下 1/3 交界处，因此股骨颈大部分在关节囊内（图 1-13）。

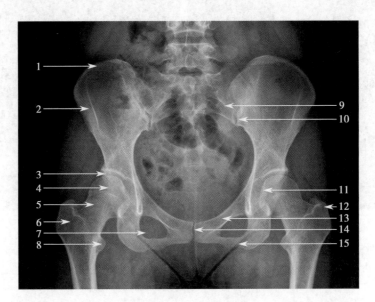

图 1-13 骨盆 X 线表现

1. 髂嵴；2. 髂骨翼；3. 髋关节间隙；4. 股骨头；5. 股骨颈；6. 粗隆间；7. 闭孔；8. 小粗隆；9. 骶孔；10. 骶髂关节；11. 股骨头凹；12. 大粗隆；13. 耻骨上支；14. 耻骨联合；15. 坐骨支

（1）成人髋关节测量

Shenton 线：髋关节正位片，闭孔上缘与股骨颈内缘的连线，正常为一光滑的曲线。髋关节脱位及股骨颈骨折可使此线不连续。

Skinner 线：由股骨大粗隆顶端向股骨干轴线引出的垂直线，通过或低于圆韧带窝。髋关节脱位及股骨颈骨折时，不能画出此线。

颈干角：股骨颈纵轴线与股骨干纵轴线的内侧夹角，正常为 120°~130°。小于 120° 为髋内翻，大于 130° 为髋外翻（图 1-14）。

（2）儿童髋关节测量

Perkin 方格：经双侧 Y 形软骨中心（髂、耻、坐三骨在髋臼联合处）作一水平线 A，再经髋臼窝的外上缘作一垂线 B，一侧分为四个象限。正常股骨头骨骺位于内下象限区域内。如向外或向上移位，为髋关节脱位。

髋臼角：从髋臼窝斜面引出的斜线，与 Y 形软骨中心连线所形成的夹角。髋臼角正常值，新生儿为 30°，1 岁以后不应超过 25°，两岁 20°，成人为 10°，如相应年龄角度增大为髋臼部变浅（图 1-15）。

7. 脊柱

（1）脊椎的生长发育：脊柱为软骨内化骨。每个脊椎有三个原始骨化中心，一个形成椎体，另两个形成椎弓，出生时均已完成骨化。婴儿期椎体侧位片如横卵圆形，约 1 岁时，两侧椎板开始在棘突处愈合形成完整的椎弓，这种愈合最初见于腰部；在 4~8 岁时，椎体与椎弓根愈合，从颈部开始，最后为下腰部和骶部，椎体的前面、后面可见凹迹或沟槽。约在学龄前儿童椎体呈钝角的矩形，在 8~13 岁时，椎体上下面边缘的环状骨

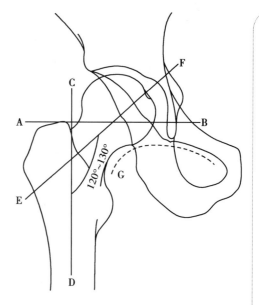

图 1-14 成人髋关节测量示意图

AB：Skinner 线；CD：股骨中轴线；EF：股骨颈中轴线；CD、EF 两线内侧夹角为颈干角；G：Shenton 线

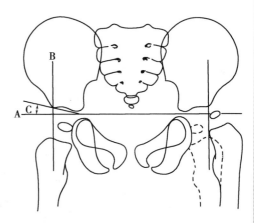

图 1-15 儿童髋关节测量示意图

A 线：经双侧 Y 形软骨中心作一水平线；B 线：经髋臼窝外上缘作一垂线；C 角：髋臼角

骺内各出现一个二次骨化中心呈线样致密影，与椎体之间有透亮带间隔。约 15 岁时，环形骨骺开始与椎体融合，约 16 岁时，在每个横突和棘突的顶端各出现一个继发骨化中心，这些骨化中心逐渐增大，脊椎骨骺 25 岁左右时完全愈合。脊柱在婴儿时只有一个后突的弯曲，到能站立时脊柱即显示四个弯曲，近于成年人的曲度（图 1-16）。

（2）成人脊柱：脊柱由 7 个颈椎，12 个胸椎，5 个腰椎，5 个骶椎及 3~5 个尾椎组成。除第 1、2 颈椎及骶尾椎外，椎骨由椎体和附件构成；附件又由椎弓，椎板，上、下关节突，横突和棘突构成。脊椎与脊椎之间两个重要的关节：一是椎体之间的椎间盘，是少动关节，中心是含有胶样液体的富有弹性的髓核，其周围为纤维环所包绕；二是下关节突和上关节突形成的椎弓关节，覆盖有软骨及关节囊，是真正的可动关节。

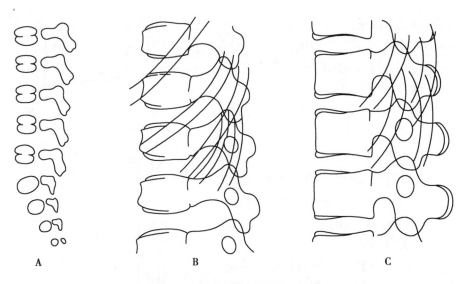

图 1-16　脊椎的发育过程示意图

A. 新生儿；B. 6 岁；C. 14 岁

　　正常的 X 线片，椎体呈长方形，从颈椎、胸椎到腰椎依次增大，主要由松质骨构成。椎体边缘密度较高而均匀，轮廓光滑。椎体间的透明间隙为椎间隙，是椎间盘的投影。侧位 X 线片可清楚显示椎间隙，胸椎的间隙较窄，自下胸椎起椎体间隙向下逐渐增宽，而腰 5~ 骶 1 间隙可以变窄。正位片上椎体两侧可见横突影，椎弓与椎体连接处为椎弓根，呈环状致密影。椎弓根的上、下方分别为上关节突和下关节突。棘突表现为椎体中央偏下方类三角形的致密影；侧位片上棘突指向后下方（图 1-17）。腰椎斜位片可更好地显示椎弓峡部、上下关节突。颈椎斜位片可显示椎间孔，呈卵圆形，上下径大，其大小基本相等，但在颈 3~4 椎间孔稍小（图 1-18）。

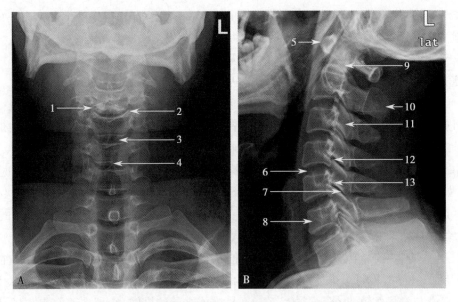

图 1-17　颈椎 X 线表现（A 为正位片，B 为侧位片）

1.钩椎关节；2.钩突；3、6.椎体间隙；4、10.棘突；5.寰椎前弓；7.椎骨关节突关节；8.椎体；9.枢椎齿状突；11.椎弓板；12.上关节突；13.下关节突

脊柱各段的 X 线表现有不同特点:颈椎的寰枢椎由特殊结构组成,寰椎由前、后弓和两个侧块构成;枢椎椎体上部有齿状突,与寰椎前弓形成关节。寰椎两旁的侧块,上面与枕骨髁构成关节;下面与枢椎构成关节。在颈椎正位 X 线片上,寰枢椎影像与下颌骨相重叠,显示不清,需摄寰枢椎开口位片进行观察;正常枢椎齿状突与寰椎两个侧块的间距应等宽、对称;寰椎两侧块与枢椎间关节亦应等宽、对称(图 1-19)。颈椎侧位 X 线片可显示寰椎前弓的前面有一前结节;后内面有一小关节凹,与枢椎的齿状突形成关节。枢椎以下各椎体排列规则,形态相似,但第 4、5 椎体前部可稍变扁。在正位片上,上下相邻椎体的后外侧缘构成钩椎关节。胸椎椎体两侧有肋椎关节、肋横突关节,侧位片第 12 胸椎稍呈楔状,胸椎棘突斜向后下方,大部分被肋骨掩盖,难以清除显示。腰椎侧位片上,第 1 腰椎椎体可呈前部稍矮的楔状,而第 5 腰椎则呈后部较矮的楔状(图 1-20)。

8. 胸骨 胸骨由胸骨柄、胸骨体和剑突三部分组成。胸骨柄上方曲侧各有一关节面与锁骨形成胸锁关节,柄和体部两侧有多个肋切迹,分别与两侧 1~7 肋软骨相连接。正位 X 线片上只能显示胸骨柄,常用斜位或侧位观察。

9. 肋骨 有 12 对,肋骨包括头、颈、结节、体和肋软骨五个部分。肋软骨 X 线下不显影,但常可见较多的钙化,肋骨前端仅第 1~7 肋软骨与胸骨相连接,称为真肋;第 8~12 肋称为假肋,其中第 8~10 肋借肋软骨与上一肋的软骨相连,形成肋弓,第 11、12 肋前端游离,又称浮肋。

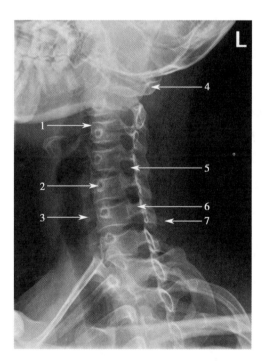

图 1-18 颈椎斜位片 X 线表现

1. 椎体;2. 椎弓根;3. 横突;4. 寰椎后弓;5. 椎间孔;6. 椎弓根;7. 棘突

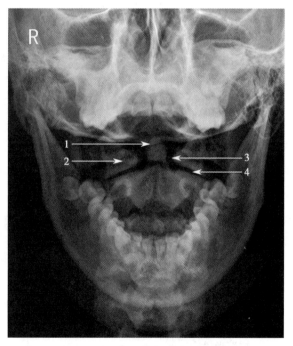

图 1-19 寰枢椎开口位片 X 线表现

1. 枢椎齿状突;2. 寰椎侧块;3. 枢椎齿状突与寰椎两侧块间距;4. 寰椎两侧块与枢椎关节间隙

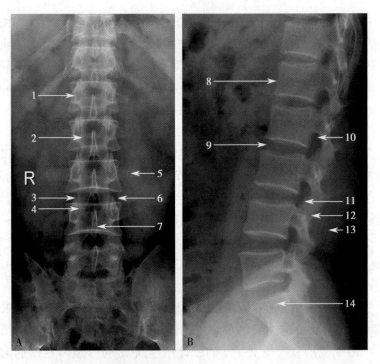

图 1-20 腰椎 X 线表现(A 为正位片,B 为侧位片)

1. 椎弓根椎体;2、8. 椎体;3、11. 上关节突;4、12. 下关节突;5. 横突;
6、9. 椎间隙;7、13. 棘突;10. 椎间孔;14. 骶椎

(五) 软组织

骨关节系统中的肌肉、肌腱、韧带、关节囊、关节软骨、血管和神经等组织之间在 X 线片缺乏明确的天然对比,在观察各自的形态和结构时受到较大的限制。在对比度良好的 X 线片上,在较低密度的皮下、肌间和关节囊内外脂肪组织的衬托下,可观察到跟腱、髌韧带、关节囊、腰大肌外缘等结构;对血管的观察可行血管造影,可显示局部血管的正常解剖结构。

二、正常 CT 表现

(一) 骨

四肢骨骼的 CT 检查一般行横断扫描,MSCT 扫描并应用不同的后处理技术,还可行多方位或三维立体显示。在 CT 横断位骨窗图像上,骨皮质呈致密的线状或带状影,骨小梁为细密的网状影,骨干的骨髓腔因含脂肪而呈低密度。多平面重建技术(multi-planar reconstruction,MPR)冠状、矢状位影像表现与 X 线摄片相似,因无重叠,层厚薄图像显示更为清晰。在软组织窗上,中等密度的肌肉、肌腱和髋软骨在低密度的脂肪组织的衬托下也能清晰地显示。

(二) 脊柱

脊柱的 CT 横断图像上,在经椎体中部的层面,椎体呈后缘向前凹的圆形结构,横断位可见由椎体、椎弓根和椎板构成的椎管骨环,环的两侧有横突,后方可见棘突。经椎体上、下部的层面,椎体呈后缘向前凹的肾形,其后方可见椎间孔和上下关节突。椎板内侧可见附着的黄韧带,为软组织密度,厚度 2~4mm。硬膜囊居椎管中央,呈软组织密度,其与椎管骨壁间有数量不等的脂肪组织。椎间盘由髓核、纤维环、透明软骨终板和 Sharpey 纤维组成。经椎

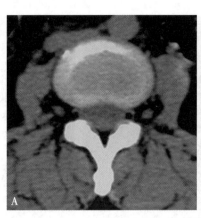 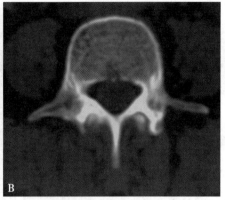

图 1-21 正常成人腰椎 CT 表现

A. 椎间盘层面 CT 横断位;B. 椎体中部层面 CT 横断位

间盘的层面,椎间盘密度高于硬膜囊而低于椎体,其 CT 值为 50~110HU(图 1-21)。

（三）关节

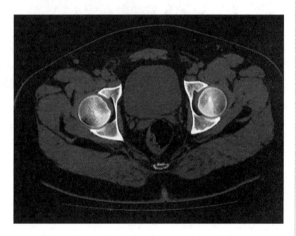

图 1-22 正常髋关节 CT 表现

CT 横断位骨窗图像可显示关节骨端和骨性关节面,后者表现为线状高密度影,适当调整窗宽、窗位,可见关节囊、周围肌肉和韧带的断面,但显示不如 MRI 清晰。正常少量关节腔内液体在 CT 上难以发现。关节间隙为关节骨端间的低密度影。MPR 可显示冠状、矢状位影像(图1-22)。

（四）软组织

CT 密度分辨力较高,能横断面显像,显示脂肪、肌肉和血管等组织结构,观察软组织优于平片。躯干和四肢最外层的皮肤呈线样中等密度,其下方为厚薄不一的皮下脂肪层。肌肉间隙内有低密度的脂肪间隔;血管和神经走行于肌间,在肌间脂肪的衬托下呈中等密度的小类圆形或索条影。当肌肉肿胀,密度正常或低,肌间隙模糊,皮下脂肪密度高,出现网状影。血肿呈高密度区,边缘不清。CT 增强扫描血管显示更清楚的高密度影。

三、正常 MRI 表现

（一）骨

MRI 能清楚地显示骨骼的各种结构。骨组织因缺乏氢质子,在所有序列中骨皮质和骨松质均为极低信号。骨松质内的骨髓由造血细胞及脂肪组织构成,骨小梁构成骨髓中细胞成分的支架。骨髓可分为红骨髓和黄骨髓两类,由于所含脂肪、水及蛋白质比例不同,黄骨髓信号与脂肪相似,在 T_1WI 与 T_2WI 上均为高信号。

红骨髓在新生儿期 T_1WI 上信号强度等于或低于肌肉,儿童期 T_1WI 信号可不均匀,呈斑片状高低混杂信号。成人期 T_1WI 红骨髓信号强度高于肌肉、低于脂肪。红骨髓在 T_2WI 上信号强度增高,类似于皮下脂肪信号(图 1-23)。

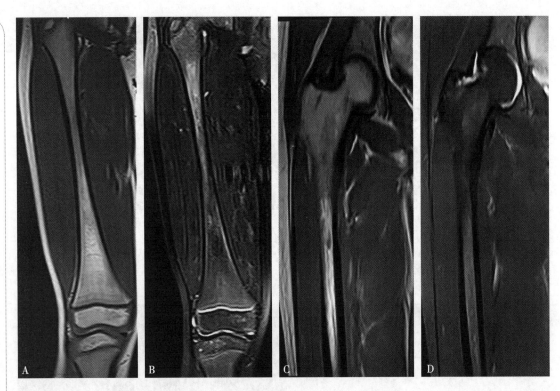

图 1-23 红骨髓与黄骨髓的 MRI 信号特征

A、B：正常小儿股骨 MRI T_1WI 及 T_2WI，干骺端骨髓为红骨髓，信号特征为 T_1WI，介于脂肪和肌肉之间，T_2WI 高于肌肉低于水；C、D：正常成人股骨中上段 MRI T_1WI 及 T_2WI，髓腔内分布黄骨髓，信号特征类似脂肪，T_1WI 高信号，T_2WI 中高信号

（二）脊柱

MRI 的矢状位、横轴位和冠状位可显示脊柱的解剖结构。椎体骨髓在 T_1WI 上为高信号，在 T_2WI 上为中等或略高信号。椎体边缘骨皮质、前及后纵韧带、黄韧带和椎间盘纤维环最外层纤维在各种序列上均为低信号，不易区分。椎间盘在 T_1WI 上为较低信号，髓核和纤维环结构难以区分，在 T_2WI 上，髓核和纤维环内层呈高信号，纤维环外层呈低信号。随着年龄增长，髓核开始被纤维软骨代替，髓核和纤维环含水量也逐渐减少，椎间盘完全干化、碎裂，最后髓核与纤维环混合，在 T_2WI 上呈低信号。椎管内脑脊液在 T_1WI 上为低信号，在 T_2WI 上为高信号。MRI 还能显示硬膜外脂肪、硬膜囊和脊髓等结构。

（三）关节

MRI 可清楚显示关节的各种结构。关节软骨在 SE 序列 T_1WI 上，关节软骨呈介于肌肉和脂肪之间的中等信号强度，T_2WI 上关节软骨为相对低信号，与高信号关节内液体形成对比。纤维软骨构成的半月板，在绝大多数序列上呈低信号，正常纤维软骨尚有一定的形态特征，如：膝关节半月板的断面呈三角形或弯弓状。脂肪抑制是显示关节软骨较为理想的序列，可增加关节软骨和相邻结构的对比度，其关节软骨为高信号，关节积液为中等信号，软骨下骨板及骨髓为低信号。

骨性关节面在 T_1WI 与 T_2WI 上均呈清晰锐利的低信号。骨髓腔在 T_1WI 与 T_2WI 上均呈高信号。韧带、关节囊等在 T_1WI 与 T_2WI 上均呈低信号。关节腔内的滑液在 T_1WI 呈薄层低信号，在 T_2WI 上呈高信号（图 1-24）。

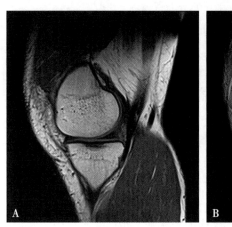
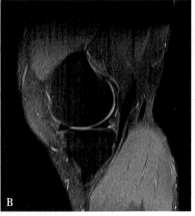

图 1-24　正常膝关节关节软骨与半月板 MRI 表现

A. 矢状位 T_1WI:关节软骨呈中等信号,半月板呈低信号,并具有完整形态;B. 矢状位 T_2WI:关节软骨呈低信号,在关节内液体衬托下显示清晰,半月板仍为低信号

(四) 软组织

　　骨与关节周围的软组织结构在 MRI 上可清晰显示。肌肉在 T_1WI 上呈等或略低信号,在 T_2WI 上为低信号。脂肪在 T_1WI 与 T_2WI 上均为高信号。纤维组织、肌腱、韧带在各种序列上均为低信号。血管在 MRI 上呈流空现象而表现为无信号的圆形或条状结构(图 1-25)。

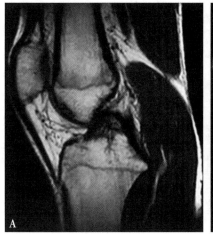
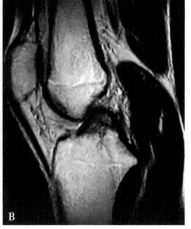

图 1-25　正常膝关节前后交叉韧带 MRI 表现:前后交叉韧带呈弧形完整显示,T_1WI、T_2WI 均为低信号

A. 矢状位 T_1WI;B. 矢状位 T_2WI

四、正常肌骨超声表现

(一) 骨与软骨

　　肌骨超声仅能显示骨骼表面的皮质,呈线状强回声;正常关节软骨位于骨骼表面的厚度一致的低回声,表面光滑,回声均匀,与周围软组织和深部骨骼表面形成良好的界面。

(二)肌肉与肌腱

肌肉由肌纤维构成,肌肉筋膜主要包括肌内膜、肌束膜、肌外膜。骨骼肌的肌纤维由肌内膜包裹;肌纤维聚集成束状,被肌束膜包裹;整块肌肉周围致密的结缔组织鞘称为肌外膜。在超声成像中,正常的肌束呈低回声,肌束膜、肌外膜和肌间隔均呈强回声。其中,长轴切面时,肌肉通常为低回声;短轴切面时,低回声背景上存在均匀分布的点状高回声,这是肌束膜和肌外膜的横断面回声。

肌腱是肌肉连接在骨骼关节处的粗硬的纤维组织束,由平行致密的胶原纤维构成,主要功能是将肌肉收缩产生的应力通过止点传递到骨骼而产生运动。正常肌腱超声表现为肌肉腱膜向远端延续形成的带状强回声,内见平行排列纤维结构。

(三)韧带

韧带是关节的重要辅助结构,由致密结缔组织构成,两端与骨骼相连,维持关节的稳定性并协助运动,正常韧带在超声长轴扫查下,呈均匀一致、强回声的条索样结构,附着处的骨骼皮质光滑平整;韧带的长度和宽度因体型和所在位置不同,而存在很大差异,厚度一般为2~3mm。

第四节 骨关节基本病变的影像学表现

骨关节基本病变的影像学表现是各种病变的病理变化在影像上的反映,可在一定程度上显示病变的性质、范围、程度及与邻近组织的关系。基本病变是进行影像学诊断的基础,一种疾病可由多种基本病变组成;一种基本病变也可表现为多种疾病。通过基本病变的影像学表现来进一步推断其病理变化,加以综合分析,对疾病的诊断和鉴别诊断起到非常重要的作用。

一、骨基本病变

(一)骨质疏松

骨质疏松(osteoporosis,OP)是指单位体积内骨组织的含量减少,即骨组织的有机成分和无机成分都减少,但两者的比例仍正常。骨质疏松使骨的结构变脆弱,骨折的危险性增加。组织学变化主要是骨皮质变薄、哈弗斯管扩大和骨小梁变细、减少。

1. 病因 骨质疏松见于多种疾病,当成骨与破骨间平衡失调,而破骨占优势时可以发生,广泛性骨质疏松主要是由于成骨减少。骨质疏松分为全身性和局限性两类。全身性骨质疏松又分为原发性和继发性骨质疏松。

原发性骨质疏松也称为生理性骨质疏松,正常人在25~30岁以后,骨的吸收开始大于生成,老年女性比男性发生的年龄早,特别到闭经后,因性激素的水平迅速下降,钙负平衡持续进展,同时维生素D活化障碍等原因加速了骨质疏松。

继发性骨质疏松又称为病理性骨质疏松,主要病因有:①内分泌因素:如甲状旁腺功能亢进症;②遗传性因素:性腺发育不良,成骨不全,低磷酸酶血症,先天性骨质疏松,糖尿病等;③营养性因素:佝偻病,维生素C缺乏病,消化系统慢性疾病,肾性骨病等;④药源性或中毒:大量激素,地方性氟中毒,酒精中毒等;⑤失用性因素:常见骨折,关节炎,骨关节结核,关节化脓感染或恶性肿瘤,多发骨折,大面积烧伤,长期卧床等。

2. X线表现　　主要是骨密度减低。在长短管状骨的骨端,骨松质可见骨小梁变细、数量减少、间隙增宽,骨皮质厚度变薄、分层、疏松化。严重者骨密度与软组织密度相仿,骨小梁几乎完全消失,骨皮质呈细线状。在脊椎,椎体内结构呈纵行条纹,皮质变薄,严重时椎体内上下缘凹陷,椎间隙呈梭形,椎体有时可压缩骨折,呈楔状变形。

3. CT表现　　与X线表现基本相同。椎体骨小梁呈粗点状、蜂窝状或不规则小片状低密度改变,骨皮质可见普遍变薄。

4. MRI表现　　骨外形的改变,原发性骨质疏松的椎体松质骨由于骨小梁变细、减少,黄骨髓增多,在T_1WI和T_2WI上呈高信号;椎体压缩变形的初期T_1WI终板下呈带状、片状低信号改变。炎症、肿瘤、骨折引起的骨质疏松,因局部充血、水肿可表现为长T_1、长T_2信号。

除根据影像学表现诊断骨质疏松外,骨密度测量可以早期诊断和定量检测骨质疏松。

（二）骨质软化

骨质软化(osteomalacia)是指一定单位体积内骨组织有机成分正常,而矿物质含量减少。因此,骨的钙盐含量降低,骨发生软化。组织学上显示未钙化的骨样组织增多,骨骼失去硬度而软化、变形,负重部位变化显著。

1. 病因　　在成骨的过程中,骨样组织的钙盐沉积发生障碍,即可引起骨质软化。多见于钙磷代谢障碍和维生素D缺乏,如营养不良性佝偻病、肾排泄钙磷过多的肾病综合征、肠道吸收功能减退及碱性磷酸酶活动减低等。骨质软化是全身性骨病,发生于生长期为佝偻病,发生于成人为骨软化症。

2. X线表现　　骨质软化与骨质疏松有相似之处,如骨密度减低、骨皮质变薄和骨小梁减少变细等。与骨质疏松不同之处是,骨质软化常表现为骨骼压缩变形、骨盆内陷、椎体双凹变形、骨干弯曲变形等。有时可见假骨折线,表现为宽1~2mm的规则透明线,与骨皮质垂直,边缘稍致密。好发于耻骨支、肱骨、股骨上段和胫骨等。儿童可见干骺端和骨骺的改变,如干骺端杯口状,边缘呈毛刷状,先期钙化带不规则或消失,骺板增宽,骨骺发育迟缓等。

3. CT表现　　与X线表现基本相同,冠状位或矢状位MPR图像显示更清楚。

4. MRI表现　　MRI很少用于诊断骨质软化。

（三）骨质破坏

骨质破坏(bone destruction)是局部骨质为病理组织所取代而造成的骨组织缺失。可由病理组织本身直接溶解骨组织使之消失,或由病理组织引起的破骨细胞生成和活动亢进所致。骨皮质和骨松质均可发生破坏。

1. 病因　　骨质破坏多见于炎症、肉芽肿、肿瘤或瘤样病变、神经营养性障碍等疾病。

2. X线表现　　局部骨质密度减低、骨小梁稀疏、正常骨结构消失。在早期,骨松质的破坏为局限性骨小梁缺损;骨皮质破坏发生于哈弗斯管,造成管腔扩大,呈筛孔状、虫蚀状骨破坏。病变进一步发展到严重程度时,可见骨皮质和骨松质的大片状缺损,呈弥漫性溶骨性破坏。

由于骨破坏原因、病变性质、发展过程及相邻骨质反应不同,骨质破坏各具特点:①良性骨肿瘤引起的骨破坏,可呈囊状或囊状膨胀性改变,进展较缓慢,边缘清楚或有硬化带环绕;②慢性炎症的骨质破坏,破坏区较局限,其内有时可见点片状致密死骨影,其边缘可见反应性骨质增生硬化带环绕;③恶性肿瘤或炎症的急性期引起的骨质破坏,进展较迅速,形态多不规则,呈大片状,边界模糊不清,称为溶骨性骨破坏;④神经营养性障碍引起的骨破坏,骨、关节严重破坏,其结构严重紊乱,骨端及关节周围可见大小不一的碎骨片。临床上自觉症状轻微为其特点。

3. CT 表现　与 X 线表现相似,但骨质破坏比 X 线摄片发现更早,更易清楚显示骨质破坏,MPR 图像还可从多方位观察病变。骨松质破坏:早期骨质破坏为骨小梁稀疏,局限性骨小梁缺损区多呈软组织密度,逐渐发展为斑片状甚至大片状骨质缺损。骨皮质破坏:骨皮质变薄,呈虫蚀状、筛孔状、斑块状骨破坏。

4. MRI 表现　骨松质破坏,为高信号的骨髓被较低信号或混杂信号的病理组织取代。骨皮质破坏表现与 CT 相似,破坏区周围的骨髓因水肿呈模糊的长 T_1、长 T_2 信号。

(四) 骨质增生硬化

骨质增生硬化(hyperostosis osteosclerosis)是单位体积内骨量的增多。组织学上可见骨皮质增厚、骨小梁增粗增多,是成骨活动增多或破骨活动减少或两者同时存在所致。

1. 病因

(1) 全身性骨质硬化:常见于代谢性骨病、金属中毒、遗传性骨发育障碍,如肾性骨硬化、铅中毒、石骨症等。

(2) 局限性骨质硬化:常见于创伤、慢性劳损、慢性炎症、骨与关节退行性变的修复等。

(3) 肿瘤骨:骨肿瘤形成的骨组织为肿瘤骨,也为骨质硬化,但与以上几种骨硬化性质不同。

2. X 线表现

(1) 全身性骨质硬化:骨松质密度增高,伴有或不伴有骨骼的增大变形;骨小梁增多、增粗,小梁间隙变窄;骨皮质增厚,髓腔变窄或消失,严重时难以区分骨皮质与骨松质。

(2) 局限性骨质硬化:也称为骨质增生。在关节边缘,肌腱、韧带和骨间膜的附着部位形成一些骨性赘生物,呈不同形状,被称为骨刺、骨桥、唇样骨质增生等。

(3) 肿瘤骨:在骨内可见棉絮状、象牙质样、针状、放射状骨质密度增高影。

3. CT 表现　与 X 线表现基本相似。CT 显示重叠部位及细小的骨质硬化较佳,MPR 图像还从多方位观察病变。

4. MRI 表现　增生硬化的骨质在 T_1WI 和 T_2WI 上均呈低信号。

(五) 骨膜反应

骨膜反应(periosteal reaction)又称骨膜增生,指在病理情况下骨膜内层的成骨细胞活动增加而产生骨膜新生骨。骨膜反应一般意味着骨质有破坏或损伤,组织学上可见骨膜外层水肿、增厚,内层成骨细胞增多,形成新生的骨小梁。

1. 病因　骨膜新生骨多见于炎症、肿瘤、外伤等,也可继发于体内其他脏器疾病,如继发性肥大性骨关节病。

2. X 线表现

(1) 早期表现:为与骨皮质平行、长短不一的细线样致密影,与骨皮质间有较窄的透亮的间隙;随着疾病的进一步发展,骨膜新生骨逐渐增厚,表现各不相同,可呈线状、层状、花边状、针状、放射状等。

(2) 骨膜反应的厚度、形态及范围,与病变的性质、部位、年龄和发展阶段有关:①长骨骨干较明显,炎症所致的骨膜反应较广泛,肿瘤引起的较局限。②边缘光滑、致密的骨膜反应多见于良性病变;骨膜新生骨密度低、模糊常见于急性炎症或高度恶性肿瘤。③针状或放射状骨膜反应:常提示病变进展迅速、侵蚀性较强。④层状骨膜反应:可见于良性或恶性病变。⑤Codman 三角:为增生活跃的骨膜新生骨多次重新破坏,在两端残留堆积的骨膜呈三角形或袖口状,常为恶性肿瘤的征象。⑥骨发育期儿童、少年轻微的骨内病变,往往能引起较为广泛的骨膜反应。⑦随着病变的好转,骨膜新生骨范围逐渐被吸收、变小,痊愈后,受累骨可恢复至原来的形态。

3. CT 表现 与 X 线表现基本相似。CT 显示重叠部位的骨骼以及扁平骨、不规则骨的骨膜反应较佳,MPR 图像还可从多方位观察病变。

4. MRI 表现 MRI 对骨膜反应的显示要早于 CT 和 X 线摄片。在矿物质沉积前,表现为骨膜增厚,T_1WI 上呈等信号,T_2WI 上呈高信号的连续线样影。矿物质明显沉积后,在 T_1WI 和 T_2WI 上一般均呈低信号。

综上所述,仅依据骨膜反应的形态不能做疾病的定性诊断,需结合其他表现才能做出正确的诊断。

(六) 骨坏死

骨坏死(osteonecrosis)是指骨组织的局部代谢停止,细胞成分死亡,坏死的骨质称为死骨。组织学上可见骨细胞死亡、消失和骨髓液化、萎缩。早期骨的骨小梁和钙盐含量尚无变化,骨的形态也无明显的变化;修复阶段,当周围新生肉芽组织长向死骨,则出现破骨细胞对死骨吸收、成骨细胞形成新骨。

1. 病因 骨坏死的发病原因是骨质血液供应中断,多见于化脓性骨髓炎、骨结核、缺血性骨坏死、骨梗死、骨折后、代谢障碍、血液病、地方病、放射线性损伤、电伤、冻伤等。

2. X 线表现 早期无阳性表现。在中期,骨坏死 1~2 个月以后,可见死骨骨质为局限性相对密度增高影,其原因是在死骨骨小梁表面及骨髓腔内有新骨形成;死骨周围骨质被吸收,或在周围肉芽组织及脓液的衬托下,使死骨密度增高。随后坏死骨组织压缩,新生肉芽组织侵入并清除死骨,死骨内部及周围出现骨质疏松区和囊变区。晚期,死骨被清除,新骨形成,出现真正的骨质密度增高。

3. CT 表现 CT 与 X 线表现基本相似,但更早发现骨坏死,表现为骨小梁排列异常或细小的致密死骨影。

4. MRI 表现 MRI 能比 CT 和 X 线更早发现骨坏死。在骨密度和形态尚无变化前,即可出现骨髓信号的改变,坏死区 T_1WI 上呈均匀或不均匀的等或低信号,T_2WI 上呈中到高信号。可见双线征:死骨外周为 T_1WI 呈低信号、T_2WI 呈高信号的肉芽组织和软骨化生组织带;最外侧为 T_1WI 和 T_2WI 均呈低信号的新生骨质硬化带。晚期,坏死区出现纤维化和骨质增生硬化,在 T_1WI 和 T_2WI 上一般均呈低信号。

(七) 软骨钙化

软骨钙化(chondral calcification)是指软骨基质发生钙化,标志着骨内或骨外有软骨组织或瘤软骨的存在。软骨钙化分为生理性和病理性两种,喉软骨、肋骨的钙化为生理性的钙化;肿瘤软骨钙化是病理性的钙化。

1. X 线表现 软骨钙化表现为大小不同的环形或半环形高密度钙化影,中心部密度低,或呈毛玻璃状。良性病变的软骨钙化密度较高,钙化环完整、边缘清楚。恶性病变的软骨钙化密度减低、边缘模糊,钙化环形态多不完整、残缺不全或隐约可见,钙化可融合成片状而呈现蜂窝状影。

2. CT 表现 与 X 线相似,由于避免了组织重叠,能更好地显示钙化的位置和特点,MPR 图像及 VRT(容积漫游技术)图像能更好地显示软骨钙化范围、部位及与周围骨和其他组织的关系。

(八) 骨矿物质沉积

铅、磷、铋等矿物质进入人体后,大部分沉积于骨内。在生长期主要沉积于生长较快的干骺端,X 线表现为干骺端多条横形的、相互平行、厚薄不一的致密带;成年人一般不易显示。

氟进入人体过多可引起成骨活跃,使骨量增多,产生不同程度的骨增生、硬化;亦可引起破骨活动增加,骨样组织增多,发生骨质疏松或软化,氟与骨基质中的钙质结合后导致的骨质变化称为氟骨症,骨质结构变化以躯干骨明显,有的 X 线表现为骨小梁粗糙,结构紊乱,使骨密度增高。

(九) 骨骼变形

骨骼变形(deformation of bone)多与骨骼的大小改变并存,可累及一骨、多骨或全身骨骼。局部病变和全身性疾病均可引起骨骼变形,如骨的先天性发育异常、创伤、炎症、代谢性、营养性、遗传性、地方流行性和肿瘤性病变均可导致骨骼变形。

局部骨骼增大可见于血供增加和发育畸形等病变,如软组织和骨的血管瘤、肢端肥大症和骨纤维异常增殖症等。全身性骨骼短小可见于内分泌障碍,如垂体性侏儒等。骨骺和骺软骨板的损伤可使肢体骨缩短。骨软化症和成骨不全可引起全身骨骼变形。骨肿瘤可导致骨局部膨大凸出。脊椎的先天畸形如半椎体、蝴蝶椎等,可引起脊柱侧弯、后突畸形。

二、关节基本病变

(一) 关节肿胀

关节肿胀(swelling of joint)多由于关节腔积液或关节囊及其周围软组织充血、水肿、出血和急、慢性炎症所致。

1. 病因　常见于炎症、外伤及出血性疾病等。

2. X 线表现　关节周围软组织肿胀,结构层次不清,脂肪垫和肌肉间隙变形或模糊消失,关节周围密度增高。大量关节腔积液时,关节间隙可增宽。

3. CT 表现　显示关节周围软组织肿胀优于 X 线摄片,CT 可以直接显示关节腔内的液体和关节囊的增厚。

4. MRI 表现　显示关节周围软组织肿胀、关节腔内的液体、关节囊的增厚优于 CT。关节积液及软组织水肿呈长 T_1、长 T_2 信号。

(二) 关节间隙异常

关节间隙异常可表现为增宽、变窄或宽窄不均。

1. 病因　关节间隙增宽常见于关节积液、关节软骨增厚、滑膜肿瘤。关节间隙变窄常见于退行性骨关节病。当局部关节软骨细胞增殖与坏死同时存在,则可引起关节间隙宽窄不均。

2. 影像表现　X 线片可显示增宽、变窄或宽窄不均,并同时发现局部骨质的改变。CT和 MRI 在清楚显示间隙改变的同时,还能发现引起的原因,如 CT 和 MRI 均可直接显示关节腔内的积液,MRI 可较早显示关节软骨的变薄、缺损,滑膜的增厚,膝关节半月板的损伤等。

(三) 关节破坏

关节破坏(destruction of joint)是指关节软骨及其下方的骨质被病理组织侵犯、代替。

1. 病因　常见于化脓性关节炎、关节结核、肿瘤、类风湿关节炎、痛风等。

2. X 线表现

（1）早期仅累及关节软骨时，表现为关节间隙变窄，当累及关节面骨质时，则出现骨破坏和缺损，严重时引起关节脱位、半脱位和变形。

（2）关节破坏的部位和进程因疾病不同而表现各异。①急性化脓性关节炎：首先软骨的破坏始于关节持重面，从关节承重面或关节边缘累及软骨下骨质，软骨与骨的破坏进展迅速，破坏范围较大；②关节滑膜结核：软骨破坏常开始于关节的边缘，进展缓慢，逐渐累及骨质，可见关节边缘骨质破坏呈虫蚀样；③类风湿关节炎：到晚期才引起关节破坏，关节面下及关节边缘呈多个小囊状骨破坏；④恶性骨肿瘤：直接侵犯关节及关节软骨，引起广泛的、进展迅速的破坏，并形成软组织肿块。

3. CT 表现　与 X 线表现基本相似，但能较早发现细微的骨质破坏。

4. MRI 表现　能更早发现关节软骨及软组织改变。

（四）关节退行性变

关节退行性变（degeneration of joint）是指关节软骨变性坏死，逐渐被纤维组织代替，引起不同程度的关节间隙变窄，病变可累及软骨下骨质，引起骨质增生硬化，致使关节面凹凸不平、关节边缘形成骨赘，伴有关节囊增厚、韧带骨化等改变。

1. 病因　多见于老年人、长期关节负重过度、慢性关节创伤、化脓性关节炎等。

2. X 线表现　早期，骨性关节面模糊、中断和部分消失；中晚期，关节间隙变窄，骨性关节面骨质增生硬化，关节面下可见囊性透亮区，关节边缘骨赘形成，关节囊肥厚，韧带骨化，严重者可发生关节变形。

3. CT 表现　与 X 线表现基本相似，CT 显示软骨下囊变、关节囊肥厚，以及韧带增生、钙化与骨化优于 X 线平片。

4. MRI 表现　能早期发现关节软骨的改变，清楚显示软骨下囊变、滑膜增生、关节囊肥厚等。

（五）关节脱位

关节脱位（dislocation of joint）是指构成关节的骨端，其正常相对位置发生改变或距离增宽。关节组成骨完全脱开为全脱位，关节部分脱开者为半脱位。

1. 病因　分为外伤性、先天性及病理性三种。外伤性脱位有明显的外伤史并常伴有骨折；先天性关节脱位，常见于婴幼儿，好发于髋关节；病理性脱位，常继发于关节和邻近组织的疾病，如化脓性、结核性和类风湿关节炎等均可引起关节脱位。

2. X 线表现　可见骨结构的变化，两个骨端位置改变或距离增宽。

3. CT 表现　MPR 图像可更清晰显示关节结构和关节囊改变，三维重建图像可以整体显示骨性关节结构，并可进行有关测量。

4. MRI 表现　能清晰显示关节结构，对关节软组织、软骨、关节囊及韧带显示尤佳。

（六）关节骨折

关节骨折（fracture of joint）是指外伤性或病理性骨折累及关节。

1. X 线表现　骨端骨折，骨折线通过关节，关节塌陷，骨折片陷入骨内或撕脱游离于关节腔内。病理性骨折除骨折征象外，还有原发病变引起的骨质改变。

2. CT 表现　与 X 线表现相似，但 CT 发现隐匿骨折、重叠部位的骨折优于 X 线片，MPR 及三维重建图像能更精确地显示骨折及移位情况。

3. MRI 表现　MRI 显示骨折线不如 CT，对于微细骨折或隐匿性骨折优于 X 线摄片和

CT,还可清晰显示骨折周围出血、水肿和软组织损伤。

(七) 关节游离体

关节游离体(loose body),又称关节鼠(joint mouse),为骨端撕脱的骨碎片、滑膜面脱离的滑膜性骨软骨瘤、半月板撕裂等进入关节内所形成的游离体。游离体可为骨性、软骨性、纤维性或混合性。

1. X线表现 关节内可见骨性游离体及钙化的软骨性游离体,但与韧带和关节囊的钙化或骨化难以区别。关节造影时可见被对比剂包绕的游离体。

2. CT表现 与X线表现基本相似,CT在显示未钙化软骨性及纤维性游离体、区分关节游离体与韧带和关节囊的钙化或骨化方面优于X线片,MPR图像可观察游离体与关节的关系。

3. MRI表现 关节内骨性游离体及钙化的软骨性游离体在各序列上均为低信号,软骨及滑膜增生也呈相似低信号。T_2WI及GRE序列,滑液呈高信号,游离体呈低信号。

(八) 关节强直

关节强直(ankylosis)是指滑膜关节骨端之间被异常的骨连接或纤维组织连接,可分为骨性和纤维性两种。

1. 病因 骨性强直常见于化脓性关节炎、强直性脊柱炎;纤维性强直常见于关节结核、类风湿关节炎。

2. X线表现 骨性强直,关节间隙明显变窄,部分性或完全消失,可见骨小梁通过关节间隙连接两侧骨端;纤维性强直,关节间隙变窄,无骨小梁通过关节间隙。

3. CT表现 与X线表现基本相似,MPR图像可清晰显示关节间隙改变和有无骨小梁通过关节。

4. MRI表现 骨组织或纤维组织在MRI各脉冲序列均为低信号,显示关节强直不如CT清晰。

三、软组织基本病变

(一) 软组织肿胀

软组织肿胀(soft tissue swelling)主要是由于炎症、出血、水肿或邻近组织脓肿所引起。

1. X线表现 病变部位密度略高于邻近正常软组织。皮下脂肪层内可呈网状结构,软组织层次、皮下组织与肌肉间模糊不清。血肿的边界可锐利清晰或模糊不清。形成的脓肿与正常组织可有较清楚边界。结核性脓肿壁可见钙化影。

2. CT表现 CT显示软组织肿胀明显优于X线。水肿表现为局部肌肉肿胀,肌间隙模糊,密度正常或略低;邻近的皮下脂肪层密度增高并可出现网状影。新鲜血肿表现为边界清楚或不清楚的高密度区。

3. MRI表现 MRI分辨水肿、血肿及脓肿优于CT。水肿及脓肿呈长T_1、长T_2信号;血肿根据形成时期不同呈现不同信号,亚急性期血肿呈短T_1、长T_2信号。

4. 肌骨超声表现 四肢肌肉超声检查时,首先在肌肉松弛状态下观察肌肉结构的完整性。通过双侧对比、探头加压、加压后释放等,观察肌肉有无局限性肿胀、隆起,比较肌肉的回声较正常组织增高还是减低。超声上软组织肿胀表现为软组织弥漫性增厚,回声增强或减低,回声分布欠均匀。这一基本病变常见于炎症或外伤后的渗出。

（二）软组织肿块

软组织肿块（soft tissue mass）多因软组织良、恶性肿瘤和肿瘤样病变引起，骨恶性肿瘤突破骨皮质，侵入软组织内也可形成软组织肿块，某些炎症亦可引起包块。

1. X 线表现 良性病变的软组织肿块，多数边界清楚，邻近软组织可受压移位，邻近骨表面可出现压迫性骨吸收及反应性骨硬化。恶性病变软组织肿块，边缘模糊，有时肿块中可见环形钙化及肿瘤骨，邻近骨皮质破坏。

2. CT 表现 优于 X 线摄片，清楚显示软组织肿块的边界、密度、钙化或骨化、液化与坏死等。确认肿瘤或病变内是否含有脂肪成分。增强扫描有助于区分软组织肿块与其邻近组织，也有利于区分肿瘤和肿瘤周围水肿，显示肿瘤内是否有囊变、坏死。动态增强扫描，了解肿瘤血供情况及肿瘤与周围血管关系。

3. MRI 表现 MRI 对软组织肿块观察优于 CT，但其观察钙化与骨化不如 CT。肿块多呈均匀或不均匀的长 T_1、长 T_2 信号。脂肪成分呈短 T_1、中等 T_2 信号，脂肪抑制序列上其信号可被抑制。液化坏死区呈更长 T_1、更长 T_2 信号，有时可见液 - 液平面，上层为液体信号，下层为坏死组织或血液信号。增强扫描可提供与 CT 相似的更详细的信息。

4. 肌骨超声表现 超声是一种无创的成像方式，在确认软组织肿块的存在时，常可作为首选检查方式。良性囊性肿块中，如腱鞘或滑膜囊肿，显示为片状囊性无回声区，周围有线状高回声包绕。恶性肿瘤根据其内所含成分不同，会有不同的回声表现，可以提供肿瘤大小、血管结构等更多信息。软组织肿块表现为局限性的异常回声区，以低回声为主，偶见高回声，部分肿块内可录及彩色血流信号，是各类软组织肿瘤最常见的表现。

（三）软组织钙化和骨化

软组织钙化和骨化（ossification）可发生在肌肉、肌腱、关节囊、血管和淋巴结等处。其原因为出血、退变、坏死、结核、肿瘤、寄生虫感染和血管病变等。

1. X 线表现 多为各种不同形状的高密度影。软骨组织钙化多为环形、半环形或点状高密度影；骨化性肌炎骨化常呈斑片状，可见骨小梁甚至骨皮质；来自骨膜及软组织骨肉瘤多呈云絮状或针状骨化影。

2. CT 表现 显示软组织内钙化和骨化最佳。

3. MRI 表现 显示软组织内钙化和骨化不如 CT，在 MRI 各序列上为均匀或不均匀低信号。

4. 肌骨超声表现 超声对于钙化及骨化的显示较为敏感。由于钙化及骨化的大小、成分及形态不同，其声像图也有不同。超声上软组织钙化和骨化均表现为散在或局限的强回声，可后伴声影，形态分布为点片状、条带状等，是陈旧性血肿、骨化性肌炎、软组织寄生虫病等的常见表现。

（四）软组织内气体

软组织内气体可因外伤、手术或产气杆菌感染引起。软组织内气体在 X 线摄片与 CT 上呈不同形状的极低密度影，在 MRI 各序列上均呈低信号。CT 能准确显示软组织内少量的气体。超声上软组织内气体表现为强回声后伴彗星尾征，在探头挤压状态下，气体强回声可以游走，这是气体强回声和钙化骨化强回声的重要区别，常见于开放性外伤和软组织产气杆菌感染。

笔记栏

第五节 临床应用影像学检查的优选原则

一、X线的选择与应用

骨和关节与周围软组织有良好的对比,能清楚地显示骨皮质、骨松质和骨髓腔等某一部位的整体解剖结构,适于X线检查。X线摄片具有较高的空间分辨力,对骨和关节细微的骨质结构显示非常清晰,不仅可用来发现病变,明确病变的范围和程度,而且对很多病变能做出定性诊断。X线检查过程简便易行,检查费用较低,得到广泛应用,是骨关节系统影像检查中的首选方法。然而,当病变未造成骨质改变时,常规X线检查往往难以发现。X线摄片是二维图像,对于解剖结构互相重叠的部位显示不清晰,如侧位片上胸椎的上部、正位片胸骨等。X线下软组织结构之间缺乏良好的天然对比,常规X线检查在软组织病变的诊断中受到较大限制。另外,有些骨关节病变的X线表现比病理改变和临床表现出现晚,所以初次检查结果阴性并不能排除早期病变的存在,应行定期复查或行其他影像学检查。

一般来说,四肢、脊柱、骨盆的创伤,以及骨感染、良性肿瘤和肿瘤样病变、全身性骨疾病等X线表现特征明确,与临床表现和实验室检查结果相符合时可以确诊。但是,要正确认识X线诊断的限度和不足之处,当X线检查不能满足诊断要求时,应有目的地选用CT或MRI等影像学检查。

二、CT的选择与应用

常规X线检查一般是骨关节疾病的首选影像检查方法,但对于解剖结构比较复杂的部位或以显示软组织病变为主时,可首先选用CT检查,如骨盆、脊柱、骶骨、骶髂关节、肩盂关节、肩锁关节、胸骨、跗骨等部位的病变和软组织肿瘤等。CT检查能清楚地显示X线不易发现的轻微骨质破坏、髓腔情况、骨内或软组织内的钙化或骨化,以及软组织病变。根据需要可重组冠状、矢状及各种斜位的图像重建,清楚地显示骨与关节解剖结构和病变,以及空间位置关系。

三、MRI的选择与应用

随着MRI在临床领域的广泛应用,其已成为许多骨、关节及软组织疾病诊断的主要选择,MRI可在活体上了解人体解剖细微结构及病理改变,是一种非创伤性无电离辐射的检查方法。

MRI在骨关节主要应用于骨髓疾病的诊断。目前MRI是识别骨髓异常改变,包括感染、缺血、创伤及肿瘤等疾病最敏感的方法。除外伤、炎症及退行性病变外,MRI也是诊断关节软骨疾患的主要检查方法。MRI可以直接显示滑膜、纤维软骨、肌腱、韧带的异常,对膝关节的半月板、交叉韧带及椎间盘等亦可清楚显示。对于肌肉疾患,如肌肉炎症、创伤、肿瘤等,MRI也是最佳成像方法。CT和X线摄片是骨皮质最佳成像方法,但对于骨挫伤及一些没有移位的轻微不完全的骨折,当X线摄片及CT诊断困难时,MRI是唯一选择。然而,MRI在显示骨结构的细节方面尚不如CT清晰,对软组织中骨化和钙化的显示也不如CT,MRI和CT在诊断中应是相互补充和相互印证的。MRI可比X线摄片更早发现骨膜反应。

近年来 MRI 新技术广泛开发和利用,扩展了其在骨关节疾病诊断中的应用范围,如 MRI 动态增强成像有利于骨及软组织良恶性肿瘤的鉴别诊断,磁共振血管成像为恶性骨肌系统肿瘤治疗方案的制订提供了必要信息,MRI 功能成像在骨关节疾病的诊断中得以应用,MRI 关节造影已经成为了解关节创伤及疼痛病因的又一有效方法。

四、肌骨超声的选择与应用

超声成像具有无辐射、无创伤,对软组织有良好分辨率,能实时、动态、灵活显示人体组织器官和活动状态,且能获得各方向的切面图像,通过彩色多普勒可反映血流动力学改变等优势。肌骨超声的涵盖范围很广,可用于评价皮肤、筋膜、肌肉、肌腱、韧带和周围神经等软组织,以及关节和部分骨骼的病变。

肌骨超声检查的目的主要是评价患者的疼痛和功能障碍、神经损伤的类型、免疫性病变的活动性、软组织肿块和小儿骨关节异常等。针对不同的检查对象,可能具有相对明确的检查目的。除新生儿髋关节发育不良的超声评估外,不建议将肌骨超声作为临床常规筛查工具。

五、镜下检查的选择与应用

骨伤科镜下检查技术主要包括关节镜技术以及经皮椎间孔镜技术。由于其视野清晰,操作精准,外表美观,康复顺利,为骨科微创诊治领域之典范,被广大医师和患者所接受,其应用范围也在不断发展。

(一)关节镜技术

关节镜技术作为临床诊治手段起始于 20 世纪 50~60 年代,于 70 年代末、80 年代初引入我国,开始推广应用。近二三十年得到了快速发展,在骨科的应用范围逐渐扩大,诊治病种也在不断增加。关节镜技术在骨科的应用主要体现在以下几个方面。

1. 诊治半月板损伤 膝关节半月板损伤是临床常见的运动创伤,由于关节镜技术与 MRI 的普及,其漏诊比例已明显降低。半月板部分切除术是对不能修复的半月板损伤部分进行切除,对其稳定部分予以保留,已成为关节镜下最常见的操作内容。此术式不仅对年轻患者疗效确切,而且临床观察显示关节镜手术治疗中老年单纯半月板损伤可以取得和年轻人相当的中期疗效。

2. 诊治交叉韧带损伤 膝关节前、后交叉韧带损伤是较为常见的运动损伤,其中后交叉韧带损伤往往由交通事故等高能量的外力导致,二者均可引起膝关节不稳、乏力及肌肉萎缩,早期重建可避免半月板和关节软骨的继发损伤。关节镜下检查与重建已成为前、后交叉韧带损伤诊断与重建的金标准。

3. 诊治肩关节疾病 目前常见的肩关节运动创伤均可在关节镜下治疗。

4. 诊治髋、踝、肘、腕关节疾病 髋关节组织丰厚且病变种类复杂,髋关节镜技术通过较小的创伤实现了准确的诊治效果,体现出了巨大的优势。踝关节镜技术不仅能够利用微小的切口对关节内结构进行直接视诊,还能够对关节的松弛度进行应力试验以评估其周围韧带情况。近年来,关节镜辅助下踝关节骨折的治疗成为研究热点。肘关节镜目前已成为治疗肘关节伤病微创手术的最佳选择,但其解剖特点决定了操作风险性较高。腕部运动功能复杂,且关节腔隙狭小,其关节镜诊疗的设备与技术要求更高。

以上几种关节镜技术在我国起步较晚,经过广大同道的辛勤努力,其手术量均在逐年递增,且手术的适应范围也在不断拓展。相信在不久的将来,这一领域必将呈现长足的进步。

(二)经皮椎间孔镜技术

随着微创理念的推广,经皮椎间孔镜技术(percutaneous transforaminal endoscopic discectomy,PTED)在脊柱外科领域应运而生。该技术只需 8~10mm 的皮肤切口,便可以完成椎间孔的减压、髓核的摘除等复杂工作,是目前为止创伤性最小的脊柱外科手术技术。相较于传统开放性手术,PTED 技术是一种精确直达病灶的完全微创的手术方式。该技术极大地避免了对椎旁肌肉、椎板、棘突及脊柱后方肌肉韧带复合体等结构不必要的破坏,对脊柱稳定性影响小,术中出血极少,术后早期即可下床进行功能锻炼,大大缩短住院时间,减轻患者经济负担。目前,PTED 技术主要应用于脊柱外科疾病的治疗,如腰椎间盘突出症、腰椎管狭窄症、椎间盘感染、椎体转移瘤以及椎间盘囊肿等。

六、核医学检测的选择与应用

放射性核素成像主要是利用人体内不同组织对放射性核素的吸收情况不同,通过示踪剂在体内和细胞内转移速度和数量的差异及变化产生特征图像,从而提供脏器的形状、大小、功能和血流量的动态测定指标,以及测量病变部位的范围,能够反映体内生理、生化和病理情况,显示出组织和器官的功能。

有些肿瘤很容易转移到骨骼形成骨癌,如乳腺癌、肺癌、前列腺癌和鼻咽癌等,因此早期诊断骨转移,对这些肿瘤患者治疗方案的制订,以及评价骨转移治疗效果的好坏非常重要。核医学的骨显像是首选的诊断项目,目前在临床上用得最普遍,它具有以下显著优点:可比 X 线早 3~6 个月发现骨转移病灶;一次检查可以看到全身是否有病变;检查安全、简便、无创伤性、无痛苦。肿瘤患者自感有什么地方骨痛,应立即做骨显像检查,看看是否有骨转移。骨炎,代谢性骨病如甲状旁腺亢进、肾性骨病、Paget 病等,劳累性骨折、股骨头无菌性坏死等病也可做骨显像检查。骨质疏松等在运动或负荷加重的情况下很容易引起 X 线不能发现的劳累性骨折,患者自感有骨痛,骨显像能及时、早期诊断是否骨折。

七、骨密度检测的选择与应用

骨密度检测是利用某些仪器在体外对人体骨骼中的矿物质含量进行测量和定量分析的方法。骨质疏松可使骨的脆性增加而易发生骨折,容易引起骨痛、身材矮小、驼背,伴有活动受限等并发症。骨密度检测主要用于骨质疏松症的诊断、骨折危险性的评估、临床治疗效果的观察等。目前常用的方法包括双能 X 射线吸收法、定量 CT 和定量超声测量。其中,双能 X 射线吸收法为诊断骨质疏松的金标准。

八、不同成像方法的综合应用

对于骨与关节不同的疾病,各种影像学检查技术的价值各不相同,临床上应有针对性地选择不同的检查技术。总之,按照临床需求有目的地选择相应的影像方法。如果考虑是骨病变,应首选 X 线;想了解骨骼的细节,需选择 CT 检查;若怀疑韧带、肌肉、关节软骨等软组织病变,则应首选 MRI 检查。如对膝关节外伤患者,怀疑骨折应首选 X 线摄片检查;疑是隐匿的不完全骨折应选 CT 检查;当考虑半月板或韧带损伤时,则首选检查技术为 MRI。对于某些疾病常需要多种检查联合应用,如骨肉瘤等恶性肿瘤,X 线摄片和 CT 能清楚显示骨质破坏、肿瘤骨、骨膜反应等改变,MRI 能确定肿瘤在髓腔内侵犯的范围,为手术提供依据。

因此,这些检查技术的联合应用应由简到繁、由易到难、相互印证,才能解决临床诊断问题,提高诊断的准确性。

第六节　影像学中西医结合研究及其在骨伤科的应用

中医对人类健康与疾病具有先进的认识观,但数千年来实现这一先进认识论的手段却显得原始与停滞;同时,医学影像学是现代科学技术成果与医学相结合的产物,在现阶段更是取得了突飞猛进的发展。因此,利用医学影像学探索中医基础理论和临床实践具有较为广阔的发展空间。中西医结合影像学正是我国学者在此领域进行系列探索基础上逐渐形成的边缘学科,现简要介绍相关内容。

一、影像学中西医结合研究是中医学现代化发展的重要途径

中西医结合影像学是运用医学影像学研究中医药的基础理论、诊断、治疗原则和方法、疗效观察等内容,以提高医学影像学的诊断、技术、介入治疗的一门学科,是中医学与医学影像学相互结合、相互渗透的结果。它包含基础与临床应用的内容,可分为中医药理论影像研究、中西医结合影像实验研究、中西医结合影像临床研究。

（一）中医药理论影像研究

中医药理论影像研究是指利用医学影像学的手段对中医、中药、方剂的基础理论进行研究,其中亦包括针灸、推拿、气功等理论问题的研究。具体包括:中医理论影像研究、方药理论影像研究、中医疗法影像研究。

1. 中医理论影像研究　是对中医的基础理论,利用医学影像学的手段,揭示其解剖结构、病理生理、功能等的本质。可对中医的五行学说、藏象学说、经络学说等基础理论进行影像学的探讨,利用医学影像学在活体、非干扰的功能表现情况下进行研究,为中医的这些理论提供客观指标,从而追踪中医的理论描述,揭示其理论内涵。

2. 方药理论影像研究　是利用医学影像学的手段,揭示中药方剂药理作用的本质。比如用 B 超观察服用小柴胡汤后,胆囊呈现收缩—扩张—再收缩的变化,提示小柴胡汤具有利胆作用。胆道系统形态学改变的同时,"胸胁苦满"症状消除,证效合一,宏观地揭示小柴胡汤能入胆经,也进一步佐证了中药归经理论的科学性。

3. 中医疗法影像研究　主要包括针灸、推拿、气功等,是利用医学影像学的手段研究中医各种有效疗法的机制与本质。

（二）中西医结合影像实验研究

中西医结合影像实验研究是指利用实验室、动物模型等,对中医方药理论及各种基础理论学说、临床学说的影像学实验研究。比如制作肾阴虚或肾阳虚的动物模型,运用医学影像学观察总结出有关肾阴虚、肾阳虚的功能性与结构性的生理病理规律,更好地指导临床工作。

（三）中西医结合影像临床研究

中西医结合影像临床研究是指将医学影像学应用于中医各临床学科,或是将中医的方法与理论、中药的优势特征应用于医学影像学中。具体可分为中西医结合影像诊断与中西

医结合治疗影像技术,前者强调诊断的影像学研究,后者以与治疗有关的影像学研究为主要内容。

1. 中西医结合影像诊断 以疾病的诊断为中西医结合影像学的研究点、结合点。其宗旨在于为临床的治疗提供直观、量化的客观依据。可分为中医辨证影像诊断、西医病辨证影像诊断、中西医结合影像诊断技术。

(1) 中医辨证影像诊断:此项研究也是中医四诊的延伸和补充,同时,也可以通过影像学的规律性,反过来对中医辨证进行修正。比如对中医胃脘痛、肺胀、中风等病证的各中医证型,分别通过胃肠道钡餐造影、胸部X线摄片、脑CT成像探索其相应的影像学规律。中医临床各科中的一些疾病也在不断进行影像学的探索。

(2) 西医病辨证影像诊断:即以西医的病名诊断为主,通过中医的辨证,在此基础上进行影像学的研究,从而为中医的治疗提供客观依据。

(3) 中西医结合影像诊断技术:运用中医、中药理论,引入中药、针灸、推拿按摩等中医方法,提高现代影像诊断学的技术水平。如在较为普遍的钡灌肠造影检查前口服中药番泻叶、大黄芒硝于全消化道造影中。

2. 中西医结合治疗影像技术 以疾病的治疗为结合点。主要内容包括以中医、中药的方法和手段开展介入放射学,及以影像学的手段进行中医、中药的疗效观察等两方面。如中药介入治疗恶性肿瘤、利用影像学手段观察中医中药的疗效等均取得了一定成绩。

二、影像学在中医骨伤科中的应用

影像学在骨伤科方面应用广泛,可以说,现代的骨伤科是以影像学为基础的临床学科,X线检查早已是骨伤科的常规检查,CT和MRI在骨伤科的应用也日益广泛。中医在骨伤科许多疾病的治疗方面有较大优势。因此,在骨伤科方面进行中西医结合影像学的研究具有重要意义。其研究的主要方向是利用影像学手段,对中医骨伤科疾病的辨证论治提供相应的客观指标,为临床诊治提供影像依据,以便进一步指导临床。现举例如下。

(一) 颈椎病

有学者将颈椎病分型为:①落枕型:颈项疼痛,延及上背部,不能俯仰旋转,常有轻度的X线表现,以椎体边缘骨质增生和生理弧度改变为主;②痹证型:最常见,多见于40岁以上的中壮年,可表现为颈椎生理弧度改变,CT提示韧带肥厚钙化,椎间盘退变,以颈2~3、颈4~5、颈5~6等椎间盘向后突出为主,硬膜囊受压,或伴有各椎体边缘及小关节不同程度的骨质增生;③眩晕型:病程较长,颈椎的影像学改变较为明显,椎体边缘骨质增生大多为两个椎体以上,尤其是钩突关节的骨质增生较明显;④痿证型:主要是肝肾久虚,筋骨萎弱,渐觉肢体沉重,步履不利,肢体不温,肌肉萎细,最后致无力行走,表现为颈椎的较广泛的退行性改变,包括椎间盘突出、骨质增生、韧带钙化、椎管狭窄均较明显。

(二) 腰腿痛(腰椎间盘病变)

对腰腿痛患者进行中医辨证,然后进行 L_3~S_1 各椎间盘CT扫描,具体表现为:①气滞血瘀证多见于青壮年,且有明显外伤史,CT表现为椎间盘局限性向后方突出或脱出为主,硬膜囊受压,神经根移位,引起一侧椎管狭窄,椎体骨质增生及椎间盘退行性变较少见;②风寒湿滞证患者椎间盘向后中央型突出的较多,并造成中心椎管狭窄;③湿热痰滞证患者素体脾虚,痰湿留滞,CT多表现为椎间盘呈中央型后突出,硬膜囊及神经根受压移位不明显;④肝肾亏虚证多见于中老年人,表现为椎间盘向后广泛性膨出,向后突出相对少见,并常伴有椎体及椎间小关节骨质增生和椎体不稳,黄韧带肥厚等。在病变部位方面,以上各证均以腰4~5、腰5~骶1椎间盘改变为主。

(三)膝痹病(膝骨关节炎)

关节软骨在关节活动中具有重要作用,而关节软骨退行性变是许多骨关节疾病如骨关节的重要早期改变之一。磁共振成像具有多序列、多方位、多参数成像及组织分辨率高、对比度好等优势,能提高对早期软骨受损、骨质侵蚀和软组织及骨髓水肿检测的敏感度,被公认为目前评价关节软骨形态和成分的首选方法。膝骨关节炎是骨关节炎最为常见的一种类型,属中医"痹证"范畴,也是中医骨伤科治疗的优势病种。根据中医辩证论治,常将其分为气滞血瘀证、寒湿痹阻证、肝肾亏虚证以及气血虚弱证。对于膝关节反复疼痛的患者通常需要行膝关节 X 线或 MRI 检查。具体表现为:①气滞血瘀证多见于膝关节早期病变,X 线通常无明显改变,MRI 主要表现为软骨的部分损伤,还有部分病例表现为髌下脂肪垫或膝关节周围软组织水肿。②寒湿痹阻证多见于膝关节早中期病变,主要表现为关节疼痛重着,遇冷加剧,得温则减,MRI 多表现为软骨下骨髓水肿。③肝肾亏虚证多见于中老年人,主要表现为关节隐隐作痛。X 线通常表现为大量的关节周围增生及骨质疏松。④气血虚弱证多年与瘦弱的中老年女性,主要表现为关节酸痛不适,X 线通常无明显改变。

随着近年来定量 MRI 技术的快速发展,可在关节软骨形态学改变出现之前对早期退变软骨生化成分和结构的改变进行定量检测。目前评价关节软骨退变最常用的定量技术是 T_2 mapping,它是基于多回波自旋回波(multi-echo spin echo,MESE)序列获得 T_2 值来评估软骨内生化成分的改变。T_2 mapping 对关节软骨退变引起的细胞外基质(ECM)内水和胶原纤维的变化高度敏感,可有效检测关节软骨早期退变或损伤区域。其他的核磁共振软骨定量技术还包括:T_2^* mapping、T1 ρ mapping、磁化传递对比技术以及 dGEMRIC 技术等。以上这些技术的出现对于提高中医骨伤科医生的诊疗水平以及对疾病预测起到了很大帮助,也是中医治未病思想的核心体现。

(修忠标 袁普卫)

复习思考题

1. 肌骨超声检查在骨伤科疾病中的应用有哪些?
2. 影响骨发育的因素主要有哪些?
3. 为何完整的骨膜对于骨折的愈合至关重要?
4. 试述骨质疏松、骨质软化、骨质破坏 X 线表现的不同点。
5. 试述骨质破坏的 CT 表现。

第二章

骨关节先天畸形

> **学习目标**
>
> 1. 熟悉和掌握常见的上肢、下肢先天性畸形的 X 线表现。
> 2. 了解先天性髋关节脱位、脊柱滑脱症的影像学表现和测量方法。

骨关节先天畸形是骨关节形成或生长障碍引起的异常,大部分出生后就有异常,有些在发育过程中显现异常。发病原因与单基因遗传病、染色体病及环境因素相关。骨关节先天畸形主要表现为两大类:一是骨关节发育异常,形成各种骨的不发育、发育不全和过度发育;二是分节异常,形成错分节、多余骨,联合畸形。此外,肌肉、肌腱和韧带的发育异常也可引起骨关节的先天畸形。畸形可发生在骨关节的任何部位,可单发或多发。影像表现主要特点为骨与关节形态、位置、大小和数目的改变,而骨的基本结构无变化。

第一节 上 肢 畸 形

上肢的先天性发育畸形少见,临床上多在出生后不久即被诊断,临床症状也相对较为明显,X 线摄片是最普遍使用的诊断手段,CT 扫描和三维重建有助于矫形手术前的分析和精确评价。

一、先天性肩关节脱位

先天性肩关节脱位(congenital dislocation of the shoulder joint)比较少见,常与肩胛骨发育不良、喙突畸形、锁骨畸形等同时存在,肩关节不稳而经常性脱位。肩胛骨关节盂常发育不全,关节对位困难,肩胛骨向后上移位多见,肱骨头与关节盂错位或半脱位(图 2-1)。

二、先天性尺桡骨联合

先天性尺桡骨联合(congenital radioulnar joint)是骨联合畸形中较为常见的一种。

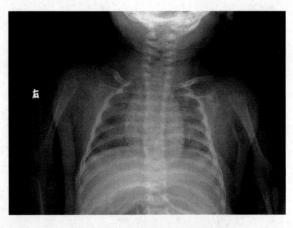

图 2-1 右侧肩关节脱位 X 线表现

多见于尺桡骨的近侧,部分患者伴桡骨小头脱位。先天性尺桡骨联合主要影响患者前臂的旋转功能,患者前臂常固定于旋前位置,但是一些患者到较大年龄才就诊,原因是患者常可通过肩关节的旋转功能来部分代偿前臂的旋转功能。

　　X线摄片一般可以明确诊断此畸形。X线表现为尺桡骨之间的骨性联合,一般要求拍正侧位片才能明确诊断。正侧位片也常能够发现尺桡骨的交叉畸形和其他畸形(图2-2)。

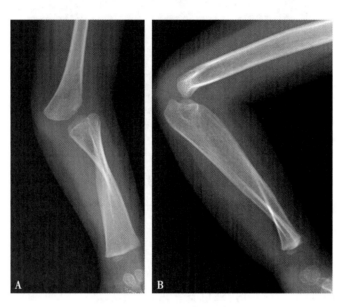

图2-2　尺桡骨联合X线表现
A. 正位片;B. 侧位片

三、肘内、外翻

　　肘关节的内翻、外翻畸形,主要表现为组成肘关节的肱骨与尺骨之间的轴线关系异常。正常人上肢伸直手呈正常解剖姿势时,上臂与前臂长轴形成一个向外开的角度,为生理性外翻角。由于肱骨内上髁或外上髁的骨骺发育不平衡,可能导致内外髁的大小形态不一致,使前臂肱骨长轴与尺骨长轴形成的外开的角度异常,造成肘关节的内、外翻畸形。一般情况下,肘关节的内外翻畸形并不出现功能障碍的症状,故临床少有就诊和手术矫正者。

　　X线表现:肘关节正位片可显示肘关节的内翻、外翻畸形。测量方法是以前臂肱骨长轴与尺骨长轴在肘关节相交处的外开的角度来判断内翻、外翻的程度。正常前臂外开角,男性约为170°,女性约为160°。如果角度变小为肘外翻,角度为180°则称为直肘,大于190°为肘内翻(图2-3、图2-4)。

四、马德隆畸形

　　马德隆畸形(Madelung deformity)是由于桡骨远端内侧骨骺发育不全,外侧骨骺发育正常,导致桡骨变短向内侧弯曲,凸向外后方,尺桡远侧关节半脱位。以女性为多见,两侧同时出现也较为多见,临床上可能会出现运动功能障碍,特别是对前臂旋转功能、腕关节屈曲功能等影响较大。

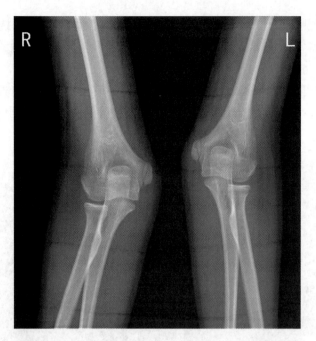

图 2-3 双侧肘外翻 X 线表现:双侧肘关节外翻畸形,双前臂外开角小于 160°

　　X 线表现:马德隆畸形常见桡骨变短,远端形态改变,桡骨关节面倾斜角度增大,尺桡远侧关节可半脱位,腕部诸骨形态和排列也发生相应改变,以月骨为前端呈尖角状排列。桡骨弯曲,凸向后外方。患侧前臂长度可短于正常侧(图 2-5)。

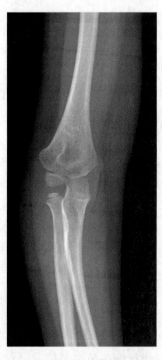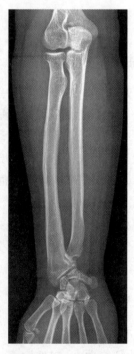

图 2-4 右侧肘内翻 X 线表现:右前臂外开角大于 190°,右侧肘内翻畸形　图 2-5 马德隆畸形 X 线表现

第二节　下肢畸形

一、先天性髋关节脱位

先天性髋关节脱位(congenital hip dislocation)是常见的先天性骨关节畸形。病因及发病机制尚不明确,有人认为与髋发育不良有关,也有人认为因出生前或新生儿时期髋关节囊松弛所致。髋臼发育不良、关节囊增大等为脱位后的继发改变。早期诊断和治疗对于儿童成年后的功能状态有至关重要的作用。

(一) 临床与病理

临床表现:可单侧或双侧发病,其发病率相等。女性多于男性,患儿站立行走较晚,开始学习走路时将逐渐出现明显的症状,单侧者走路跛行,双侧者走路左右摇摆呈鸭步,下肢缩短,臀部翘起。检查时发现患侧臀部皮肤皱褶不对称,会阴部加宽,髋关节弹响。Trendelenburg 征阳性,牵拉推送患肢,股骨头可如"打气筒"样上下移动。

病理改变:髋关节的髋臼、股骨头和关节囊的发育异常随着儿童长大而不断变化。儿童不会行走时,髋臼发育异常并不会导致股骨头脱位;儿童会行走以后,在身体重量的作用下,浅小的髋臼不能保持股骨头于髋臼内,股骨头位置向外上移位即发生脱位。早期可能是半脱位,半脱位后髋臼内没有压力刺激,逐渐纤维软组织增生,髋臼更加变浅。脱位的股骨头将与髋臼上部和髋臼外结构形成假关节,逐渐使股骨上段变形和发育障碍,股骨头短小、股骨颈与股骨干角度增大。

(二) 影像学表现

1. X 线表现　骨盆前后片可清楚显示先天性髋关节脱位。

(1) 髋臼:髋臼变浅,髋臼角增大,髋臼角正常值一般为 10°~30°,随着年龄增长,髋臼角逐渐变小,周岁儿童为 23°,两岁为 20°,到 10 岁时约为 10°,即成年人髋臼角。髋关节先天性脱位患者可达 50°~60°。

(2) 股骨头:患侧股骨头骨骺出现比健侧晚,小而扁平,且不规则。股骨头向外上移位,位于 Perkin 方格的外上象限,Shenton 线不连续;股骨头可与髂骨翼形成假关节。股骨颈可变短小(图 2-6)。

(3) 髋关节软组织密度增高,为髋关节外上方弧形或三角形的软组织影,代表增生的关节囊。关节纤维软骨边缘肥大,可在髋关节外上方见到密度相对较低的三角形透亮区(图 2-7)。

2. CT 表现　CT 扫重建可以明确显示髋关节形态及与股骨头的关系。

二、髋内翻

髋内翻(coxa vara)是少见的先天性畸形,一般由于股骨颈骨化障碍导致股骨颈受力影响后的角度发生改变。患者有明显症状,小儿开始行走后,变形越来越明显,下肢较短,走路无痛性跛行,身材较矮。成年人常有行走后疼痛。

X 线表现:股骨颈弯向内翻位,股骨颈部变短且增宽;股骨颈干角变小,可近似直角,但Shenton 线连续。由于股骨颈角度变小,股骨颈几乎呈水平位置;股骨头位置相对于大粗隆

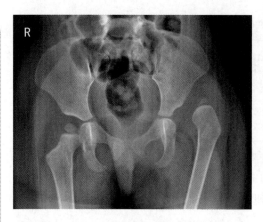

图 2-6 左侧先天性髋关节脱位 X 线表现:左侧髋臼角增大,左股骨头骨骺小而扁平,向外上移位,位于 Perkin 方格的外上象限,Shenton 线不连续

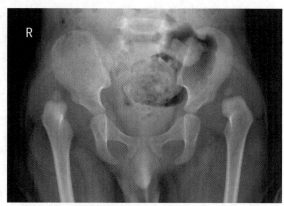

图 2-7 双侧先天性髋关节脱位 X 线表现:双侧髋臼角增大,双侧股骨头骨骺小而扁平,位于 Perkin 方格的外上象限,Shenton 线不连续,双髋关节外上方见弧形软组织影

位置而言较低,大粗隆位置较高(图 2-8)。

三、膝内翻

膝内翻(genu varum)又称为 O 形腿,为胫骨上端内侧骨骺发育障碍或发育迟缓所致。常继发于软骨发育不良、骨骺发育不良或佝偻病。弯曲部位在胫骨。患者站立时双膝不能靠拢。

X 线表现:双侧胫腓骨正位片(包括双膝关节)可见胫骨内上髁发育较小,关节面倾斜,胫骨向内弯曲呈内翻位。

四、膝外翻

膝外翻(genu valgum)又称为 X 形腿,与膝内翻相反,膝关节向外成角畸形。患者站立时双侧股骨内侧髁虽然靠拢,但双

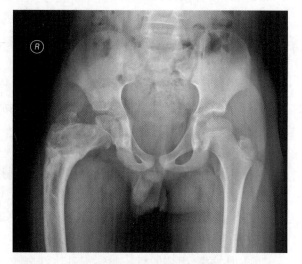

图 2-8 右侧髋内翻 X 线表现:右股骨颈弯向内翻位,股骨颈部增宽;颈干角变小,Shenton 线连续;大粗隆位置升高

踝却相互分离。为股骨外上髁发育障碍或先天性形成不全所致。常继发于佝偻病,为发育迟缓所致。

X 线表现:双侧股骨外上髁发育较小,关节面向外倾斜。

五、足内翻、足外翻

在长轴方向上,患足被固定于内转位置;于垂直方向上,患足被固定于内收位,则此种畸形足称为足内翻。患者以足外侧着地,足掌向内转。反之,患足以内缘着地,患者被固定于外翻及外展位,足掌面向外转,称之为足外翻。

六、马蹄内翻足

马蹄内翻足(talipes equinovarus)有先天性与后天性之分,可单侧或双侧。先天性者多由于足掌侧、内侧和跟腱等部位的肌腱、肌肉先天性发育障碍、萎缩、缩短,从而导致足向内侧、向后方翻转,形似马蹄而得名。

马蹄内翻足累及足部和距小腿关节,足前部内翻,距下关节形态呈倒转状,正位显示距骨中轴线偏离,与第一跖骨成角,不在一条线上,距骨变宽、变平,跟骨变短、变宽,向内轻度旋转,移向后上方,足舟骨向内上后方移位,跗骨、跖骨也伴随着相互靠拢和重叠改变,第5跖骨肥大,整个足踝部形似马蹄(图2-9)。

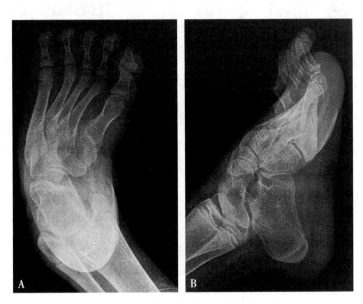

图 2-9 马蹄内翻足 X 线表现
A. 正位片:距骨扁而宽,距骨中轴的延长线向外偏离第1跖骨;B. 侧位片:足弓凹陷,第5跖骨肥大

七、扁平足

扁平足(flat foot)是非常多见的畸形,大多为后天性的,明显的扁平足易出现临床症状,以足部内侧行走后疼痛为多见;先天性者,部分由于轻度扁平足,畸形不显著,症状轻微,许多患者并未发觉自己存在扁平足。

扁平足摄片时最佳体位是直立水平投照,可见第一跖骨近端下缘位置下降,可以接近第一跖骨前下缘与跟骨后下缘的连线,跗骨的排列也发生改变,距骨前部下降,可呈垂直状,头部指向下方,足舟骨与距骨头部相靠近,甚至足舟骨位置上移至距骨头部上方,跟骨前部下移,后部上抬与胫骨相接触。

八、多趾、缺趾、巨趾畸形

趾骨(包括指骨)的畸形非常多见,多发生于第1和第5趾骨(指骨)。多趾(polydactyly)、缺趾(lack of toe)、巨趾畸形(macrodactylia)可单独发生,也可同时发生。多趾有三种类型,最常见的是多生趾型,多趾与正常趾骨形态和结构相似,可以是一节或多节趾骨,构成关节,相应跖骨头部呈分叉状与多生趾骨形成关节。其他还有软组织型多趾,仅为软组织与正常趾相连,没有骨骼结构。第三型是多趾骨型,趾骨分叉形成额外的趾,此型少见(图2-10)。

缺趾在临床上比较少见,诊断也是非常容易的。巨趾累及的范围和程度非常不一,一趾或多趾,先天性巨趾多伴有软组织的肥大增生,甚至波及其他部位,邻近趾骨则可发育不良或不发育(图2-11)。

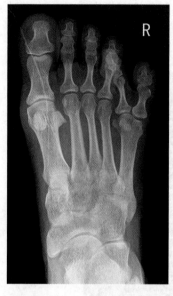
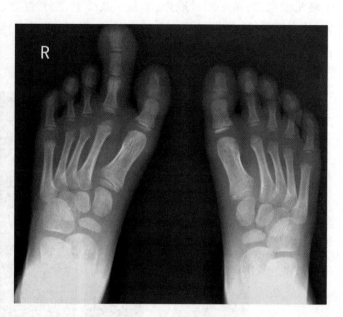

图2-10 右足多趾畸形X线表现:右足可见6节趾骨,第5、6节趾骨于第5跖骨头部呈叉状并形成关节

图2-11 右足巨趾畸形X线表现:右足第2趾巨趾畸形伴有软组织的肥大增生

九、跟距骨桥

跟距骨桥(talocalcaneal bridge)是指跟骨的载距突即距骨的内结节畸形增大,在距下关节内侧形成骨性连接,也可为纤维组织或软骨组织的连接,有时不连接而构成假关节。临床上主要表现为局部疼痛和活动受限,局部有硬块并向外突出。足部内翻、外翻受限,以及扁平足表现。

X线表现:距下关节正侧位摄片是诊断的主要方法,可分为两种类型。①完整跟距骨桥:即骨桥之间没有间隙,侧位片可见此骨桥呈舌形骨片,从后上斜向前下,将跟骨载距突与距骨内结节相连。骨块边缘致密。正位片骨桥位于内踝下方,向内侧突出。②不完整跟距骨桥:即骨桥的中间有软骨或纤维组织相连,或形成关节。不完整骨桥变异很多,有时表现为跟骨与距骨的增大,骨块之间可见一裂隙,其边缘骨质致密;有时两骨块明显分离,表面光滑,形如关节。正位片上跟骨与距骨内侧见突出骨块,其间可有大小不一的间隙,边缘比较光整(图2-12)。跟距骨桥还有跟骨与距骨形态和位置的改变,距下关节间隙变窄,患足弓下陷,距舟关节、跟骰关节骨质退行改变等征象。

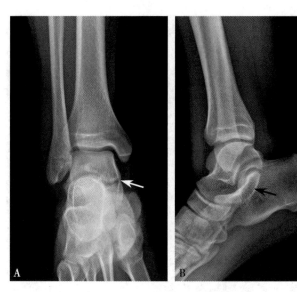

图 2-12 跟距骨桥 X 线表现

A. 正位片:跟骨载距突与距骨内结节相连接处见透亮带(箭头所示),为不完整跟距骨桥;B. 侧位片:骨桥呈舌形骨片从后上斜向前下(箭头所示)

CT 扫描和重建是诊断跟距骨桥良好的方法,可显示跟骨和距骨内侧的异常骨块、纤维连接或软骨连接。

第三节 脊柱、胸廓畸形

脊柱、胸廓畸形常同时存在,一般症状轻微,或无甚症状,临床可为偶然发现。有些脊柱畸形则出现明显的身体外形改变,认识脊柱、胸廓先天畸形有利于与后天的疾病进行鉴别诊断。

一、移行椎

移行椎(transitional vertebra)是最常见的脊柱发育异常,由于脊柱错分节所致。其某一段脊椎数目减少或增加,而由另一段脊椎的增加或减少来补偿,但椎体的总体数目是不变的。常见的有腰椎骶化、骶椎腰化,其次为骶尾椎的错分节,第 7 颈椎胸化、胸椎腰化、腰椎胸化少见。

腰椎骶化为第 5 腰椎移行为骶椎,使腰椎成为 4 个,骶椎 6 个。表现为第 5 腰椎一侧或两侧横突宽而长,与骶髂骨呈骨性融合或形成假关节,第 5 腰椎和骶 1 椎体亦可融合而椎间隙消失。骶椎腰化为第 1 骶椎向上移行为腰椎,使腰椎为 6 个,骶椎 4 个(图 2-13)。

颈胸椎之间的移行椎畸形常见为第 7 颈椎胸椎化,第 7 颈椎出现横突过长、颈肋形成,两侧可不对称。胸腰椎区间的移行椎常见有胸 12 腰椎化和腰 1 椎体胸椎化,胸 12 椎体的肋骨短小或完全缺如,形如腰椎;腰 1 椎体胸椎化则见腰 1 椎体出现短小的肋骨,较少见。

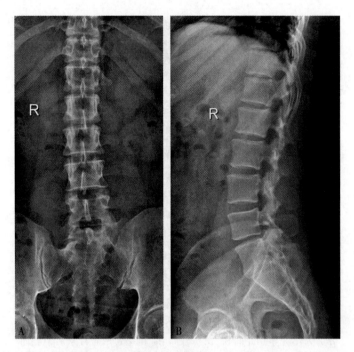

图 2-13 骶椎腰化 X 线表现:第 1 骶椎向上移行为腰椎,共 6 个腰椎

A. 正位片;B. 侧位片

二、脊柱裂

脊柱裂(spina bifida)是先天性的脊椎发育异常,是指脊椎椎弓的骨性连续性中断,最常见于腰骶椎。骨性连续性中断后可由软骨组织补充形成,椎管仍然为封闭的结构,临床常无任何症状,称为隐性脊柱裂。如果椎弓缺损部分没有牢固组织封闭,则可导致脊膜膨出或脊膜脊髓膨出,称为显性脊柱裂。

影像学表现:

1. X 线表现　脊柱裂在正位片能清楚显示,儿童可能会因为较薄的椎弓重叠在椎体上,不易显示缺损,仅表现为椎弓根距离增宽。隐性脊柱裂显示椎弓中央有透亮裂隙,椎板部分或全部缺如(图 2-14)。棘突可完全缺如;亦可游离在缺口内,称为游离棘突。显性脊柱裂伴发脊膜膨出时,在 X 线侧位摄片上可见棘突后向膨出的软组织影。

2. CT 表现　CT 扫描和重建是显示先天性脊柱裂的最佳方法,椎弓根缺损处的软骨、软组织也较易显示。CT 上则可清晰显示软组织影为脊膜膨出组织,其内可见水样密度的脑脊液,伴发脊髓外凸则可见到软组织影(图 2-15)。脊膜脊髓膨出如果发生于胸内、腹内或骶前,需注意与肿瘤性病变相鉴别。

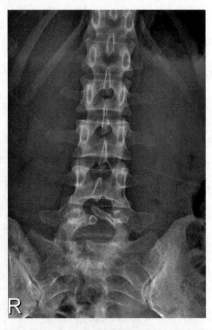

图 2-14 脊柱裂 X 线表现:第 5 腰椎椎弓中央部见线样裂隙

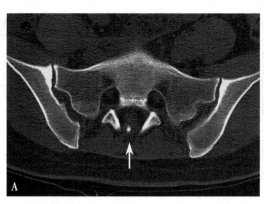
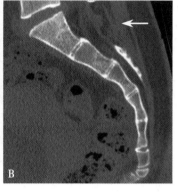

图 2-15 脊柱裂 CT 表现

A. CT 横断位:第 1 骶椎见透亮裂隙,其中可见游离棘突(白箭头);B. CT 重建图像:椎管外凸可见到软组织影(白箭头)

3. MRI 表现　可清楚显示脊膜囊膨出的全貌、范围及其内容物。在 T_1WI 上呈低信号,而相应脊髓组织的信号较高,在 T_2WI 上囊内液信号增高,而其脊髓组织的信号较低(图 2-16)。

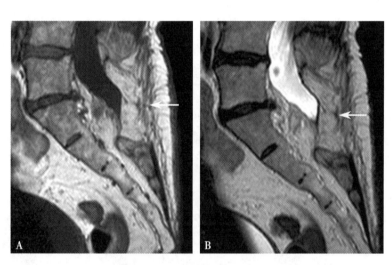

图 2-16 脊柱裂 MRI 表现:腰骶异常脂肪团块影(白箭头)

A. MRI 矢状面 T_1WI;B. MRI 矢状面 T_2WI

三、半椎体及椎体裂

半椎体(hemivertebra)畸形较少见。胚胎发育时期,椎体和椎弓分别由两个软骨骨化中心组成,如果成对的椎体软骨骨化中心有一个发育不全,形成半椎体。因受负重影响,半椎体多呈楔形,半椎体可以单发或多发。椎体裂是因胎生时期的脊索管残存,则椎体中央出现较大范围的缺损,两个半椎体不能联合而形成椎体矢状裂。

由于幼儿椎体一般尚未成型,半椎体畸形的椎体也常呈圆形球状,随着椎体不断生长,半椎体将逐渐呈扁平、楔形。与楔形椎体相邻的椎体常代偿增大。楔形的椎体对脊柱整体造成排列不整和稳定性的影响,常致椎体侧弯、侧突、驼背等畸形的发生,肋骨的排列也常因椎体改变而疏密不均匀(图 2-17)。椎体裂在正位片上显示清晰,椎体由尖端相对的两部分构成,形如蝴蝶,故又称为蝴蝶椎。相邻的椎体补偿性增大,并向蝴蝶椎中央部凸出。

四、阻滞椎

阻滞椎(block vertebra)指脊椎发育过程中的分裂停滞,导致椎体先天性互相融合和数量减少,多见于颈椎。常表现为相邻两个椎体的融合,椎间隙消失,甚至多个椎体融合在一起。融合的椎体,导致脊椎排列的生理弧度消失。一般2个椎体的融合,临床可无症状,或有较轻的不适,或活动不便。多个椎体的融合畸形,临床常见为活动障碍和颈腰痛。

X线表现为相邻2个椎体的相邻边缘融合,椎间隙消失,部分椎体融合则表现为椎间隙的部分消失(图2-18)。多个椎体的融合,一般都见到脊柱生理弧度消失表现。有时部分融合仅少量边缘的骨质相连,需要进行CT检查和立体重建才能明确诊断。

五、脊柱弯曲畸形

脊柱弯曲畸形(flexion deformities of the spine)常为脊柱椎体畸形而继发的改变,包括半椎体、蝴蝶椎、椎体部分融合等,都可以引发脊柱的弯曲畸形,因此在发现脊柱先天性弯曲畸形时,应注意有无椎体的先天变异。

脊柱弯曲畸形,需拍脊柱全长X线正侧位片。脊柱侧弯可能是后天的,继发于某一脊柱病变之后。一般先天性的脊柱侧弯畸形,常见胸廓仍然两侧对称,腰椎先天性侧弯时,常见胸椎朝相反方向侧弯得以纠正脊柱弯曲,故呈"S"状(图2-19)。

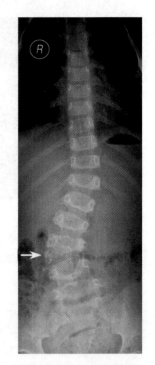

图2-17 半椎体X线表现:第4腰椎半椎体(白箭头)

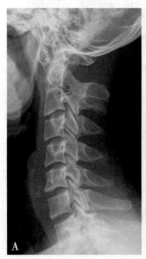 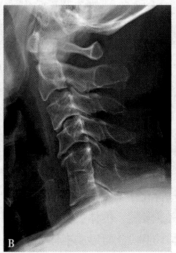 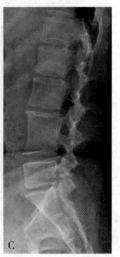

图2-18 阻滞椎X线表现

A.颈椎侧位片:颈椎第2、3椎体融合;B.颈椎侧位片:颈椎第5、6椎体融合;C.腰椎侧位片:腰椎第3、4椎体融合

六、脊椎滑脱症

脊椎滑脱症为相邻两个椎体的位置异常,一般指上一椎体相对于下一椎体的滑移。其发病机制可分为先天性和创伤性两种。先天性的脊椎滑脱症可能是脊椎的椎弓峡部发育异常导致排列不稳而形成滑脱。创伤性是继发于椎弓峡部断裂所致。

(一) 临床与病理

脊椎滑脱症多发生于 20~40 岁的成年人,男性多发。本病绝大多数发生于第 5 腰椎,峡部缺损、断裂可为单侧性或双侧性,最常见的症状是下腰部进行性疼痛,可伴有一侧或双侧下肢放射性痛。创伤与症状发生有密切关系。

脊椎滑脱症所致峡部裂隙呈斜形、水平或略向前突的弧形,边缘不规整。峡部断裂第 5 腰椎多见,第 4 腰椎次之,上部腰椎及下部颈椎亦可发生。

(二) 影像学表现

1. X 线表现　脊椎滑脱症的 X 线摄片表现为椎体之间的位置关系异常,以下位椎体为基础,描述上位椎体移位情况。

(1) 正位片:椎弓峡部不连有时在椎弓下方显示由内上斜向外下方的斜形透亮间隙,边缘不规整。

(2) 侧位片:椎弓峡部缺损位于椎弓的上下关节突之间,为自后上斜向前下方呈透亮裂隙样,边缘可有骨硬化。滑脱时,裂隙两边的骨质可见分离和错位。测量脊椎滑脱的方法很多,最常用的是 Meyerding 测量方法。Meyerding 法将第 1 骶椎上缘由后向前纵行分为四等份,根据第 5 腰椎后缘在骶椎的位置进行观测:第 5 腰椎向前滑动超过 1/4 为Ⅰ度滑脱;在 1/4~1/2 为Ⅱ度滑脱;1/2~3/4 为Ⅲ度滑脱;大于 3/4 为Ⅳ度滑脱(图 2-20A)。

(3) 斜位片:左右斜位片是诊断椎弓峡部裂的最佳位置,一般取后斜位 35°~45°。正常椎弓的投影似"猎狗"形,"狗嘴"为同侧横突,"耳"为上关节突,"眼"为椎弓根的断面,"前腿"为下关节突,"颈部"为椎弓峡部,"狗体"部为椎板,"后腿"为对侧的下关节突,"狗尾部"为对侧的横突。若有椎弓峡部裂,"狗颈部"见一带状透亮裂隙,犹如带了一个项圈(图 2-20B)。若为脊椎滑脱,因横突和上关节突椎体前移,似"狗头"被砍掉。

2. CT 表现　CT 扫描和重建是最佳的显示和诊断方法,对于附件异常容易发现和清晰显示。

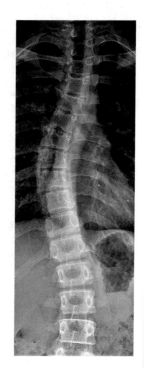

图 2-19　胸腰椎脊柱弯曲畸形 X 线表现:胸腰椎呈 S 状弯曲,椎间隙左右不等宽

七、肋骨畸形

肋骨畸形(lib malformations)非常多见,可分为肋骨联合畸形(rib joint deformity)、肋骨分叉畸形(bifid rib deformity)、肋骨数量增多或减少(rib number increase or decrease)的畸形等。临床症状少见,多为体检或偶尔发现。肋骨联合畸形表现为两根肋骨之间出现骨性联合,联合的范围多少不一,有时见到多根肋骨的融合。肋骨联合以上部肋骨的畸形为多见,常见为两根肋骨前部融合呈较宽而扁平的一根肋骨,也可见两根肋骨之间有骨性结构连接。

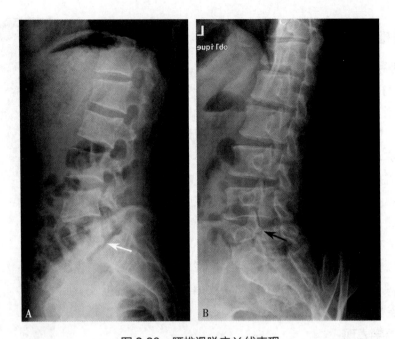

图 2-20　腰椎滑脱症 X 线表现

A. 侧位片：第 5 腰椎向前滑脱，Meyerding 法测量，约为Ⅱ度（白箭头）；

B. 左斜位片：椎弓峡部见线样裂隙（黑箭头）

　　肋骨分叉也是常见的畸形，最多见的部位是第 2~4 肋骨，表现为肋骨前部呈叉状、弧形或环状结构。一般不会引起其他骨性胸廓的形态异常，临床症状很少出现。

（张智猷）

扫一扫
测一测

复习思考题

1. 先天性髋关节脱位的 X 线诊断要点有哪些？

2. 脊椎滑脱症 X 线片上如何进行测量？

3. 先天性脊柱畸形主要有哪几种？其影像学表现特征如何？

PPT 课件

第三章
骨发育障碍性、遗传性疾病

学习目标

1. 熟悉和掌握成骨不全、软骨发育不全的 X 线表现；

2. 了解骨发育障碍性、遗传性疾病的影像学表现特点，学会应用 X 线影像技术诊断常见骨发育障碍性、遗传性疾病。

遗传性骨疾病（genetic skeletal disorders，GSD）是一类存在临床表型与遗传性的骨/软骨疾病，以骨骼塑形、生长、分化、内部稳态等异常为特征。其发病率约为 1/5 000。国际骨骼发育异常协会（ISDS）在最新修订的 2019 年版遗传性骨病的分类系统中，将此类骨病划分为 42 类，共 461 种不同的遗传性骨病，相关致病基因数量目前为 437 个。骨发育障碍性疾病，也称为骨骼发育不良（skeletal dysplasia，SD）是一类影响骨和软骨组织组成与结构的遗传性疾病，常并发全身不同部位的骨骼畸形，临床上表型不一，以软骨发育不良、成骨不全为最常见类型。GSD 的诊断有赖于遗传学、影像学、分子生物学等多学科协作。本章节着重介绍临床相对常见且影像学表现具有特征性的疾病。

思政元素

牢记使命，勇于担当，攻克罕少见骨病难题

骨发育障碍性、遗传性疾病目前没有特效的治疗方法，其致畸率、致残率高，一般预后较差。此类疾病逐代或隔代遗传，往往给家庭和社会带来沉重的经济负担，给患者及其亲属带来巨大的心理负担和精神负担。作为医学生，我们要时刻牢记"健康所系，性命相托"的责任和使命，围绕一个个医学难题，不断明晰前行方向、坚定医学理想、投身医学事业，将个人发展与国家"健康中国"战略紧密结合，把自己培养成对国家发展和社会进步有用的"多能干细胞"，使悬壶济世的担当、高超精湛的技术、团结合作的精神、百折不挠的意志和健全丰满的人格成为医学生内化于心的价值追求，在实践"中国梦"的过程中，实现"个人梦"。

第一节 成 骨 不 全

成骨不全(osteogenesis imperfecta)一般指成骨不全症,又称脆骨病(brittle bone disease),是原因不明的胶原纤维形成不足而导致的全身性结缔组织疾病。常常累及骨骼、巩膜、内耳、皮肤、韧带、肌腱和筋膜等组织和器官。此病既可以是常染色体隐性遗传,也可为常染色体显性遗传。2018 年 5 月,国家卫生健康委员会等 5 部门联合制定了《第一批罕见病目录》,成骨不全症被收录其中。

一、临床与病理

临床表现:本症多见于新生儿或婴幼儿,发病越早,病情越重,随着年龄增大,病情渐趋缓和。临床表现以多发骨折、蓝色巩膜和听力障碍为显著特点,称为遗传性脆骨三联征(triad of hereditary fragilitas ossium)。本病分早发型和晚发型两种。早发型,可在胎儿出生时就出现骨折,或在婴幼儿期发病。病儿头颅畸形呈倒三角形,前额宽且前凸,四肢短粗而弯曲,手和足一般不受累。晚发型出生时正常,大多数儿童在开始走路后出现生长缺陷,长管状骨和肋骨为好发部位,病儿出现四肢弯曲畸形和反复自发性骨折。

病理改变:组织学上,以软骨内化骨及膜内化骨不全为特点,成骨细胞活力减低或缺乏成骨细胞造成骨质形成障碍,从而导致骨质脆弱,易骨折。但骺软骨的生长发育并无严重紊乱。

二、影像学表现

X 线表现:基本征象为多发骨折、骨密度减低和骨皮质变薄,以四肢长骨为显著。①粗骨型:多见于早发型,四肢长管状骨有多发骨折和广泛骨痂形成,致使四肢长骨粗短而弯曲;骨皮质变薄,骨小梁结构不清。②细骨型:多见于晚发型,四肢长骨纤细,且弯曲变形,干骺端相对增宽,骨密度明显变低,可见多发骨折,骨痂形成正常。③颅骨改变多见于婴幼儿,头颅前后径加大,穹隆变薄,人字缝附近可见多数缝间骨,呈"镶嵌"表现。④椎体密度减低,变扁,呈双凹变形,个别椎体楔状变形。肋骨变细,皮质变薄,密度减低,常有多发骨折(图 3-1)。

三、鉴别诊断

(一)佝偻病

佝偻病是由于维生素 D 缺乏导致的婴幼儿骨质密度减低和长骨弯曲,以腕、踝、膝和肋骨前端干骺端增宽为著,骺线增宽,边缘模糊呈毛刷状改变,但骨干弯曲程度往往不及成骨不全明显,且无多发骨折。

(二)维生素 C 缺乏病

维生素 C 缺乏病可出现骨质密度减低,但无骨干畸形,干骺端有明显先期钙化带增厚、增白,其下见一条骨质稀疏区,即"坏血病线",可以鉴别。

(三)软骨发育不全

软骨发育不全可见四肢长骨粗短,需与短粗型成骨不全鉴别,但其骨质密度无减低,也无多发骨折;患儿椎体高度略增高,干骺端与长骨长轴形成外开角,为锐角或喇叭口状。

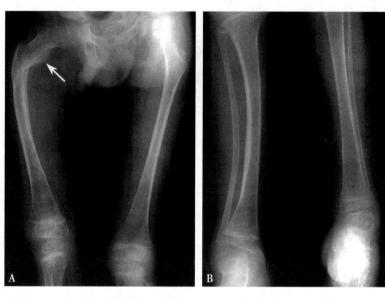

图3-1 成骨不全X线表现:双侧股骨及胫腓骨普遍骨质密度减低,骨皮质变薄,右股骨上段见骨折(白箭头),右股骨及两侧胫腓骨均弯曲变形,骨干变细,干骺端增宽

A. 双侧股骨正位片;B. 双侧胫腓骨正位片

第二节 软骨发育不全

软骨发育不全(achondroplasia)为一种全身对称性软骨发育障碍,属于常染色体显性遗传,有遗传性和家族性,但也有散发性者,是短肢型侏儒最多见的一种。

一、临床与病理

临床表现:本病出生后即见异常,全身呈典型的短肢型侏儒,四肢粗短、弯曲,躯干长度相对正常,四肢短小以股骨和肱骨为显著,手指粗短呈"三叉手"。头颅为短头型,颅大面小,前额突出,鼻根塌陷,下颌突出,腹部膨隆,臀部明显后突。智力和性功能正常。

病理改变:在长骨干骺端的骨骺软骨板不能产生足量的柱形软骨细胞,引起软骨内成骨障碍,骨的生长受到影响,但长骨的骨膜内成骨不受影响,骨的横径正常,成为短粗的管状骨。躯干受影响较小。

二、影像学表现

X线表现:全身所有软骨内化骨的部位均可出现对称性异常。①头颅:颅底骨变短小,枕大孔缩小呈漏斗状,斜坡变深。②躯干骨:椎体较小,其前缘可呈楔形或弹头状,后缘轻度凹陷状,椎间隙增宽。腰骶角变小前凸,重者呈水平骶椎。椎弓根间距离从第1腰椎至第5腰椎逐渐变小,椎弓根变短,椎管狭窄;骨盆狭窄,骶骨短而窄,髂骨翼呈方形,髂骨体部显著变短,髋臼变平,常伴髋内、外翻畸形;肋骨短小,胸腔前后径变小。③四肢骨:四肢长骨变短和弯曲,以股骨和肱骨更为显著,骨皮质增厚。干骺端增宽呈不规则的"喇叭口"状,中央呈"杯口状"或呈V字形,骨骺被其包围。骨骺出现延迟,发育较小,骺线提前闭合。尺骨较桡

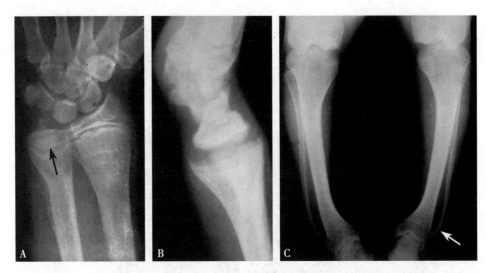

图 3-2 软骨发育不全 X 线表现

A. 正位片、B. 侧位片：左腕尺骨干骺端增宽，呈不规则的"喇叭口"状，骨骺被其包围其中（黑箭头）；C. 双侧胫腓骨正位片：双侧胫腓骨弯曲内翻畸形，骨皮质增厚；以凹面为重，髓腔和骨松质无异常。骨端增宽，胫骨较腓骨短（白箭头）

骨长，胫骨较腓骨短。手足短骨粗短，诸手指近似等长。腕骨及跗骨形态多不规则（图 3-2）。

三、鉴别诊断

（一）克汀病

克汀病为胚胎期或生后缺碘而引起的呆小症，无论小儿或成人患者均以化骨延迟及成长缓慢为特征，骨龄明显落后，骨骺发育不良，身材矮小以下部躯干短小为著，有明显智力障碍。

（二）先天性脊椎骨骺发育异常

骨骼改变以脊椎椎体的矮小而呈脊柱短、颈短的短躯干型侏儒。管状骨骨骺出现延迟，但四肢骨并不短小，易鉴别。

（三）佝偻病

见本章第一节成骨不全。

第三节 石 骨 症

石骨症（osteopetrosis）又称 Albers-Schönberg 病、大理石骨等，是一种少见的泛发性骨质硬化性病变。本病分为轻型和重型，轻型为常染色体显性遗传，重型为常染色体隐性遗传。

一、临床与病理

临床表现：轻型，症状出现较晚亦较轻，常在轻伤下发生骨折。可有轻度贫血，牙齿发育不良，视觉和听觉障碍等症状。重型，症状出现早而严重，发育迟缓，身材矮小，肝、脾和淋巴结常肿大，常因严重贫血和感染反复发作而死亡。

病理改变:本病由于正常破骨细胞活动减弱,使钙化的软骨和骨样组织不能被正常骨组织所代替而发生积蓄,致密骨明显硬化且变脆。髓腔变小,严重时闭塞,并造成贫血。髓外造血器官如肝、脾、淋巴结均可继发性增大。

二、影像学表现

X线表现:①全身大部分或所有骨骼密度增高硬化,髓腔闭塞。硬化区骨结构消失而不能分辨。②重型:全身所有骨骼普遍性硬化。骨皮质、骨松质、骺板和髓腔完全不能分辨。长管状骨两端明显增宽,骨干增粗。下颌骨改变通常较轻。③轻型:管状骨硬化以干骺端为著,可见横行更致密的条纹,间隔以松质骨。婴儿指骨两侧干骺端骨硬化呈锥形,其长轴与骨干平行,基底位于两端。髂骨的致密带与髂骨嵴平行,呈同心弧状排列。脊柱的所有椎体上下缘增厚致密,中间夹以松质骨,称为"夹心椎"。颅骨普遍密度增高,板障消失,颅底骨致密增厚。在骨内有一雏形小骨,为"骨中骨",是本病特征表现之一,其大小和形态类似新生儿的骨骼,多见于椎体、骨盆和短管状骨(图3-3)。

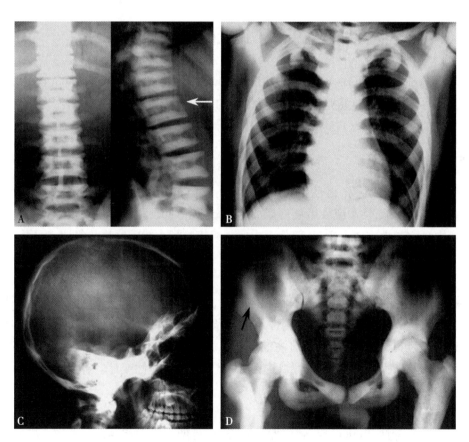

图3-3 石骨症X线表现

A.腰椎正侧位片:腰骶椎骨质密度增高,腰椎椎体上下缘增厚致密,中间夹以松质骨,为"夹心椎"改变(白箭头);B.胸部正位片:胸廓肋骨及两侧肱骨密度增高,髓腔狭窄、闭塞;C.头颅侧位片:颅板亦见骨质致密,以颅底明显,乳突窦不发育;D.骨盆正位片:骨盆骨质密度增高,两侧髂骨呈"晕轮状"改变(黑箭头)

三、鉴别诊断

（一）慢性氟中毒

慢性氟中毒病变广泛，密度增高与石骨症相似，但有以下不同点：①病变分布以躯干为主，向四肢依次减弱，手足较少改变；而石骨症全身诸骨均有典型改变。②骨纹粗糙，密度增高，呈粗网状结构，而石骨症全部均匀致密。③氟骨症常见明显的韧带和骨间膜钙化。

（二）磷、铅中毒

磷、铅中毒在干骺端出现横行致密线与石骨症相似，但病变只局限在长管骨干骺端，不如石骨症广泛，有职业病史、尿检中见中毒物有利于其鉴别。

（三）成骨性骨转移

成骨性骨转移骨致密硬化有时与石骨症相似，但临床多有原发恶性肿瘤的症状，局部骨痛明显，累及范围亦不如石骨症广泛。

第四节　蜡油骨病

蜡油骨病（melorheostosis）又称骨蜡泪样病（candle guttering like disease of bone），是一种罕见的局限性骨质硬化性疾病，因骨外硬化灶向外突出形如蜡泪样而得名，为显性遗传性疾病。

一、临床与病理

发病年龄 5~54 岁不等，男性比女性多见。病变早期无症状。主要症状为肢体局部疼痛伴软组织肿胀或萎缩，活动或疲劳使疼痛加重，邻近关节僵硬和活动受限。

病变由钙化和骨质增生样变、部分不成熟骨组织及骨小梁间纤维化组成，病因不明。

二、影像学表现

X 线表现：病变常发生在身体一侧肢体骨质，下肢骨最常见，也可累及脊柱、颅骨、肋骨和骨盆骨。典型表现为长管状骨偏侧性不规则条状骨质增生硬化，沿骨皮质外或内侧面从近侧向远侧蔓延，犹如沿蜡烛侧边流注的蜡油。病变常从骨盆向一侧下肢流注，直达足趾，硬化条带可波及骨骺，病变周围的骨结构正常，偶见脱钙或囊性变（图3-4）。

三、鉴别诊断

本病应与石骨症、骨斑点症、硬化性骨髓炎、成骨型骨肉瘤相鉴别。掌握各自疾病的主要特点不难区别。

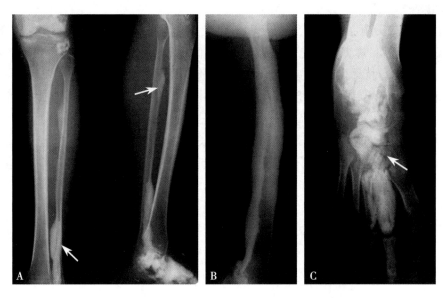

图 3-4　蜡油骨病 X 线表现：单侧股骨及腓骨内侧见与骨皮质相连性条状不规则骨质增生硬化影（白箭头），自股骨到腓骨再向足部蔓延，如沿蜡烛侧边流注的蜡油
A. 胫腓骨正侧位片；B. 股骨正位片；C. 足正位片

第五节　黏多糖贮积症

黏多糖贮积症（mucopolysaccharidosis，MPS）为遗传性疾病，属溶酶体病，是由于某种黏多糖分解酶缺乏，抑或其活性降低，从而引起的黏多糖代谢障碍，致使过多的黏多糖积存于人体结缔组织内而发病。人体正常情况下黏多糖有九种，与本病有关者主要是三种，即硫酸皮肤素（DS）、硫酸肝素（HS）和硫酸角质素（KS）。贮积的黏多糖多由尿液排出，因此患者可有尿黏多糖定性试验阳性，也可在外周血白细胞中见黏多糖颗粒（Reilly 颗粒）。

根据临床表现、生化异常和遗传方式等，可将黏多糖贮积症分为七型。本节重点讲述常见的 I 型和IV型。

一、黏多糖贮积症 I 型

（一）临床与病理

黏多糖贮积症 I 型又称 Hurler 综合征，为常染色体隐性遗传，系 α-L-艾杜糖苷酸酶缺乏，引起黏多糖贮积，尿中含有大量 DS 和 HS，比例为 7∶3。出生时正常，多数儿童在开始走路后出现体格异常和智力障碍。表现为面容丑陋和痴呆，额部和两颞突出，塌鼻梁，大鼻孔，眼裂小及两眼眶加宽，唇厚外翻，舌大外伸。角膜混浊，出牙延迟及牙齿不整。听力差，身材矮小及不同程度的肢小畸形。颈短肩高，腰背部明显后突畸形。腹部膨隆，肝脾增大、光滑且硬，是一个重要特征。四肢关节因软组织挛缩而运动受限。

（二）影像学表现

X线表现：①头颅：由于矢状缝早闭而呈舟状头，前后径增大，蝶鞍扩大呈"乙"形，颅骨板障增宽，内板增厚，蝶窦及乳突气化不良。眼眶间距加大，牙齿稀疏或不整齐。②躯干：胸腰段（胸12或腰1）椎体发育不良、短小或呈三角形，局部后突畸形，其余腰椎因前上缘发育不良，致前下缘呈喙状突出。胸廓后肋端较细，中前段渐次增宽，呈船桨状。肩胛盂浅平，肩胛骨升高、变小。髂骨基底部发育不良、变窄，髋臼外上缘呈斜坡状，致使髋臼角加大和髋臼变浅，髋内外翻。③四肢骨：由于骨的塑形障碍，长骨骨干异常增粗，长径较短。干骺端可见多条横向发育障碍线。骨骺小、不规则或出现迟延。短管骨非骺端变尖，而骨骺端增宽，呈弹头状。指骨末节远端（尤其是拇指）变尖细。

（三）鉴别诊断

1. 黏多糖贮积症Ⅳ型　智力一般正常，呈短躯干型侏儒，管状骨以骨骺和干骺端改变明显。

2. 软骨发育不全　智力正常，呈短肢型侏儒，骨干短，干骺端增宽，头大面小。

二、黏多糖贮积症Ⅳ型

（一）临床与病理

黏多糖贮积症Ⅳ型，又称 Morquio 综合征，属常染色体隐性遗传。系溶酶体半乳糖胺 -6- 硫酸酯酶或 β- 半乳糖苷酶缺乏所致，引起 KS 降解障碍，为 MPS 中引起骨损害最严重的一种。其特点为智力正常，短躯干型侏儒，肢体相对较长，站立时手可伸达膝部。颈短，鸡胸，脊柱明显后突成角畸形。关节肿大呈球形，以膝部为著。站立时髋及膝屈曲呈下蹲姿势。颅面部无特殊改变。肝脾肿大少见，角膜混浊发病年龄比Ⅰ型迟，一般在 10 岁左右。

（二）影像学表现

X线表现：①头颅：颅骨及蝶鞍均无明显异常。眶距远，鼻根塌陷，牙齿小、不整而稀疏。②躯干：椎体普遍性变扁。前后径小并后突，胸腰段椎体前缘正中呈舌样突出，下腰椎趋于正常。椎间隙增宽。肩胛骨较小并升高。髂骨翼竖直、张开、变薄。坐、耻骨粗而短。③四肢骨：长骨变短增粗，皮质变薄，骨骺扁、小而不规则。干骺端增宽，两侧呈尖刺样外突或碎裂不规则，以股骨近段明显。股骨颈变短、增宽，颈干角变小及髋内翻。掌骨的基底部及指骨末端逐渐变尖。腕骨骨化中心出现延迟，发育小。肱骨下端碎裂不整，骨干粗、短畸形（图 3-5）。

（三）鉴别诊断

1. 黏多糖贮积症Ⅰ型　发病早，生长和智力障碍，特征性面容，角膜混浊，骨骼成型障碍，以骨干改变明显。

2. 软骨发育不全　呈短肢型侏儒，骨干短，干骺端增宽，头大面小。

3. 先天性脊椎骨骺发育异常　同为短躯干型侏儒，但躯干短小，于出生即存在，无角膜混浊，尿中无异常黏多糖，椎体变扁但椎间隙不增宽，髂骨改变轻。

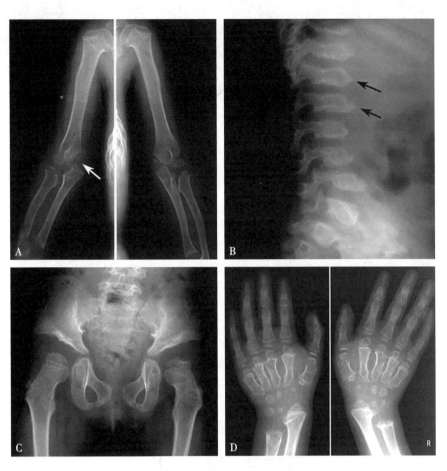

图 3-5　黏多糖贮积症IV型

A. 双侧肱骨正位片:肱骨下端碎裂不整(白箭头),骨干粗、短畸形;B. 胸腰椎侧位片:椎体普遍性变扁,胸腰段椎体前缘正中呈舌样突出(黑箭头),下腰椎趋于正常,椎间隙增宽;C. 骨盆正位片:髂骨翼竖直、张开,髋臼角增大,股骨颈变短、增宽,颈干角变小;D. 双手正位片:掌骨的基底部、指骨末端变尖,腕骨骨骺发育小

(张薇薇)

复习思考题

1. 何谓遗传性骨病? 请结合文献,总结临床常见的发育障碍性、遗传性疾病。

2. 短躯干型侏儒和短肢型侏儒都有哪些疾病? 运用你所学的知识和文献,归纳各种疾病的影像主要鉴别点。

3. 本章中能导致骨质密度增高的疾病有哪些? 其主要的影像特点有哪些?

4. 你所学到疾病中,能导致骨质密度减低的疾病有哪些? 其机制有何不同?

扫一扫
测一测

第四章

骨关节创伤

学习目标

1. 掌握和熟悉骨折的基本概念、分类、骨折的愈合；肱骨外科颈骨折、Colles 骨折、股骨颈骨折、胫骨髁间骨折、髌骨骨折、脊柱骨折、骨盆骨折的影像学诊断。

2. 掌握和熟悉关节脱位的概念与分类，影像学检查方法，肩关节、肘关节、寰枢关节脱位的影像学诊断。

3. 了解关节软骨及软组织损伤的概念与分级，半月板、交叉韧带、内外侧副韧带、肩袖损伤等影像学诊断。

第一节 骨 折

一、概论

骨折(fracture)指骨和/或软骨结构发生断裂，骨的连续性发生中断。根据病因可将骨折类型分为创伤骨折、疲劳性骨折和病理性骨折。儿童可发生骨骺分离、青枝骨折及骺软骨骨折等。对于骨折的影像学诊断，传统 X 线检查依然是首选，CT 适用于显示骨折细节、复杂部位的骨折及复杂的骨折情况，MRI 对显示隐匿性骨折和骨折伴随的软组织损伤有很大的优势。

(一)创伤骨折

有明确外伤史，多数为直接暴力如摔倒、砸压、撞击、火器伤等所致骨折，间接暴力如外力传导、肌肉强烈收缩所致的骨折。临床表现骨折局部疼痛、肿胀、肢体短缩变形和功能障碍等，查体时可闻及或触及骨的摩擦音。轻微的骨折局部可有压痛。严重的创伤应注重其合并的软组织的挤压或撕裂伤、内脏的损伤及创伤性休克等。骨折根据其程度不同，可分为完全性骨折和不完全性骨折。当骨折线贯穿骨横径时即为完全性骨折，未贯穿整骨时为不完全性骨折。根据骨折线的形状和走向，可分为横形、斜形、纵形和螺旋形骨折。根据骨碎片情况可分为撕脱性、嵌入性和粉碎性骨折。此外，尚有发生在颅骨、椎体等的特殊骨折，如凹陷性骨折、压缩性骨折。

1. 骨折的影像学表现 骨折患者一般首选 X 线摄片检查，CT、MRI 可作为骨折后的进一步检查方法。复杂部位的骨折，如膝关节、踝关节等，则需行 CT 扫描，并进行骨三维成像，

必要时行遮挡部分的计算机剔除,以了解 X
线摄片不能显示的骨折情况,特别注意骨折线
是否累及关节面等(图 4-1)。对怀疑骨挫伤、
椎管内脊髓损伤及软组织损伤的患者尚需进
一步做 MRI 检查。

(1) X 线表现

1) 骨折线:是骨折的直接征象,一般表现
为锐利而透明的裂隙(图 4-2A)。此外,尚有
特殊的表现形式。①带状或线状密度增高影:
松质骨骨小梁中断、折曲或嵌插所致,见于嵌
入性骨折或压缩性骨折。②骨皮质隆突或皱
折(图 4-2B)、成角、凹折、裂痕,见于不完全骨
折及青枝骨折。儿童骨骼柔韧性较大,骨折时
一侧折裂,一侧相连,或局部骨皮质发生皱折、
凹陷或成角,则称为青枝骨折。③儿童长骨发

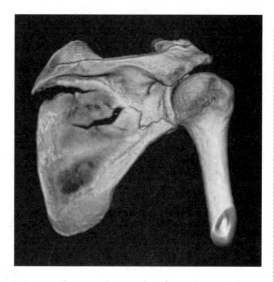

图 4-1 肩胛骨骨折 CT 表现(CT 重建三维图像,
剔除胸廓后):肩胛骨见横形、斜形骨折线

生骨折时,由于骨骺尚未与干骺端愈合,外力可经过骺板,从而使骨骺分离,即称为骺离骨折
或骨骺分离(图 4-2C)。因骨骺软骨不能显影,故其骨折线不能显示,X 线摄片上只显示为骺
板、骺线增宽或骺与干骺端对位异常,还可以是骺与部分干骺端一并撕脱。以上后两者表现
形式为儿童骨折的特点。

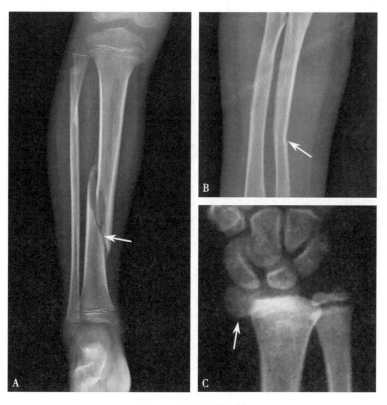

图 4-2 骨折 X 线表现
A. 透明骨折线(白箭头);B. 骨皮质皱折(白箭头);C. 骨骺分离(白箭头)

2）骨折的对位对线：发生完全性骨折后，要了解骨折断端的移位情况。在长骨以骨折的近折端为基准，观察骨折的远折端移位情况。对位：两端位置的关系，包括横向错位和纵向错位两个内容。横向错位是指远折端向内、外、前、后移位（图 4-3A）。纵向错位是指远折端短缩（重叠）移位或远折端延长（分离）移位。对线：是指骨折端轴线的关系，包括纵轴成角和纵轴旋转两个方面。纵轴成角是指断端沿纵轴方向的成角情况，两断端成角的尖端所指的方向即为成角的方向（图 4-3B），如向内、外、前、后成角。纵轴旋转为远折端围绕骨纵轴向内或向外旋转。

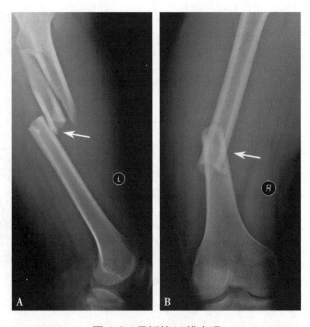

图 4-3　骨折的 X 线表现
A. 骨折断端横向错位（白箭头）；B. 骨折断端成角、重叠（白箭头）

骨折的对位对线情况与愈后关系密切，应注意观察。骨折复位后影像着重分析骨折错位、成角、重叠等是否得到改善，骨折的错位是否已经纠正。

（2）CT 表现：CT 扫描结合各种后处理重建，可以准确显示是否存在骨皮质连续性中断，还能显示平片不能显示的细小骨折、结构复杂部位的骨折。通过骨小梁的排列情况和密度改变，可以发现嵌入性、压缩性骨折及无骨折线的骨小梁排列连续中断。严重骨折常导致骨变形，三维重建可以直观、全面地了解骨折的整体情况（图 4-4）。

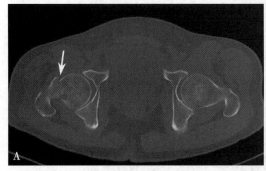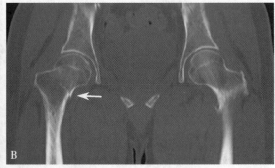

图 4-4　右侧股骨颈骨折 CT 表现
A. CT 横断位；B. CT 冠状位

（3）MRI 表现：MRI 能更敏感地发现隐匿骨折，显示关节软骨及关节周围的肌肉、肌腱、韧带的损伤，在脊柱显示脊髓的损伤。骨折在 T_1WI 上表现为线样低信号（图 4-5A），与骨髓的高信号形成明显的对比，T_2WI 上为高信号（图 4-5B），代表水肿和肉芽组织；由于骨折后骨折端血肿及肉芽组织形成时间与演变过程不同，可表现为多种信号。

2. **骨折的愈合**　骨折愈合是一个复杂、连续的过程，其基本过程是首先形成肉芽组织，

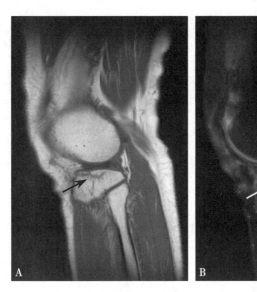

图 4-5　隐匿骨折的 MRI 表现
A. T$_1$WI 矢状位图像(黑箭头);B. T$_2$WI 矢状位压脂图像(白箭头)

再由成骨细胞在肉芽组织上产生新骨即骨痂(callus),骨痂能使骨折断端连接固定。

骨折的愈合分为四个时期:①肉芽组织修复期:骨折后,断端之间、骨髓腔内及骨膜下即形成血肿,2~3 天后血肿开始机化,毛细血管侵入,血肿内成骨性肉芽组织增生,并逐渐形成纤维性骨痂,使断端初步连接。此期需要 2~3 周完成。②骨痂形成期:肉芽组织形成后,成骨细胞活跃,形成骨样组织,即骨样骨痂形成,随之膜内骨化,形成骨性骨痂,此期为伤后 6~10 周,此时断端开始趋于稳定,在 X 线片上骨痂呈梭形,但骨折线仍可见,为临床愈合期。③骨折愈合期:骨痂范围与密度逐渐增加,其内新生骨小梁逐渐增加,排列趋于规则,骨痂与骨质界线不清,骨折线逐渐消失,但髓腔被骨痂所封闭。此期为伤后 8~12 周,骨折断端连续较为牢固,称为骨性愈合,患肢已可以活动(图 4-6)。④塑形期:骨结构按照力学原则重新改造,破骨细胞和成骨细胞共同发挥作用。根据人体负重需要,骨小梁贯通断端、骨皮质连续、骨髓腔再通,骨折痕迹基本消失。此过程大约需要 1~2 年。

3. 骨折的合并症　骨折的合并症较多,常见的有以下几种:①骨折延迟愈合或不愈合:复位不良、固定不佳、局部血供不足、全身营养代谢障碍、软组织嵌入断端间和并发感染等都可引起,表现为骨痂出现延迟、稀少或不出现,骨折线消失延迟或长期存在。不愈合则表现为密质骨封闭,或间有裂隙(图 4-7)。②骨折畸形愈合:即在对位和 / 或对线不良情况下的愈合。③骨质疏松:局部失用性骨质疏松。④骨关节感染:多见于开放性骨折或闭合性骨折手术复位后。⑤骨缺血性坏死:因局部血供中断所致,如股骨颈骨折后股骨头易出现坏死。⑥关节强直:多因关节周围及关节内粘连所致,关节不能活动而 X 线片上关节间隙仍能显示。⑦关节退行性变:关节内软骨损伤和 / 或骨折可引起。⑧骨化性肌炎:骨折后软组织内形成骨化,即异位性骨化。

4. 骨挫伤　属隐匿性的骨损伤,是外力作用引起的微小骨小梁断裂和骨髓水肿、出血,在 X 线片和 CT 上常不能发现,MRI 检查是目前诊断骨挫伤最敏感的方法,可以显示早期、轻微的骨髓水肿(图 4-8)。随着 MRI 的普及,骨挫伤已日益引起重视,在 MRI 检查过程中一定要进行多序列检查,以免遗漏病变,同时也应进行鉴别诊断,追踪复查以免误诊。

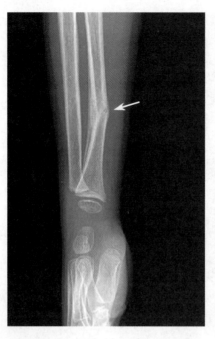

图 4-6 骨性愈合 X 线表现:桡骨远端可见骨性骨痂,骨折线已模糊(白箭头)

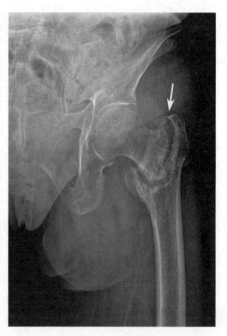

图 4-7 骨折不愈合的 X 线表现:股骨粗隆间断端(白箭头)骨痂致密,但断端间无骨痂连接,断端骨髓腔骨性封闭

(二) 疲劳性骨折

疲劳性骨折(fatigue fracture)是指长期、反复、多次的外力作用于正常骨的某一部位引起的骨折。好发部位为胫腓骨,第 2、3 跖骨,也可见于肋骨、股骨颈等部位。长途行军的战士、体育竞赛的运动员、舞蹈演员或其他劳动者发生率高。

1. 临床表现 骨折起病慢,最初的症状为局部疼痛,逐渐加重,并引起功能障碍。

2. X 线表现 骨折线横形、光滑,大的管状骨疲劳性骨折线发生于一侧骨皮质,不贯穿骨干(图 4-9)。骨折线周围可有骨膜反应,皮质增厚,局部增生硬化。

3. CT 表现 CT 扫描可在疲劳性骨折不规则骨硬化中发现骨折线。

4. MRI 表现 骨折线呈低信号,新的骨痂 T_1WI 低信号、T_2WI 高信号,骨化的部分信号相对增高。骨髓广泛水肿,骨外软组织肿胀。

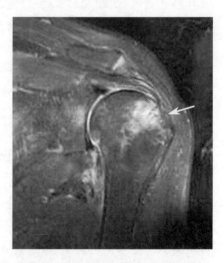

图 4-8 骨挫伤的 MRI 表现(MRI 冠状位 T_2WI 压脂像):左肱骨头处高信号区,为骨挫伤改变(白箭头)

(三) 病理性骨折

病理性骨折(pathological fracture)是指骨内的病变破坏了骨的正常结构,或全身骨疾患造成骨失去正常支持能力,即使轻微的外力也可产生的骨折。

很多疾病如良恶性骨肿瘤、肿瘤样病变、转移性骨肿瘤、骨炎性病变、骨质疏松、骨质软化、骨发育障碍、成骨不全等都可以发生病理性骨折。与单纯外伤性骨折不同,病理性骨折的骨骼已被其他疾病所侵蚀、破坏,其承重能力显著下降,若遇轻微的外力,或是因自身的重力作用即可自发骨折。

1. X线表现 可以显示局部原有的病变,合并有不规则的骨折线。良性病变局部为囊状破坏,骨皮质变薄(图4-10)。恶性病变表现为骨折线模糊、疏松,骨折部位常见溶骨性破坏。

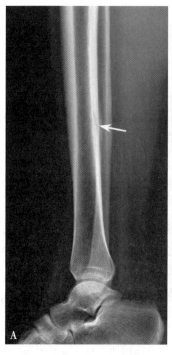
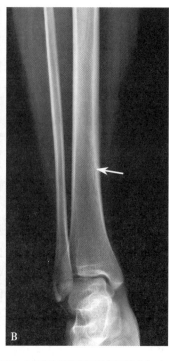

图4-9 疲劳性骨折X线表现:胫骨中下段见透亮线(白箭头),未贯穿整个骨干,周围见骨膜新生骨
A.正位片;B.侧位片

图4-10 病理性骨折X线表现:肱骨上段虫蚀状骨质破坏,骨皮质断裂(白箭头)

2. CT、MRI表现 CT发现骨破坏比X线敏感,在破坏区的骨骼内可见有骨折线的存在。MRI显示骨髓的病理变化及骨质破坏最敏感,为病理性骨折提供更明确的诊断。

(四)骨骺损伤

骨骺损伤(injury of epiphysis)为干、骺愈合之前,骨骺部发生的创伤。在儿童期,骨骺、骺板软骨都是承受应力的薄弱地带,当遭受外力时容易造成骨骺部位的损伤,必然发生不同程度的骨关节发育畸形。

骨骺损伤一般采用Salter-Harris分型法,可分为五型(图4-11)。Ⅰ型:骨骺与干骺端完全分离,整个骺板的所有层都断裂。此型骨折多发于婴幼儿期,预后良好。Ⅱ型:骨骺分离加干骺端骨折,骨折线通过骺板的薄弱区再向干骺端延伸,引起干骺端小撕脱骨折片,最常见。Ⅲ型:为骨骺骨折延伸至干骺端,骨折波及关节面,可部分与干骺端分离,骺移位整复良好者,预后良好,此型不常见。Ⅳ型:为骨折线从关节面开始,穿过骨骺、骺板和干骺端的骨折。由于横跨骺板断裂,其内出血机化形成纤维桥。纤维桥进一步骨化形成骨桥。常影响骨发育或引起畸形。Ⅴ型:骺板的压缩性损伤,由于强大的垂直挤压暴力,使骺板部分或全部的软骨细胞压缩而严重破坏。此型损伤虽少见,但预后不好,可导致骺板早闭或骨发育畸形。

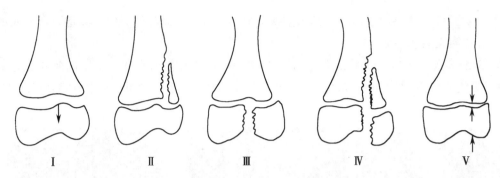

图 4-11　骨骺损伤的 Salter-Harris 分型示意图

1. X 线表现　可见骨骺移位、分离(图 4-12)，骺板增宽，先期钙化带模糊或消失。但诊断中不能清楚显示无移位的骨折、二次骨化中心未骨化的骺软骨的损伤。

2. CT 表现　可显示结构重叠的骨折移位的情况。螺旋 CT 多平面重组可清楚显示骺板的骨桥。

3. MRI 表现　可清楚显示骨骺损伤，主要用于临床怀疑而 X 线摄片显示正常的病例。在 T_2WI 上骺板表现为高信号，骺板急性断裂表现为局灶线性低信号。干骺端及骨骺骨折在 T_1WI 上为线性低信号，在 T_2WI 上为高信号影(图 4-13)。骺板纤维桥和骨桥表现为连接骨骺和干骺端跨越骺板的低信号区。

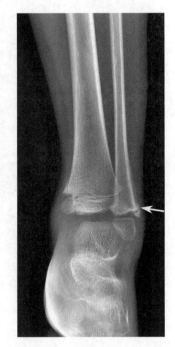

图 4-12　骨骺分离 X 线表现
(白箭头)

二、颅骨骨折(颅脑外伤)

颅脑外伤是外界暴力直接或间接作用于头部所造成的损伤，包括头皮和软组织损伤、颅骨损伤和颅内组织损伤。头颅是多块骨相互连接形成的一个近似半球形的封闭结构。颅骨骨折指其中一块或多块发生部分或完全断裂，多由于钝性冲击引起。

颅骨骨折按骨折部位分为颅盖与颅底骨折；按骨形态分为线形骨折、凹陷骨折、粉碎性骨折、洞形骨折及穿透性骨折；按骨折与外界是否相通，分为开放性与闭合性骨折。开放性骨折包括颅底骨折伴有硬脑膜破裂而伴发外伤性气颅或脑脊液漏。

颅骨分为颅盖和颅底两部分，半球形的颅盖受到压力后可整体变形，骨折线的位置和方向与暴力方向有关。颅骨内外板均有破裂则形成局部凹陷及外周环状及线形骨折，严重时骨折片可陷入颅腔，形成粉碎凹陷性或洞形骨折。颅盖骨折最常见的并发症是出血，积聚于颅骨与硬膜之间的血肿称硬膜外血肿。其他并发症包括硬膜下血肿、蛛网膜下腔出血、脑内血肿、脑室出血、气颅、脑水肿或脑肿胀、脑挫裂伤等。颅底骨折因其复杂的形态结构和毗邻关系导致骨折线相对隐匿，可能引发的并发症包括视神经损伤、听骨链断裂、迷路瘘等。

X 线平片对显示颅骨骨折作用有限，CT 扫描不但能清楚显示头颅各部位的骨折、骨折并发的血肿情况，还可了解有无脑损伤，故有重要价值(图 4-14)。MRI 对颅骨骨折的显示不如 CT，仅用于重点观察颅内情况。

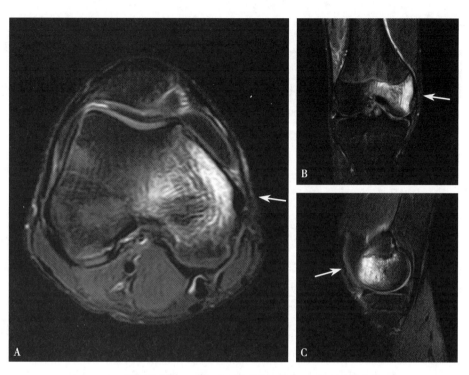

图 4-13 骨骺损伤 MRI:箭头示斑片状高信号,为骨骺损伤表现
A. T₂WI 横断位图像;B. T₂WI 冠状位图像;C. T₂WI 矢状位图像

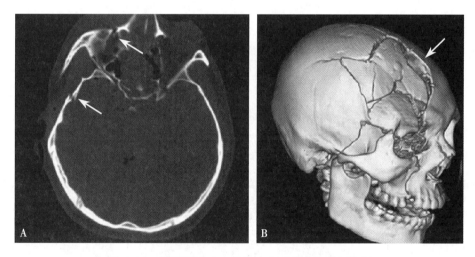

图 4-14 颅骨骨折 CT 表现:颅骨多发骨折(白箭头)
A. CT 横断位图像;B. CT 三维重建 VR 图像

三、四肢骨折

四肢骨大都为长、短管状骨,其骨折具有一定的共同特点,但在不同部位,其解剖结构有所不同、外伤时受力不同,而又具有一定的特殊性。患者一般均有明显的外伤史,并有局部持续性疼痛、肿胀及功能障碍,还可出现肢体局部畸形。

（一）上肢骨折

1. 锁骨骨折 锁骨呈 S 形，位于胸骨柄与肩峰之间，锁骨近段为管状，弓向前方弯曲，远端扁平弓向后方弯曲，骨折的部位多发生在中段，锁骨近端和远端骨折少见。锁骨骨折多发生在儿童及青壮年。直接外力或传导暴力和剪切应力均可造成骨折。幼儿多为青枝骨折。

（1）临床表现：局部肿胀、压痛或畸形，畸形处可触到移位的骨折断端，伤侧肢体活动受限，肩部下垂，上臂贴胸不能活动，常用健手托扶患肘。

（2）X 线表现：锁骨骨折分为三型。①青枝型骨折：儿童多见，在外力的作用下，锁骨上皮质断裂，下缘凹折成角，不发生错位；②错位型骨折：强大外力使骨折端分离、错位、重叠或成角，由于胸锁乳突肌的牵拉，使骨折近端向上移位（图 4-15）；③粉碎性骨折：远折端向内移位时可使碎骨片由水平变为直立，极易刺破锁骨下动脉或压迫神经引起症状。

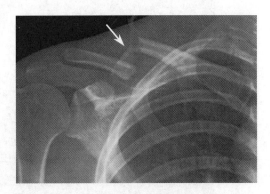

图 4-15 右侧锁骨骨折 X 线表现：右侧锁骨骨折，伴远断端明显向下错位（白箭头）

（3）CT 表现：CT 检查是目前确定该骨折最好的检查手段。能清楚地显示骨折的部位和程度，尤其对关节面的骨折优于 X 线检查，且可行骨三维成像，以便了解锁骨骨折与邻近骨组织的关系（图 4-16）。

2. 肩胛骨骨折 多为直接暴力打击，如砸伤或摔伤。有明确的外伤史。

（1）临床表现：肩胛骨局部疼痛肿胀，上臂活动受限。

（2）X 线表现：一般 X 线摄片能显示透明骨折线，移位情况，但当胸廓遮挡严重时，需行 CT 检查。按解剖分类可分为肩胛骨体部骨折、肩胛颈部骨折、肩胛冈骨折、肩胛盂骨折、喙突骨折和肩峰骨折。肩胛骨体部骨折是肩胛骨骨折的常见类型，多为粉碎性骨折，肩胛骨体部骨折线可为斜形、纵形或星形，亦可贯通至肩胛冈。由于肩胛骨被肌肉、筋膜紧紧包裹，骨折移位多不明显。按稳定程度又可分为：①稳定的关节外骨折：包括肩胛体骨折和肩胛骨骨

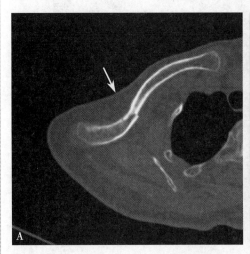 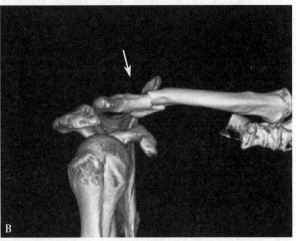

图 4-16 锁骨骨折 CT 表现

A. CT 横断位图像；B. CT 三维重建 VR 图像

突部位骨折,肩胛颈骨折,即使有一定的移位,也属关节外稳定骨折(图 4-17);②不稳定的关节外骨折:肩胛颈骨折合并喙突肩峰或合并锁骨骨折;③关节内骨折:为肩盂的横形骨折或大块的盂缘骨折,常合并肱骨头脱位或半脱位。

(3) CT 表现:CT 扫描能很好地显示肩胛骨骨折的详细情况,结合骨三维成像,可剔除胸廓的遮挡,只保留肩胛骨影像,从而更易明确其骨折线、移位程度、累及关节情况(图 4-18)。

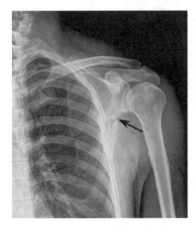

图 4-17 肩胛骨骨折 X 线表现:左侧肩胛骨见斜形透亮线(黑箭头)

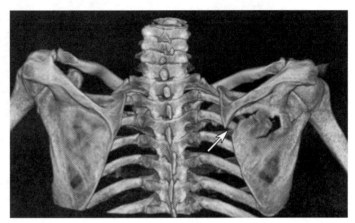

图 4-18 肩胛骨骨折 CT 表现(CT 骨三维重建 VR 图像):右侧肩胛骨多处骨折,伴有分离(白箭头)

3. 肱骨外科颈骨折 发生在肱骨解剖颈下 2~3cm 处的骨折。肱骨外科颈是肱骨头松质骨和肱骨干皮质骨交界的部位,很易发生骨折。各种年龄均可发生,老年人较多,有手或肘部着地摔伤史或肩部直接暴力击伤史,肩部疼痛,活动时加重。

(1) 临床表现:局部肿胀、疼痛、压痛和伤肢纵轴叩击痛,肩关节活动功能障碍等。骨折有错位时,上臂较健侧略短,可有外展或内收畸形。大结节下部骨折处有明显压痛,肩关节活动受限。若骨折端有嵌插,在保护下可活动肩关节。

(2) X 线表现:可分为内收或外展型、伸展型和屈曲型等三个类型。①内收或外展型损伤最常见。内收型,外侧皮质分离,内侧皮质嵌插;外展型,内侧皮质分离,外侧皮质嵌压(图 4-19)。侧位片上均无明显向前或向后成角、错位改变。肱骨外科颈骨折常合并肱骨大结节骨折,表现为撕脱的蝶形骨折片。②伸展型损伤是间接外力引起的损伤。X 线特点为骨折线横形,骨折向前成角,远折端向前错位,肱骨头后倾,关节面向后。③屈曲型损伤为较少见的间接外力引起的损伤。骨折向后成角畸形,远折端向后上移位。

(3) CT 表现:CT 轴位扫描能显示易被 X 线平片重叠而漏诊的骨折线。

(4) 鉴别诊断:需注意与肩关节脱位鉴别。肱骨外科颈骨折时肩外形无改变,贴胸试验亦为阴性,肱骨头位置无变化,但肩关节脱位时,肩关节外形呈方肩,贴胸试验阳性,肱骨头位置也有明显移位。

4. 肱骨干骨折 系指肱骨外科颈以下至肱骨髁上 2cm 之间的骨折。多发于骨干的中部,其次为下部,上部最少。直接暴力多引起粉碎或横断骨折,间接暴力多为斜形或螺旋形骨折。

(1) 临床表现:患臂肿胀、疼痛、不能抬举,且有明显的压痛和纵轴叩击痛等。中下 1/3

笔记栏

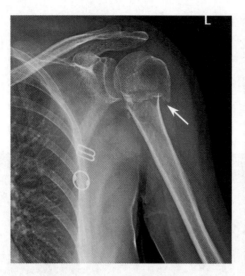

图 4-19　左肱骨外科颈骨折 X 线表现：左侧肱骨外科颈骨折，骨折远断端内收，两断端向内侧成角（白箭头）

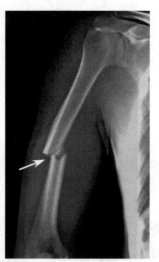

图 4-20　肱骨干骨折 X 线表现：右肱骨干中段横形骨折，远折端向内移位，断端向外成角（白箭头）

骨折易合并桡神经损伤。

（2）X 线表现：可见横形、斜形、螺旋形或粉碎性骨折线。肱骨干下 1/3 的骨折因暴力方向、前臂及肘关节的位置不同而异，多数有成角移位（图 4-20）。

5. 肱骨髁上骨折　发生在肱骨干与肱骨髁交界处，肱骨内、外上髁上方 2cm 以内的骨折。肱骨干肘线与肱骨髁肘线之间有 30°～50° 的前倾角，这是容易发生肱骨髁上骨折的解剖因素。10 岁以下儿童多见。多因间接暴力所致，常发生于运动伤、生活伤和交通事故。根据暴力来源及方向可分为伸直型和屈曲型。

（1）临床表现：肘部疼痛，肿胀明显，肘部畸形，活动障碍，髁上部位压痛明显，并可触及骨擦感和反常活动。肘关节骨性标志肘后三角关系正常时，关节正、侧位片可显示骨折的类型和移位程度。

（2）X 线表现：可分为两型。①伸直型：骨折线位于肱骨下段鹰嘴窝水平或其上方，骨折的方向为前下至后上，骨折向前成角，远折端向后移位（图 4-21）；②屈曲型：骨折线可为横断，骨折向后成角，远折端向前移位或无明显移位。

（3）鉴别诊断：在 5～6 岁以下的儿童，肱骨髁上骨折应注意和肱骨远端骨骺分离相鉴别。骨骺分离显示桡骨纵轴线与肱骨小头关系正常，但与肱骨下端关系异常。

6. 肱骨髁间骨折　发生在肱骨内、外髁之间及其邻近部位的骨折。以间接传导性暴力损伤为主，导致肱骨髁间骨折的外力相当复杂，当有断端错位时，根据外力的作用方向及骨折的移位情况和形状，可分为伸直内翻型及屈曲内翻型。

（1）临床表现：肘部肿胀、疼痛、畸形，肘关节呈半屈曲位，前臂前旋，肘部三角关系改变，触诊肘部即有骨擦音等。

（2）X 线表现：可分为两型。①伸直内翻型：肘伸直位损伤，伴有明显的肘内翻应力作用，骨折块向尺侧及后方移位（图 4-22）；②屈曲内翻型：肘关节在屈曲位受伤，同时伴有肘内翻应力，骨折块向尺侧及肘前方移位。

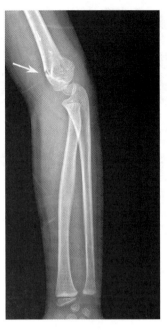

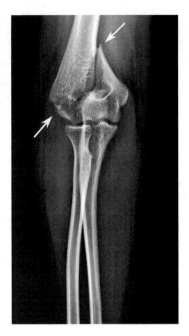

图4-21　肱骨髁上骨折X线
表现：右肱骨髁上骨折，骨折向
前成角，远折端向后移位（白
箭头）

图4-22　右肱骨髁间骨折X线
表现（白箭头）

7. 尺骨鹰嘴骨折　是波及尺骨半月切迹的关节内骨折。成年人较常见。尺骨鹰嘴骨折主要由间接暴力所致。如摔倒时肘关节处于伸直位，外力传达至肘部，肱三头肌牵拉可造成撕脱性骨折，两骨折端可有分离。如为直接外力，如摔倒时肘关节直接着地，或外力直接作用到肘后，可造成粉碎性骨折。

（1）临床表现：尺骨鹰嘴部有局限性肿胀和疼痛，压痛明显，肘关节屈曲活动疼痛加重，主动伸直活动障碍等。

（2）X线表现：平片可显示粉碎性、横断或斜形骨折，横向骨折多见；也可显示撕脱骨折，常发生于肱三头肌腱止点处，骨折块较小（图4-23A）。儿童骨折时，骨折线不易与骺板区分，此时应摄健侧片对比。

（3）CT表现：CT扫描对撕脱骨折具有较大优势，可清楚显示撕脱的骨碎片，结合骨三维重建可了解骨碎片的有无及移位情况（图4-23B、C）。

8. 尺桡骨干骨折　发生于尺骨或桡骨，或尺桡骨骨干同时发生的骨折。青少年多见，主要表现为局部肿胀畸形及压痛，可有骨擦音及异常活动，前臂活动受限，可有正中神经或尺神经、桡神经损伤。X线摄片可了解骨折类型及移位情况。摄片应包括肘腕关节，以了解有无旋转移位及上下尺桡关节脱位。

（1）尺桡骨双骨折：可发生重叠、成角旋转及侧方移位等。

1）直接暴力：呈横向或粉碎性骨折，骨折线多位于同一平面。

2）间接暴力：跌倒时手掌触地，暴力向上传达，导致桡骨中或上1/3骨折，为横向或锯齿状骨折线。残余暴力通过骨间膜转移到尺骨，而造成尺骨骨折，骨折线位置低，为短斜线。

3）扭转暴力：跌倒时身体向同一侧倾斜，前臂过度旋前或旋后，受扭转外力造成双骨螺

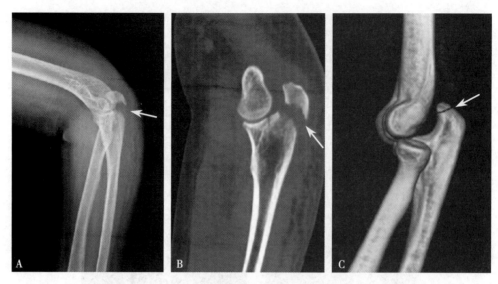

图 4-23 尺骨鹰嘴骨折 X 线、CT 表现
A. 尺骨鹰嘴侧位 X 线图像；B. CT 冠状位图像；C. CT 三维重建 VR 图像

旋性骨折。多数由尺骨内上斜向桡骨外下，尺骨骨折线在上，桡骨骨折线在下（图 4-24）。

（2）桡骨干单骨折：较少见，因有尺骨支持，骨折端重叠移位较少，主要发生旋转移位。成年人桡骨干上 1/3 骨折时，骨折近端向后旋转移位，是由于附着在桡骨结节肱二头肌及附着于桡骨上 1/3 旋后肌的共同作用；桡骨干中段或下 1/3 骨折时，骨折无明显重叠移位，是因为旋前及旋后肌力量相近。儿童常为青枝骨折，多为桡骨的单骨骨干骨折，X 线表现为骨皮质的皱缩、隆起（图 4-25）。

（3）尺骨干单骨折：极少见，多发生在尺骨下 1/3，由直接暴力所致，骨折端移位较少。

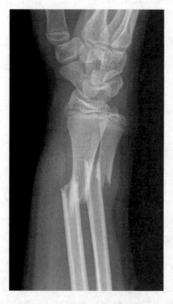

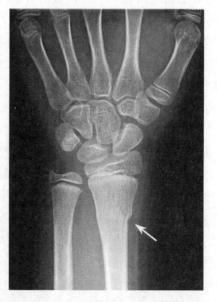

图 4-24 尺桡骨双骨折 X 线表现

图 4-25 桡骨青枝骨折 X 线表现：骨皮质皱缩、隆起（白箭头）

9. Monteggia 骨折（孟氏骨折）　为尺骨上 1/3 骨折合并桡骨小头脱位,较常见。多发生于儿童,亦可见于成人。

10. Galeazzi 骨折（盖氏骨折）　为桡骨下段骨折合并下尺桡关节脱位,较少见。

11. 科利斯骨折（Colles fracture）　是指发生于桡骨远端,距关节面 2~3cm 以内的骨折。是最常见的前臂骨折。老年人多见。幼儿可造成桡骨下端骨骺分离。科利斯骨折受伤机制是摔倒时手掌侧保护性触地所致。

（1）临床表现:感腕部剧痛,不能活动,局部肿胀明显,手指呈半屈曲位,不敢握拳,如伴正中神经损伤,可有手指麻木等表现。其典型体征为"餐叉状"畸形（骨折远端向背侧移位）、"枪刺状"畸形（骨折远端向桡侧移位）。

（2）X 线表现:骨折线横形发生于桡骨远端,距腕关节面 2~3cm 处,骨折远端向背侧移位,断端向掌侧成角畸形,常伴有尺骨茎突骨折或下尺桡关节分离（图 4-26）。老年患者骨折常呈粉碎性并可波及关节面。

12. 史密斯骨折（Smith fracture）　较少见,骨折发生机制与科利斯骨折相反,暴力从腕背侧而来迫使腕掌屈。骨折远端向掌侧近侧移位。多为直接暴力打击所致,如撞击性外伤、腕背部着地跌倒所引起。

（1）临床表现:前臂远端肿胀、疼痛、压痛、局部活动功能障碍,腕部畸形与科利斯骨折相反,骨折远端向掌侧移位,腕呈屈曲状。

（2）X 线表现:桡骨远端横断骨折,骨折片远端向掌侧移位,常发生桡腕关节向前脱位（图 4-27）。

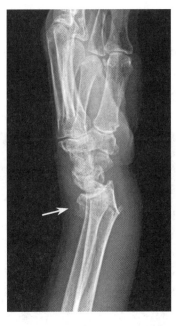
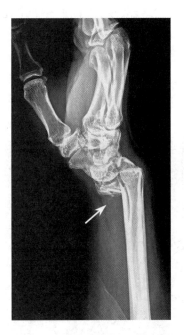

图 4-26　科利斯骨折 X 线表现　　图 4-27　史密斯骨折 X 线表现

（3）CT 表现:主要了解骨折线是否波及关节面,可分为:①关节外型:骨折线不波及关节面,最为多见,骨折线呈横形、斜形;②关节受累型:骨折线波及关节,较少见。

13. 舟骨骨折　腕骨有两排,其中舟骨靠近桡侧,跌倒受伤时,手掌着地,舟骨受压于桡骨与头状骨之间,易致骨折。多见于青壮年。

（1）临床表现：局部肿胀、疼痛，腕关节活动受限，鼻烟窝处及舟骨结节处有压痛。第 2、3 掌骨头纵向叩击痛。有时轻微骨折症状不明显，与腕扭伤症状相似，易误诊。

（2）X 线表现：拍摄腕关节正位、侧位、舟骨位（斜位）片即可确诊，骨折线多为横形。骨折可分为舟骨中段、近段及结节部骨折，以中段骨折最多见，多为横形骨折（图 4-28）。由于舟骨的解剖结构及血供特点，近段骨折经常发生缺血性骨坏死。

（3）CT 表现：主要了解 X 线片不能显示的骨折线，如错位不明显的骨折时，CT 横断位扫描注意是否有以下征象：①舟骨结节的骨皮质断裂；②舟骨结节部或关节间隙内的小游离骨折片；③舟骨一侧或两侧关节面骨皮质出现中断或有垂直于关节面的细小裂隙、皱折、台阶样改变等。

14. 掌骨、指骨骨折　常为直接暴力所致。根据部位分为：掌骨头、掌骨干、基底部骨折；指骨头、指骨干、指骨基底部骨折。

（1）临床表现：局部肿胀、疼痛、功能障碍等。

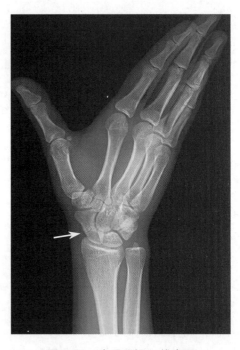

图 4-28　舟骨骨折 X 线表现

（2）掌骨骨折 X 线表现：掌骨头骨折多发生于第 2、5 掌骨头，可有斜形、纵形、横形及粉碎等多种类型，骨折线可波及关节面。掌骨干多发生于第 3、4 掌骨，呈横形或斜形、螺旋形或粉碎性骨折，可有缩短、旋转、向背侧成角。第 1 掌骨基底部骨折脱位（Bennett 骨折），多为间接外伤。第 1 掌骨近端凹形关节的一半骨折，骨块留在关节内，另一半基底向桡侧脱位。骨折极不稳定，固定困难，畸形愈合将影响手部功能（图 4-29）。

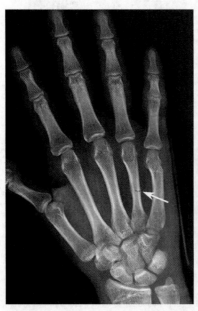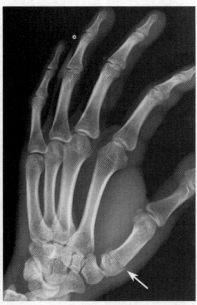

图 4-29　掌骨骨折 X 线表现

（3）指骨骨折 X 线表现：可分为近节、中节、远节指骨骨折（图 4-30）。

1）近节指骨骨折：近端受骨间肌牵拉向掌侧移位，两断端向掌侧成角。

2）中节指骨骨折：多为基底部骨折，若骨折线位于指浅屈肌腱附着点近侧，远端掌屈，两断端向背侧成角；若位于浅腱止点远侧的骨折，近端牵向掌侧，两断端则向掌侧成角。

3）远节指骨骨折：①甲粗隆骨折：多为粉碎性（挤压）、横形、斜形；②指骨干骨折：多呈挤压、开放性、横形、纵形或粉碎性骨折；③基底部骨折：若位于关节外基底部骨折，骨折线多呈横形，远端掌屈，并向背侧成角；若位于关节内的基底部骨折，常并发远侧指间关节脱位或半脱位。

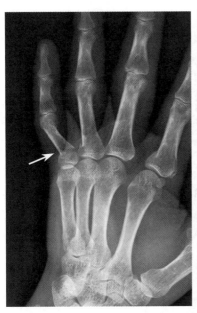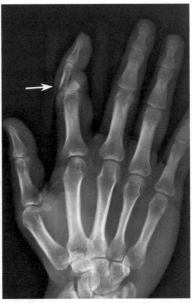

图 4-30　指骨骨折 X 线表现

（二）下肢骨折

1. 股骨头骨折　发生于股骨头的骨折，多为间接暴力所致，常见于老年人。

（1）临床表现：患肢局部疼痛或有压痛，功能障碍。常发生于髋关节脱位，合并有股骨头内下方或上部骨折，亦可呈粉碎性骨折。

（2）X 线表现：X 线片较易显示透明骨折线。对髋关节脱位者 CT 检查可发现 X 线片不易显示的骨折线。对股骨头骨折，影像学诊断不难，需要注意的是，股骨头骨折发生后，由于其解剖结构特点，如血供不丰富，外伤容易导致其血供中断，从而产生股骨头缺血性坏死。

📖 **知识链接**

股骨头血液供应的主要来源

1. 来自于股骨颈周围的滑膜　在股动脉发出小分支到达股深动脉之后，会在股骨粗隆的前后发出旋股内和旋股外动脉。这两个动脉又会继续向上发出小的分支，通过股骨颈周围的滑膜，进入到股骨颈和关节软骨相交的部位，由此处穿入到股骨头内部，达到供应血液的作用,这个部位的血液供应是股骨头最重要的血液供应来源。

2. 来自于髓内的血液供应 髓内的血液供应,主要是由股骨干和粗隆间穿入的小血管向上发出的小分支提供的。

3. 来自于股骨头圆韧带的血液供应 这个部位的血液供应主要是由闭孔动脉发出的小分支,经股骨头圆韧带到达股骨头内部,不过这个部位的血液供应来源量是非常少的。

2. 股骨颈骨折 发生在股骨头下至股骨颈基底部之间的骨折。

(1)临床表现:髋部疼痛,腹股沟中点附近有压痛和纵轴叩击痛,或有局部的功能障碍。若无错位的线形骨折或嵌入型骨折,患者仍可以行走。局部肿胀可不明显。若有明显错位时,大转子明显突出;或有患肢屈髋屈膝或呈 45°~60° 的外旋畸形、患肢短缩。

(2)X 线表现:分为嵌入型骨折和错位型骨折。

1)嵌入型:骨折线与水平线夹角较小,股骨头外展,骨折上部嵌插,股骨头与颈呈外展关系,侧位片示股骨头无移位和旋转,此型最为稳定,可见模糊的致密骨折线,局部骨小梁中断,骨皮质出现较小成角或凹陷。若出现嵌入端成角畸形较明显,或骨折线的斜度较大、骨折断端部分有分离,或股骨干外旋明显时,提示骨折不稳定(图 4-31A)。

2)错位型:较多见,骨折断端旋转和完全错位。错位型按骨折部位又可分为以下几型。①头颈型:最常见,骨折线从颈的前下缘开始斜向头的后下缘,头骨折端常有以一个大的骨折片,极易错位(图 4-31B);②头下型:少见,骨折线位于头颈交界处,易导致旋股内、外侧动脉的营养支损伤,股骨头缺血,坏死率高(图 4-31C);③颈中型:骨折线位于股骨颈中部,成人

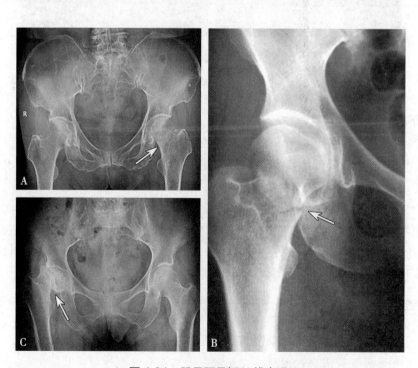

图 4-31 股骨颈骨折 X 线表现

A. 左股骨颈嵌入型骨折,骨折线为一不规则致密线(白箭头),股骨颈缩短;B. 右股骨头颈型骨折(白箭头);C. 右股骨头下型骨折,伴股骨头变形坏死,密度增高

少见,可见于儿童。

3. 股骨粗隆间骨折　发生于大、小粗隆间的骨折。粗隆间位于股骨干与股骨颈的交界处,是骨质疏松的好发部位,同时承受剪式应力也最大,容易发生骨折。

(1) 临床表现:局部疼痛、粗隆间压痛、肿胀、瘀斑、患肢不能活动,外旋畸形明显,可达90°,有轴向叩击痛,患肢短缩。

(2) X 线表现:骨折可分为稳定型和不稳定型。①稳定型:骨折线从大粗隆向内下方到小粗隆,此型较多见(图 4-32A);②不稳定型:骨折线方向与上相反,从小粗隆向外下达大粗隆下方,骨折近端外展向外错位,骨折远端内收向内上方移位,此型少见(图 4-32B)。

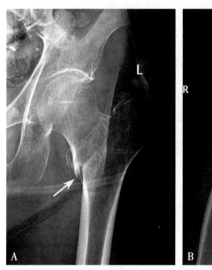
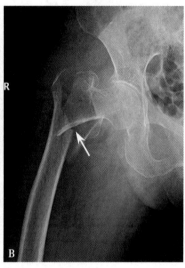

图 4-32　粗隆间骨折 X 线表现
A. 左粗隆间骨折(白箭头);B. 右粗隆间骨折,远断端向上移位(白箭头)

4. 股骨干骨折　指自股骨小粗隆下至股骨髁上 2~5cm 的股骨骨折。以发生在股骨干中下 1/3 交界处最为多见。

(1) 临床表现:伤后肢体剧痛、肿胀明显、有异常活动,患肢短缩、畸形,髋膝不能活动。可有骨擦音或骨擦感;或局部皮肤剥脱。

(2) X 线表现:骨折多为粉碎、横形、斜形或螺旋形,断端可明显错位、短缩或成角。股骨干骨折部位不同,断端移位情况有所不同。①股骨干上 1/3 骨折时,骨折近端因受髂腰肌,臀中、小肌及外旋肌的作用,而产生屈曲、外展及外旋移位;骨折远端向后上、内移位,产生向外成角和缩短畸形(图 4-33)。②股骨干中 1/3 骨折时,骨折断端移位无一定规律性,因暴力方向而异,若骨折断端尚有接触而无重叠时,由于内收肌的作用,骨折向外成角。③股骨干下 1/3 骨折时,由于膝后方关节囊及腓肠肌的牵拉,骨折远断端多向后倾斜,可能损伤腘动、静脉,而骨折近端内收向前移位。

5. 股骨髁上骨折　指发生在股骨内外髁上 5cm 以内的骨折,属于关节囊外骨折。

(1) 临床表现:骨折局部肿胀疼痛,股骨髁上部的环状压痛及传导叩击痛,骨折远端侧向移位,膝部屈曲畸形,伴有膝关节功能障碍。

(2) X 线表现:股骨髁上骨折分为屈曲型和伸直型两种。屈曲型多见,骨折线可为横形或斜形,后者骨折线多为由后上斜向前下走行(图 4-34A);伸直型少见,亦可为横形或斜形,后者骨折线则由前上至后下走行(图 4-34B)。此外,亦可见粉碎性骨折。

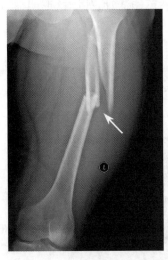
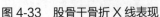

图 4-33 股骨干骨折 X 线表现

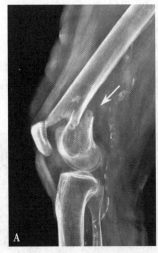
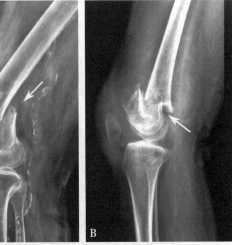

图 4-34 股骨髁上骨折 X 线表现
A. 屈曲型;B. 伸直型

6. 髌骨骨折 最为常见,好发于青壮年,由直接暴力或间接暴力所致。

(1) 临床表现:以髌骨局部肿胀、疼痛、膝关节不能自主伸直为主,常有皮下瘀斑。

(2) X 线表现:膝关节侧位、横断位及斜位片可清楚显示,斜位片可常规采用外旋 45° 位,以避免与股骨髁重叠。①粉碎性或星状骨折:此型骨折多为直接暴力作用于髌骨,因肌腱的扩张部损伤轻微,未完全断裂,断端移位小或无移位;②横断骨折:多由于间接暴力,作用于股四头肌猛力收缩,所形成的牵拉性损伤,髌骨向上,髌韧带固定髌骨下部(图 4-35);③纵形骨折:少见,可疑髌骨纵形或边缘骨折,须拍轴位片,或行 CT 检查。

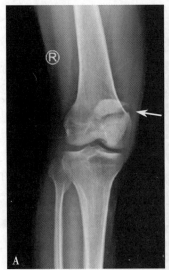
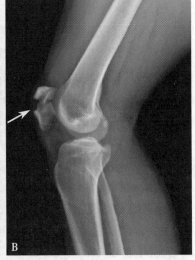

图 4-35 髌骨骨折 X 线表现:骨折块分离,上段向上移位(白箭头)

（3）CT表现：对于X线摄片不能显示的骨折线，CT检查具有较大优势（图4-36A、B）。三维成像（图4-36C、D）可以直观显示粉碎性骨折骨碎片情况，对于怀疑伴发韧带损伤者，可行MRI检查。

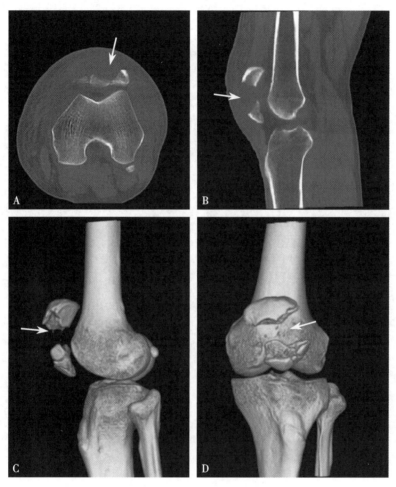

图4-36 髌骨骨折CT表现
A.横断位图像；B.矢状位图像；C、D.三维重建VR图像

（4）鉴别诊断：应与二分髌骨相鉴别。二分髌骨为骨先天畸形，多位于髌骨外上极，外缘及下缘者较少见。副髌骨与主髌骨之间的间隙较整齐，临床上局部无压痛。但如有髌骨的应力骨折，则与副髌骨或其损伤较难区别。

7. 胫骨髁间骨折 较为常见。好发于青壮年，男性多于女性。撞击伤、高处坠落双足着地等均可引起。胫骨髁间骨折为关节内骨折，骨折常波及胫骨近端关节面，严重者可合并有半月板及关节韧带损伤。因此胫骨髁间骨折，容易引起膝关节的功能障碍。

（1）临床表现：膝部明显肿胀、疼痛、功能障碍，可有膝内、外翻畸形等。

（2）X线表现：主要了解骨折的程度与特点。骨折线多从胫骨棘开始呈倒T形或Y形，胫骨平台断裂。或可见胫骨近端纵行粉碎性骨折，亦可合并有腓骨小头骨折，或股骨内外髁及胫骨内外髁的同时骨折。

（3）CT表现：对于X线平片骨折线不明显、内外侧关节面可疑塌陷的患者有很大的诊断价值,更有利于判断骨折粉碎及平台塌陷程度;怀疑伴血管损伤的患者,可进行 CTA 检查以评估血管受损程度(图 4-37)。

(4) 因骨折常合并软组织损伤,可选择 MRI 检查,除了有利于韧带及半月板损伤的诊断外,对于 CT 不能明确的隐匿性骨折,也有很大的诊断价值。

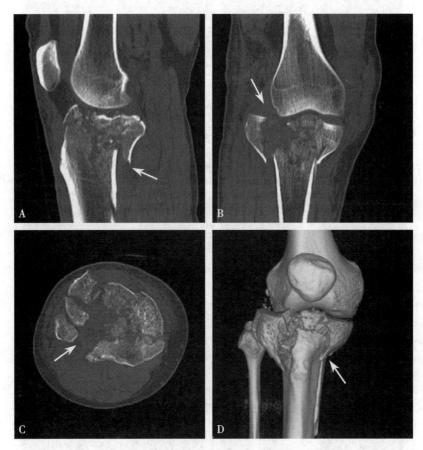

图 4-37 胫骨髁间骨折 CT 表现
A. 矢状位图像;B. 冠状位图像;C. 横断位图像;D. 三维重建 VR 图像

8. **胫腓骨干骨折** 发生于胫骨、腓骨或胫腓骨同时受累的骨折。10 岁以下儿童尤为多见,其中以胫腓骨双骨折最多。

(1) 临床表现:伤后局部疼痛、肿胀,不能负重行走,或有成角畸形、骨擦音、异常活动。若腓骨单骨折时,除有时可有骨擦感外,患者尚能行走。

(2) 影像表现:摄片时应包括胫腓骨全长。主要观察骨折部位、类型与移位情况。①胫腓骨双骨折:直接暴力所致骨折,其骨折线多位于同一平面,呈横形、斜形或粉碎性;间接暴力所致者,腓骨骨折线较胫骨高,为斜形或螺旋形,骨折端亦可发生重叠或旋转畸形(图4-38)。②胫骨干骨折:常发生于中下 1/3 处,可表现为横形、斜形、螺旋形或粉碎性骨折。胫骨上 1/3 多为疲劳性骨折,表现为横形致密骨带,周围可有骨膜反应。③腓骨干骨折:较少见,表现为上段的横形、斜形或粉碎性骨折。儿童则多为青枝骨折或裂纹骨折,后者表现为斜形或螺旋状裂纹,骨折端无移位。

9. **踝部骨折** 是指组成距小腿关节的内、外踝与胫骨下关节面的骨折。为最常见的关节内骨折，多见于青少年，治疗不当会并发创伤性关节炎。

(1)临床表现：局部明显疼痛、肿胀，局部压痛、瘀斑、距小腿关节出现内翻或外翻畸形，活动障碍，或有骨擦感。

(2)X线表现：根据创伤机制可分为四型。①内翻(内收)型骨折：可分为Ⅲ度。Ⅰ度：单纯内踝骨折，骨折缘由胫骨下关节面斜向内上，接近垂直方向；Ⅱ度：内踝发生撞击骨折的同时，外踝发生撕脱骨折，称双踝骨折；Ⅲ度：在内外踝骨折的同时，距骨向后撞击胫骨后缘，发生后踝骨折(三踝骨折)(图4-39A)。②外翻(外展)型骨折：可分为Ⅲ度。Ⅰ度：单纯内踝撕脱骨折，骨折线呈横形或短斜形，骨折面呈冠状，一般无移位(图4-39B)；Ⅱ度：距骨体向外踝撞击，发生外踝斜形骨折，即双踝骨折。如果内踝骨折的同时，胫腓下韧带断裂，可以发生胫腓骨下端分离，此时距骨向外移位，可在腓骨下端相当于联合韧带上方，形成扭转外力，造成腓骨下 1/3 或中 1/3 骨折，称为Dupuytren 骨折；Ⅲ度：暴力过大，在双踝骨折的同时，距骨撞击

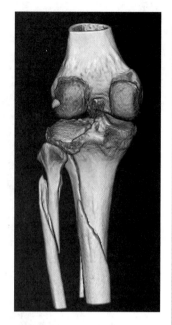

图 4-38 胫腓骨双骨折 CT 三维重建 VR 图像

胫骨下关节面后缘，发生后踝骨折，即三踝骨折。③外旋骨折：发生在小腿不动，足部强力外旋，或足不动小腿强力内转时，距骨体的前外侧挤压外踝前内侧，造成腓骨下端斜形或螺旋形骨折。亦可分成Ⅲ度。Ⅰ度：骨折移位较少，如有移位，其骨折远端向外、向后移位，并向外旋转；Ⅱ度：暴力较大时，发生内踝撕脱骨折，即双踝骨折；Ⅲ度：强大暴力时，合并距骨向外侧移位，并向外旋转，撞击后踝，发生三踝骨折。④纵向挤压骨折：高处坠落，足跟垂直落地时，可致胫骨前缘骨折，伴距小腿关节向前脱位。如果暴力过大，可造成胫骨下关节面粉碎性骨折(图 4-39C)。凡严重外伤，发生三踝骨折时，距小腿关节完全失去稳定性并发生脱位，称为 Pott 骨折。

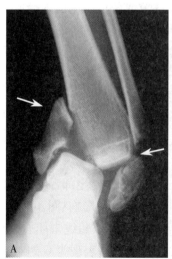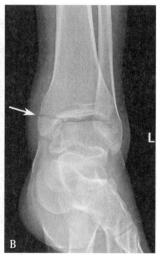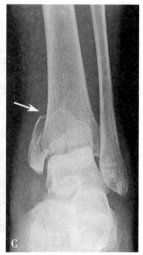

图 4-39 踝部骨折 X 线表现
A. 内收型；B. 外展型；C. 纵向挤压骨折

(3) CT表现:横断位扫描可清楚地显示各踝骨的骨折有无移位情况,特别是结合骨三维重建成像,更能了解骨折累及关节面的情况(图4-40)。

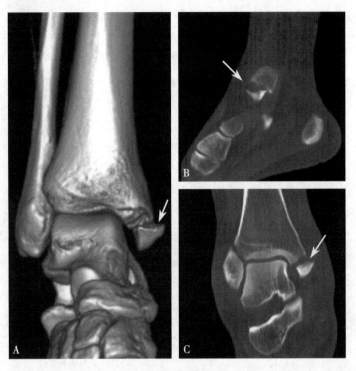

图4-40 踝部骨折CT表现
A.CT三维重建VR图像;B.CT矢状位图像;C.冠状位图像

10. 足部骨折 是指发生于足部距骨、跟骨、跖骨及趾骨部位的骨折。可由直接暴力如撞击伤或砸伤所致,间接暴力如高处坠落伤等所致。

(1) 临床表现:骨折后除了局部肿胀、压痛,伴有行走功能障碍外,不同部位还具有不同表现。距骨骨折后被动活动踝关节时距骨疼痛剧烈,明显移位或脱位时则出现畸形。跟骨骨折时局部可出现瘀斑,多见于跟骨内侧及足底骨折。严重者足跟部横径增宽,足弓变平,足部变长。跖骨、趾骨骨折时,趾骨或跖骨局部肿胀、疼痛明显。跖骨颈疲劳性骨折最初为前足痛,劳累后加剧,休息后减轻,2~3周后在局部可摸到有骨隆凸。

(2) X线表现:根据骨折部位不同可拍摄踝部与跗骨正侧位,跟骨侧位、轴位片,跖、趾骨正、斜位片,可以明确距骨、跟骨、跖骨及趾骨骨折的移位程度、类型,以及有无合并其他骨折脱位(图4-41)。骨折线可为横形、斜形,或为压缩、塌陷或粉碎性骨折。若临床表现明显,X线片未见确切骨折时,需进行CT扫描。

(3) CT表现:横断轴位扫描可提示骨皮质断裂的不全骨折,此外,对足部各骨的CT三维成像,结合去除邻近骨的遮盖等后处理技术,可以明确骨折对各关节的影响(图4-42)。

(4) 鉴别诊断:第5跖骨基底部撕脱骨折的诊断应与跖骨基底部骺线未闭合、腓骨长肌腱的籽骨相鉴别,后两者压痛、肿胀不明显,骨片边缘光滑规则,并表现为双侧对称部位出现。

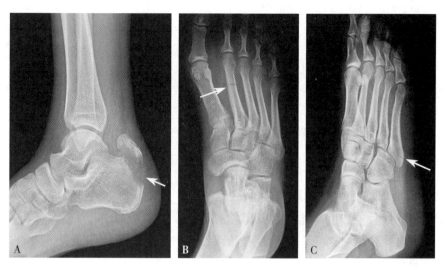

图 4-41　各种足部骨折 X 线表现

A. 跟骨骨折伴分离；B. 右第 2 跖骨骨折；C. 右第 5 跖骨基底部骨折

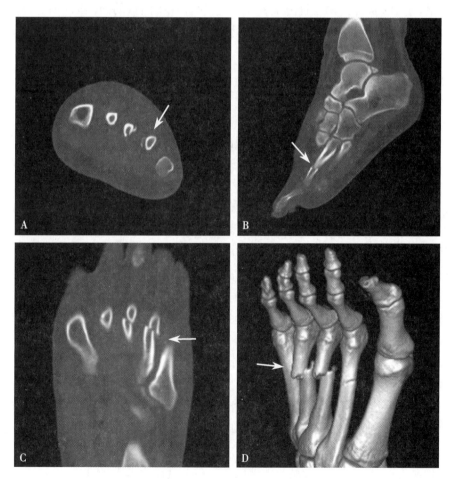

图 4-42　足部骨折 CT 表现

A. CT 横断位图像；B. CT 矢状位图像；C. CT 冠状位图像；D. CT 三维重建 VR 图像

四、脊柱骨折

脊柱骨折多见于男性青壮年,因骨质疏松所致的椎体压缩性骨折则多见于老年人。大多由间接外力引起,为由高处跌落时臀部或足着地、冲击力向上传导所致;少数由直接外力引起,如重物压伤、撞伤或火器伤。胸腰段脊柱骨折多见。

脊柱骨折包括椎体及其附件的骨折,以及所包含的椎管、硬膜囊、神经、脊髓、椎间盘、韧带的损伤等。主要依靠 X 线、CT 检查以明确椎体及其附件的骨折、移位情况,同时,脊柱的骨折大多可伤及脊髓,因此对脊髓的损伤评估应进行 MRI 检查。影像学的诊断可参照以下脊柱骨折三柱分类法(图 4-43)。

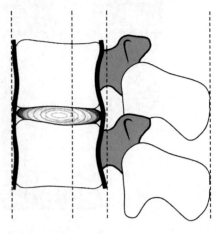

图 4-43 三柱划分示意图

1. 脊柱骨折三柱分型　1983 年 Denis 提出三柱分类概念,即脊柱的稳定性有赖于中柱的完整,而并非决定于后方韧带复合结构。1984 年 Ferguson 完善了 Denis 提出的三柱分类概念,认为椎体和椎间盘的前 2/3 属前柱,后 1/3 属中柱,后柱应包括椎弓、黄韧带、棘间韧带及椎管内结构。这是目前比较公认的三柱分类概念,凡中柱损伤者属于不稳定骨折。

知识链接

脊柱三柱理论的临床意义

Denis 于 1983 年在 Holdworth 二柱理论的基础上创立了三柱理论学说,强调韧带对脊柱稳定的作用。

三柱结构:前柱包括前纵韧带、椎体前 1/2 和椎间盘的前部;中柱包括后纵韧带、椎体后 1/2 及椎间盘的后部;后柱包括椎弓、黄韧带、椎间小关节和棘间韧带。

历史沿革:1984 年 Ferguson 完善了 Denis 的三柱分类概念,认为椎体和椎间盘的前 2/3 属前柱,后 1/3 属中柱。法国 Roy-Camille、Saillant 的三柱概念略有不同,他们认为中柱除椎体和椎间盘的后 1/3 外,尚应包括椎弓根、关节突。中柱的范围较广,而后柱仅指关节突后方的椎弓,包括椎板、横突、棘突,但仍然主张中柱损伤属于不稳定骨折,因此判定中柱损伤是分类的基础。当脊柱受到屈曲压缩外力,主要是前柱承受压力,中后柱承受张力。前柱压缩超过 1/2 时,中柱受损,后柱分离,椎体不稳。牵张伸展外力时,后柱承受压力,出现椎板及棘突骨折,而椎体前部间隙增宽,则表示有前纵韧带损伤,椎体不稳。爆裂骨折多为垂直性外力,如骨折仅累及中柱,则较稳定;同时累及后柱,系不稳定骨折。骨折脱位是三柱同时受损的一种类型,无论何种外力所致,均属于不稳定骨折。

三柱理论:在生理载荷下,腰椎的前柱和后柱分别承受载荷的 30% 和 20%,前柱和中柱共同负荷为 70%;而后柱与中柱共同负荷为 60%。前、中、后柱抗扭转能力各有不同,在 5° 旋转的情况下,如果前柱损伤,则抗旋转能力丢失 90%,说明前柱(主要是椎间盘)是脊柱运动功能单位中的主要抗旋转结构。脊柱稳定依赖于三柱结构的正常和平衡。而脊柱内源性稳定是由椎体、椎间盘、椎间小关节和韧带束承担的;外源性稳定由腰背部和腹部肌肉的张力,以及胸、腹腔的压力来维持。脊柱稳定性是实现其生理功能的先决条件,而创伤和劳损可使脊柱稳定性破坏,产生腰腿痛和相应的临床表现。

根据三柱划分,脊柱骨折可分为六型:

(1) 挤压骨折(impacted compression fracture)或称楔形骨折(wedge fracture):此型仅限于前柱骨折。暴力传导至脊柱时,脊柱位于屈曲位,主要累及前柱,后方的结构很少受影响,椎体压缩呈楔形。该型骨折不损伤中柱,脊柱仍保持其稳定性,为通常所称的单纯性压缩性骨折(图 4-44)。

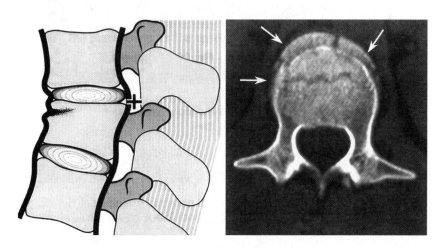

图 4-44　挤压骨折示意图及 CT 横断位图像

(2) 不完全爆裂骨折(incomplete bursting fracture):此型骨折累及脊柱前柱和中柱。通常为高空坠落伤,足臀部着地,脊柱保持正直,胸腰段脊柱的椎体受力最大,因挤压而破碎,由于不存在旋转力量,脊柱的后柱则不受影响,因而仍保留了脊柱的稳定性,但破碎的椎体与椎间盘可以突出于椎管前方,损伤了脊髓而产生神经症状(图 4-45)。

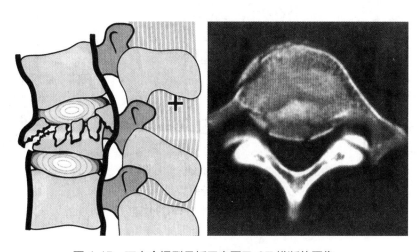

图 4-45　不完全爆裂骨折示意图及 CT 横断位图像

（3）完全爆裂骨折（complete bursting fracture）：此型骨折使前、中、后三柱同时受累。暴力来自轴向压缩以及顺时针旋转，在前中柱骨折的同时，使后柱亦出现断裂，为不稳定骨折，由于脊柱不稳定，会出现创伤后脊柱后突和进行性神经症状（图 4-46）。

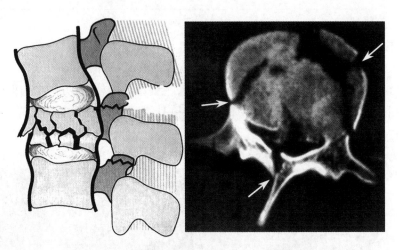

图 4-46 完全爆裂骨折示意图及 CT 横断位图像

（4）机遇骨折（chance fracture）：此型骨折亦同时累及前、中、后三柱，为椎体水平撕裂性损伤。为脊柱过度屈曲时所受暴力的后果，这种骨折也是不稳定骨折，临床上比较少见（图 4-47A）。

（5）屈曲 - 分离损伤（flexion-distraction injury）：屈曲轴在前纵韧带的后方，前柱部分因压缩力量而损伤，而中、后柱则因牵拉的张力力量而损伤，中柱部分损伤表现为脊椎关节囊破裂，关节突脱位、半脱位或骨折，此类骨折是潜在性不稳定骨折，原因是黄韧带、棘间韧带和棘上韧带都有撕裂（图 4-47B）。

（6）传输骨折（translation injury）：又名移动性损伤。如车祸时暴力直接来自背部后方的撞击，或弯腰工作时，重物高空坠落直接打击背部，在强大暴力作用下，椎管的对位对线已经

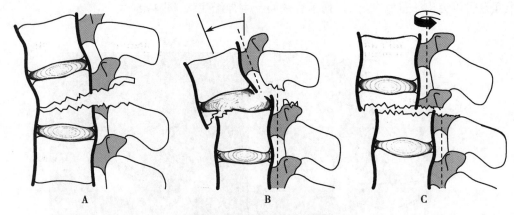

图 4-47 特殊类型示意图
A. 机遇骨折；B. 屈曲分离损伤；C. 传输骨折

完全破坏,在损伤平面,椎体横向移位,通常三柱都受到剪力的作用,损伤平面通常通过椎间盘,同时还有旋转力量的参与,因此脱位程度重于骨折。当椎间关节完全脱位时,下关节突移至下一节椎体上关节突的前方,互相阻挡,称关节交锁。这类损伤极为严重,脊髓损伤亦难免,预后较差(图 4-47C)。

2. 颈椎骨折

(1)临床表现:颈椎骨折可引起颈部疼痛、活动障碍,甚至高位截瘫,或者休克。

(2)骨折特殊分型:颈椎骨折有其特殊性,影像学可分为上颈椎(寰枢椎)骨折和下颈椎骨折。

1)寰枢椎骨折:主要见于高处坠落和交通事故。多由于颈部受到垂直暴力所致。寰枢椎骨折分为六型:后弓骨折、爆裂骨折、前弓骨折、横突骨折、粉碎性骨折、侧块骨折(图 4-48)。

2)齿状突骨折:水平剪切力与轴向压缩力共同作用是造成齿状突骨折的主要机制。骨折线可累及齿状突尖部,且稳定,骨折可穿过齿状突的基底部,骨折亦可延伸至枢椎的椎体。

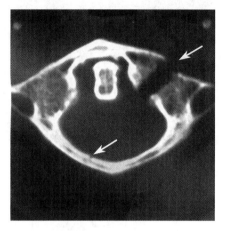

图 4-48 寰椎骨折 CT 表现
CT 横断位:寰椎侧块、后弓骨折(白箭头)

3)Hangman 骨折:由于绞刑或者交通事故等外力引起的枢椎椎弓根骨折。分为三型:骨折无明显移位及成角、成角移位明显、成角移位明显伴 2~3 颈椎小关节脱位。

4)下颈椎骨折:分型较复杂,解剖结构和损伤特点与胸腰椎类似,又有所区别。可有以下类型:①后柱骨折:包括棘突、椎板、横突;②关节突骨折:关节突或椎弓骨折;③前柱骨折:椎体压缩骨折、伸展泪滴骨折(椎体前缘撕脱骨折)、稳定及不稳定爆裂骨折;屈曲型泪滴骨折(常伴脊髓损伤)。

3. 胸椎、腰椎、骶椎骨折影像学表现

(1)X 线表现:脊柱外伤后 X 线摄片是首选的检查方法,有助于较全面地了解损伤部位。如损伤部位明确,也可直接行患部 CT 检查,以避免患者的搬动。同时应注意老年人感觉定位模糊,胸腰段脊柱骨折常主诉为下腰痛,单纯腰椎片会遗漏下胸椎骨折,故行腰椎摄片时应注明包括 T_{10}~T_{12} 在内。摄片时常规为正侧位,必要时加摄斜位片,以便了解椎弓峡部有无骨折(图 4-49)。

(2)CT 表现:可作为常规检查,也可以作为首选。横断位扫描结合骨三维成像,可以了解椎体的骨折类型、累及范围,以及骨折在 CT 三维上的情况(图 4-50、图 4-51),还可显示出有无碎骨片挤入椎管内,并测量骨性椎管的狭窄有无或程度如何。但 CT 片上不能显示出脊髓损伤情况,为此必要时应做 MRI 检查。

(3)MRI 表现:MRI 在脊柱外伤中不作为首选,目前不能作为急诊检查,只有在 CT 提示椎管内损伤,如硬脊膜外血肿、脊髓损伤或截断、骨碎片嵌入等,以及脊柱相关的韧带损伤时可选用。应常规做 T_1WI、T_2WI 或脂肪抑制成像。MRI 表现为椎管内信号改变,或脊髓损伤所表现出的异常高信号,或显示韧带信号的中断(图 4-52)。

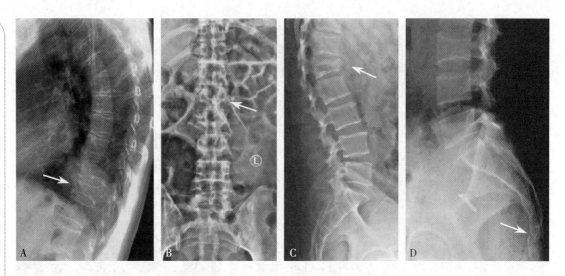

图 4-49 脊柱的骨折 X 线表现

A.胸椎侧位:第 11 胸椎压缩性骨折;B.腰椎正位:第 1 腰椎压缩性骨折;C.腰椎侧位:第 1 腰椎压缩性骨折;
D.骶椎侧位:第 5 骶骨骨折

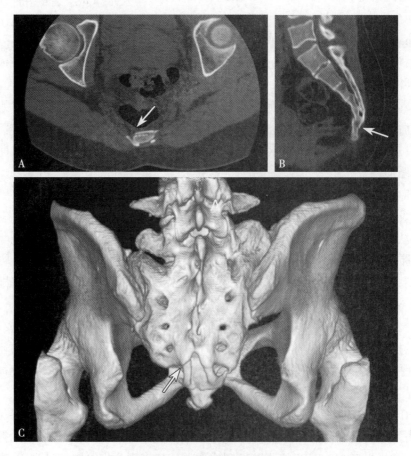

图 4-50 骶椎骨折 CT 表现

A. CT 横断位图像;B. CT 矢状位图像;C. CT 三维重建 VR 图像

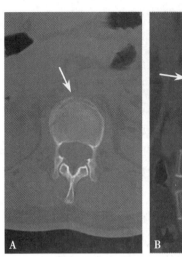
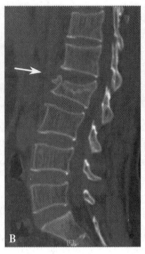
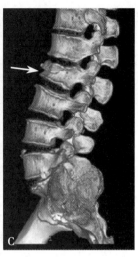

图 4-51 腰椎骨折 CT 表现

A. CT 横断位图像；B. CT 矢状位图像；C. CT 三维重建 VR 图像

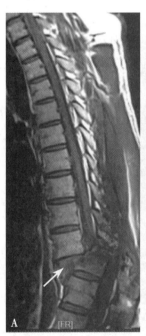
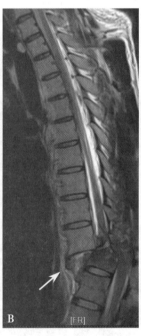
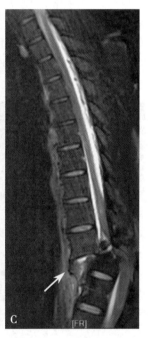

图 4-52 胸椎骨折 MRI 表现：胸 11 椎体骨折、脱位、相应脊髓横断损伤

A. T_1WI 图像；B. T_2WI 图像；C. T_2WI 压脂图像

五、骨盆骨折

骨盆骨折指发生在组成骨盆的骶骨、尾骨、髋骨、耻骨、坐骨等部位的骨折。是一种常见骨折，其发病率较高。骨盆骨折是一种严重外伤，多由直接暴力或骨盆挤压所致，主要为车祸伤，其次是高处坠落伤、挤压伤等。

1. 临床表现 以局部疼痛、肿胀，会阴部、腹股沟部或腰部可出现皮下瘀斑，下肢活动和翻身困难，患侧下肢可有短缩畸形为主要表现，半数以上伴有合并症或多发伤，最严重的是创伤性失血性休克及盆腔脏器合并伤,救治不当有很高的死亡率。

2. 影像学表现

(1) X线表现:X线摄片一般可明确骨折部位、骨折类型及其移位情况,亦常能提示可能发生的合并症。骨盆骨折根据受力来源可分为压缩型、分离型和中间型。

1) 压缩型:骨盆侧方受到撞击致伤,如车祸伤、跌伤或其他自然灾害所致。先使其前环薄弱处耻骨上下支发生骨折,应力继续沿髂骨翼向内压(或内翻),在后环骶髂关节或其邻近发生骨折或脱位。来自侧方应力使骨盆向对侧挤压并变形。耻骨联合常向对侧移位,髂骨翼向内翻,伤侧骨盆向内压、内翻可使骨盆环向对侧扭转变形。包括耻骨上下支、骶骨、髂骨翼的骨折等(图4-53A)。

2) 分离型:骨盆受到前后方向的撞击或两髋分开的暴力,如跌伤、俯卧位骶部砸伤。两髂前部着地,髂骨翼向外翻,使前环的耻骨、坐骨支骨折或耻骨联合分离,应力继续使髂骨更向外翻,骶髂关节或其邻近发生损伤,骨盆环的变形使伤侧髂骨翼向外翻或扭转,可引起髋关节外旋。包括耻骨支、坐骨支骨折,耻骨联合分离,骶骨、髂骨翼骨折等(图4-53B)。

3) 中间型:仅发生骨盆前后环骨折,但骨盆无扭转变形,包括耻骨、骶骨、髂骨等的骨折,一般骨折无明显移位,如耻骨支骨折、耻骨联合分离、单侧髂骨骨折、髋臼骨折和单侧骶髂关节半脱位伴有小片骨折等(图4-53C)。

此外,还可依据骨盆环的稳定性进行分类:前环骨折如耻骨支骨折、髂前上棘撕脱骨折等均不破坏骨盆的稳定性,后环骶髂关节及其两侧的骨折脱位和耻骨联合分离,都破坏了骨

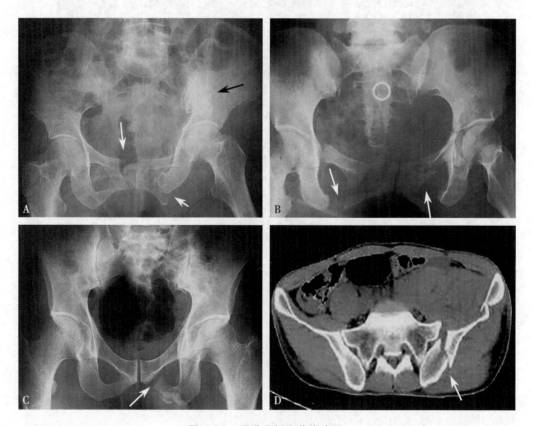

图4-53 骨盆骨折影像学表现

A.压缩型:耻骨骨折(白长箭头)与坐骨骨折(白短箭头),左骶髂关节损伤(黑箭头);B.分离型:两侧坐骨支骨折;C.中间型:左坐骨支骨折;D.CT横断位:左髂骨骨折

盆的稳定性,为不稳定骨折。

(2) CT 表现:X 线检查未发现骨折时应进行 CT 检查,结合 CT 三维重建成像,应能了解骨折部位及骨折线的累及部位、移位情况,以及一些合并症。①腹膜后血肿:巨大腹膜后血肿可蔓延到肾区、膈下或肠系膜;尿道或膀胱损伤。②直肠损伤:除非骨盆骨折伴有阴部开放性损伤时,直肠损伤并不是常见的合并症,直肠破裂如发生在腹膜反折以上,可引起弥漫性腹膜炎;如发生在反折以下,则可发生直肠周围感染,常为厌氧菌感染。③神经损伤:多在骶骨骨折时发生,组成腰骶神经干的骶 1 及骶 2 最易受损伤,可出现臀肌等肌力减弱,后方及足外侧部分感觉丧失。④骶神经损伤:严重时可出现跟腱反射消失。

CT 可在多个平面上清晰显示骶髂关节及其周围骨折,或髋臼骨折的移位情况(图 4-53D)。因此,凡涉及后环和髋臼的骨折,应行 CT 检查及骨盆三维重建,以从整体显示骨盆损伤后的全貌。

六、肋骨骨折

在胸部外伤中,主要包括肋骨骨折和胸骨骨折,其中超过半数均可发生肋骨骨折。直接暴力可致肋骨骨折,断端向内移位,可伤及肋间血管、胸膜和肺,产生血胸和 / 或气胸。间接暴力如前后挤压伤,骨折多发生在肋骨中段,断端向外移位,刺伤胸壁软组织,产生胸壁血肿。枪弹伤或弹片伤所致肋骨骨折常为粉碎性骨折。

1. 临床表现　以肋骨局部肿胀疼痛,深呼吸、咳嗽或喷嚏时疼痛加剧,局部压痛明显等为主要表现。胸廓挤压试验阳性,或有骨擦音、骨擦感和肋骨异常移动。

2. 影像学表现

(1) X 线表现:胸片上大都能够显示肋骨骨折。多为横断形,亦有斜形,可单发或多发,大多为一侧性。多发生在第 4~7 肋,肋弓部常见(图 4-54)。发生在第 1、2 肋骨及第 11 与 12 肋骨骨折较少见。结合 CT 检查以了解骨质的连续性是否破坏。此外,胸片可了解是否有气胸或血胸(血气胸)等改变。

(2) CT 表现:横断位即可显示骨折情况,但准确定位尚需结合定位像、骨三维重建或胸部平片。对第 1 或第 2 肋骨骨折合并的锁骨或肩胛骨骨折、合并胸内脏器及大血管损伤、支气管或气管断裂、心脏挫伤、下胸部肋骨骨折可能合并腹内脏器损伤,特别是肝、脾和肾破裂,较有优

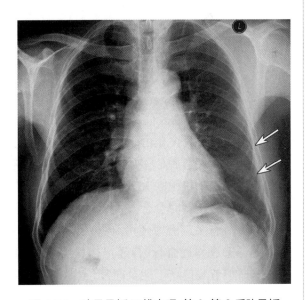

图 4-54　肋骨骨折 X 线表现:第 8、第 9 后肋骨折

势。此外,序列性多根多处肋骨骨折,或多根肋骨骨折合并多根肋软骨骨骺分离,或双侧多根肋软骨骨折,可造成胸壁软化,称为胸壁浮动伤,又称为连枷胸。连枷胸常伴有肺挫伤,CT 显示为肺内实变影,或合并有肺不张改变(图 4-55)。

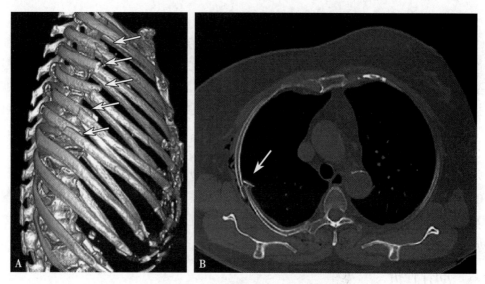

图 4-55　肋骨多发骨折 CT 表现
A. CT 三维重建 VR 图像；B. CT 横断位图像

第二节　关 节 脱 位

一、概论

关节脱位（dislocation of joint）是指构成关节各骨之关节面相互之间失去了正常解剖关系，又称脱臼。关节脱位可分为外伤性脱位、病理性脱位、先天性脱位和习惯性脱位四种。根据关节面对应关系脱离的程度，又可分为完全脱位和半脱位。根据脱位后的时间，又可分为新鲜脱位和陈旧性脱位。由于病理基础不同，本节主要讲述外伤性关节脱位。

外伤性关节脱位是由于外伤所致的关节正常关系丧失，并不能自行回复到正常状态。临床上外伤性关节脱位多见于青壮年患者，都有明确的外伤史。常发生在活动范围大、关节囊及周围韧带松弛的关节。人体肘关节脱位发生率最高，其次为肩、足、髋、踝、腕、膝等关节。关节脱位有时会合并关节附近骨折，尤以撕脱骨折最常见，这和关节损伤时韧带和肌腱的牵拉有关。有时还可合并关节内积血、关节软骨骨折和韧带肌腱撕裂。有些关节脱位还可造成邻近血管、神经损伤，后果较严重，晚期甚至发生缺血性骨坏死和骨性关节炎。陈旧关节脱位若不能及时复位，常造成畸形关节纤维愈合、骨化性肌炎、骨性融合、功能丧失等。

关节脱位常规应用 X 线摄片即可明确诊断，但某些轻微半脱位的诊断不明确时，常需做负重位下准确的关节测量或拍摄健侧片对比才能得出结论。一些 X 线片不易显示或解剖关系复杂的关节脱位，如寰枢关节脱位等脊柱脱位、足部脱位等，临床常用螺旋 CT 扫描并三维重建观察脱位骨关节的位置关系。合并关节内积血、关节软骨骨折和韧带肌腱撕裂时，还需借助 MRI 才能全面评价损伤程度。

二、四肢关节脱位

(一) 肩关节脱位

肩关节是全身各关节中活动度最大的关节,其肩胛盂发育浅,关节囊及周围韧带松弛,结构不牢固,故外伤性肩关节脱位非常常见。临床多见于青壮年和老年人,可出现肩关节疼痛、活动障碍和方肩征。根据肱骨头脱位的程度,以及脱位后肱骨头与肩胛骨的位置,肩关节脱位可分为肩关节半脱位、前脱位、后脱位。因肩关节囊前壁较薄弱,故以前脱位最常见。后脱位非常少见,易漏诊,一般要拍侧位片或作 CT 扫描。

1. 临床表现

(1) 伤肩肿胀,疼痛,主动和被动活动均受限。

(2) 患肢呈弹性固定于轻度外展位,常以健手托住患臂,头和躯干向患侧倾斜。

(3) 肩部三角肌塌陷,呈方肩畸形,在腋窝、喙突下或锁骨下可触及移位的肱骨头,关节盂空虚。

(4) 搭肩试验阳性,患侧肘部贴近胸壁时,患侧手不能触及对侧肩部。

2. 影像学表现

(1) 前脱位:前脱位可分为三型。

1) 喙突下型:多见,肱骨头向内下移位,与肩胛骨关节盂及肩胛颈相重叠(图 4-56A)。

2) 盂下型:肱骨头脱出肩胛骨关节盂后,明显向下移位,在肩胛骨外缘下方,多数合并肱骨大结节骨折(图 4-56B)。

3) 锁骨下型:较少见,肱骨头脱出关节盂后明显向内移位。

(2) 后脱位:正位片肱骨轻度外展,关节间隙仍然存在。需 CT 明确诊断。

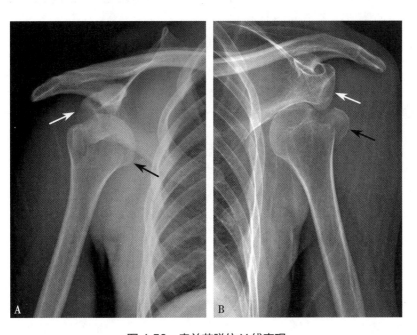

图 4-56 肩关节脱位 X 线表现

A. 喙突下型:示肱骨头向前下移位于喙突下方(黑箭头),肩胛盂空虚(白箭头);

B. 盂下型并肱骨大结节撕脱骨折:示肱骨头向前下移位于肩胛盂下方,伴肱骨大结节见撕脱骨片影(黑箭头),肩胛盂空虚(白箭头)

3. 鉴别诊断

（1）肩关节周围炎：临床表现主要为肩部疼痛和功能活动受限，X线可明确诊断。

（2）肩锁关节脱位：同样表现为肩部肿痛、活动受限，但无方肩畸形及弹性固定，X线可明确脱位部位。

（3）锁骨骨折：可触及锁骨局部骨擦音及骨擦感，X线可明确诊断。

（4）肱骨外科颈骨折：肩部肿胀及局部瘀斑更为明显，肱骨上端可有环形压痛，有时可伴有肩关节脱位，X线片可明确骨折线及移位情况。

（二）肩锁关节脱位

肩锁关节由肩胛骨、肩峰关节面与锁骨肩峰端关节面构成，属平面微动关节，正常关节间隙宽度约0.5cm，周围有喙锁韧带和肩锁韧带加固。外伤性肩锁关节脱位较多见，常因重物过度牵引手臂或直接暴力引起。

1. 临床表现　患肩局部疼痛、肿胀，伤肢外展或上举困难，前屈和后伸运动亦受限。体格检查时肩锁关节处压痛阳性，可触及一个凹陷，按压锁骨远端有弹性活动。

2. 影像学表现　X线表现：临床常规拍摄肩锁关节或肩关节正位片，可见肩锁关节间隙增宽或锁骨外侧端向上移位。有时肩锁关节半脱位不易确诊，还需拍摄健侧片对照两侧肩锁关节间隙是否对称，必要时两手提携重物摄片则更易显示（图4-57）。

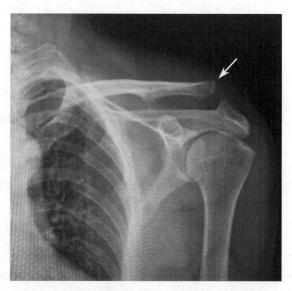

图4-57　肩锁关节脱位X线表现（肩关节正位片）：锁骨远端向上移位，超过肩峰端，肩峰的下缘与锁骨远端下缘不在同一水平（白箭头）

📖 知识链接

肩锁关节脱位的分型

肩锁关节脱位分型于20世纪60年代由Tossy等首先提出，其根据体检结果和影像学检查显示的韧带损伤范围，将肩锁关节脱位分为3型，此即Tossy分型。而Rockwood等在此基础上于1989年将肩锁关节脱位分成6型，目前此分型受到广泛应用，此即Rockwood分型。

Ⅰ型：肩锁韧带扭伤，喙锁韧带、三角肌、斜方肌未受损。X线检查显示关节无异常，MRI检查可见肩锁关节扭伤迹象。

Ⅱ型：肩锁关节遭到破坏；肩锁间隙增宽，与健侧相比在垂直方向上可有轻度的分离；喙锁韧带扭伤；喙锁间隙可轻度增加。X线检查显示喙锁间隙较正常增加小于25%。

Ⅲ型：肩锁韧带断裂；肩锁关节脱位，肩关节下移；喙锁韧带断裂；喙锁间隙较健侧增加25%~100%；三角肌、斜方肌从锁骨上分离。

Ⅳ型：肩锁韧带断裂；肩锁关节脱位，锁骨向后方移位刺入或刺穿斜方肌；喙锁韧带断裂；喙锁间隙较健侧增加或正常；三角肌、斜方肌从锁骨上分离。

　　Ⅴ型：肩锁韧带断裂；喙锁韧带断裂；喙锁间隙较健侧显著增加100%~300%；三角肌、斜方肌从锁骨上分离。

　　Ⅵ型：肩锁韧带断裂；喙突下型喙锁韧带断裂，肩峰下型喙锁韧带完整；肩锁关节脱位，锁骨下移至喙突下或肩峰下；喙锁间隙在喙突下型呈反向而在肩峰下型减小；三角肌、斜方肌从锁骨上分离。

　　3. 鉴别诊断　本病与肩关节脱位鉴别诊断相同。

　　（三）肘关节脱位

　　肘关节脱位相当常见，以儿童和青少年居多。可分为后脱位和侧方脱位。多见于摔倒时手掌着地导致尺、桡骨向肱骨下端的后上方移位，引起肘关节后脱位。肘关节属滑车关节，脱位后常可伴尺骨鹰嘴窝或肱骨下端骨折，易引起周围血管和神经损伤，若处理不当，则预后不佳。肘关节骨骺较多，儿童骨骺发育尚不完全，关节面对应关系不易确定，故肘关节半脱位的诊断比较困难，必要时还需摄健侧对照，方可确诊。单纯桡骨小头脱位多见于儿童，常需做准确的关节测量才能确诊。成人单纯桡骨小头脱位少见，应注意有无合并尺骨近段骨折即孟氏骨折（临床更多见）。

　　1. 临床表现　肘关节肿胀、疼痛，关节置于半屈曲状，屈伸活动受限。肘窝部饱满，前臂外观变短，尺骨鹰嘴后突，肘后部空虚和凹陷。肱骨内、外髁及鹰嘴伸肘时，三点成一直线，而屈肘时成等腰三角形，脱位时三者的关系破坏。肘关节脱位时，应注意血管、神经损伤的有关症状及体征。

　　2. X线表现

　　（1）后脱位：侧位片显示尺、桡骨近端向肱骨远端的后上方移位，关节对位关系丧失；正位片示尺、桡骨近端和肱骨远端重叠。

　　（2）侧方脱位：正位片示尺、桡骨近端向肱骨远端的侧方移位，以外侧移位多见，关节对位关系丧失；侧位片示尺、桡骨近端和肱骨远端相互重叠（图4-58）。

　　3. 鉴别诊断

　　（1）肱骨远端全骨骺分离：在未出现肱骨小头骨化中心时，两者不易区别，但肱骨远端全骨骺分离时肘后三点关系正常，而脱位时则有改变。

　　（2）伸直型孟氏骨折：合并尺骨鹰嘴骨折的肘关节前脱位多伴有肱桡关节脱位，但上桡尺关节无分离，临床易与伸直型孟氏骨折相混淆。

　　（3）肱骨髁上骨折：尺骨鹰嘴和肱骨内、外髁三角关系是区别两者的要点。

　　（四）远侧尺桡关节脱位

　　远侧尺桡关节属微动关节，关节接触面较小，外伤后多形成半脱位。

　　1. 临床表现　远侧尺桡关节背侧脱位最为多见，可见前臂旋前时尺骨小头向背侧突出，旋后时自动复位，局部肿胀并有压痛。被动活动下尺桡关节，可感知较正常侧松弛，并伴疼痛，有时出现弹响。

　　2. 影像学表现

　　（1）X线表现：远侧尺桡关节间隙增宽，超过2mm以上，侧位片显示尺骨向背侧移位。

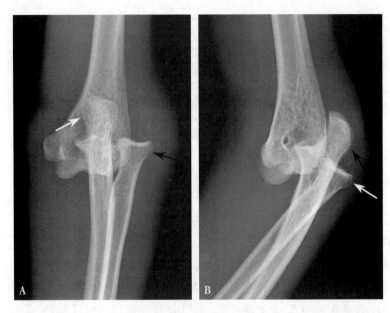

图 4-58 肘关节脱位 X 线表现

A. 正位片:尺骨鹰嘴(白箭头)和桡骨小头(黑箭头)向肱骨远端外侧移位,对位不良;B. 侧位片:尺骨鹰嘴(黑箭头)和桡骨小头(白箭头)向肱骨远端后上方移位,对应关节丧失

此关节间隙宽度变异较大,诊断时应慎重,必要时应与健侧作对比,并密切结合临床症状,还需注意是否合并桡骨下段骨折,即盖氏骨折。

(2) CT 表现:横断面上分别沿桡骨背侧、掌侧缘做一连线,正常时尺骨小头位于两连线之间;如尺骨小头脱位则位于两连线之外;如尺骨小头半脱位则位于两连线上。

3. 鉴别诊断

(1) 盖氏骨折:桡骨干下 1/3 骨折合并下尺桡关节脱位,移位明显者可出现前臂短缩,成角畸形,X 线检查可确诊。

(2) 桡骨远端骨折:腕部肿胀、桡侧压痛明显,活动受限,可伴有典型的餐叉状和枪刺样畸形。

(五) 腕关节脱位

腕关节脱位包括桡腕关节脱位、腕骨脱位和腕掌关节脱位,现主要介绍腕骨脱位。腕关节各种功能活动主要以头月关节为中心,因此腕骨脱位多引起头月关节异常。临床常见以下分型:月骨脱位、月骨周围脱位、腕骨间关节前脱位和经舟骨月骨周围脱位。其中月骨脱位最常见,即当跌倒后手掌触地,手腕部呈过伸性背屈时,月骨被桡骨下端和头状骨挤压,即造成月骨向掌侧脱位,犹如"一颗豆粒自其豆荚中挤出一样";而月骨周围脱位是因手掌触地,暴力作用于掌骨及远侧腕骨时,腕骨间韧带先行撕裂,月骨和桡骨下端保持正常位置,而其他腕骨向月骨背侧移位。

1. 临床表现 患侧桡骨远端隆起并有明显压痛,正中神经分布区有麻木感,手指呈半屈位,腕关节活动功能丧失。腕间关节脱位多伴有严重的软组织撕裂伤。

2. X 线表现

(1) 月骨脱位:正位片显示头月关节间隙重叠或消失,侧位片最具诊断价值,可见月骨旋转移向掌侧,其凹面向掌侧,凸面向背侧(图4-59)。

(2)月骨周围脱位:同月骨脱位类似,正位片显示头月关节间隙重叠或消失,诊断主要依赖侧位片,示月骨和桡骨下端保持正常关系,其余腕骨随头状骨向背侧移位。

(3)经舟骨月骨周围脱位:即月骨周围脱位伴有舟骨骨折(图4-60)。

(4)腕骨间关节前脱位:正位片远近排腕骨间隙重叠,侧位片观察近排舟、月、三角骨原位不动,唯有豆骨连同远排诸腕骨一起向前脱位。

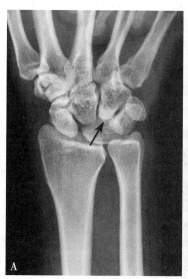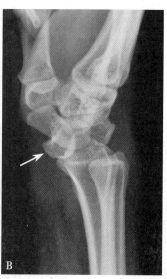

图4-59 月骨脱位X线表现

A.正位片:月骨失去正常形态,与前排腕骨间隙重叠(黑箭头);B.侧位片:月骨(白箭头)向前方脱出移位

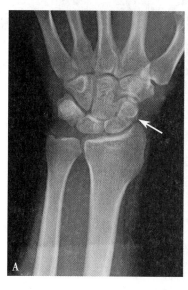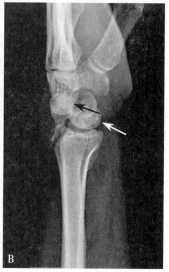

图4-60 经舟骨月骨周围脱位X线表现

A.正位片:舟骨骨折(白箭头);B.侧位片:月骨(白箭头)与桡骨关节面对应尚正常,头状骨(黑箭头)向背侧移位

3. 鉴别诊断

（1）尺桡骨远端骨折：均表现为腕部疼痛，活动受限，X 线可明确骨折部位。

（2）掌骨骨折：疼痛部位偏于掌部，局部肿胀、淤青明显，X 线可明确。

（六）掌指和指间关节脱位

掌指和指间关节脱位，常见于直接暴力作用，关节脱位的方向与暴力作用方向相关，可向背侧、掌侧、尺侧或桡侧移位，一般以背侧脱位更为多见。脱位时可合并掌指骨骨折，诊断多较容易。

1. 临床表现 脱位关节局部肿胀、疼痛、弹性固定、过伸或屈曲畸形、功能障碍。

2. 影像学表现 X 线表现：正位片可显示远节指骨相对于近节指骨或掌骨侧方移位（图 4-61A）；斜位或侧位片可显示远节指骨相对于近节指骨或掌骨背侧或掌侧移位（图 4-61B）。

3. 鉴别诊断 注意与掌骨骨折、指骨骨折相鉴别，影像学鉴别较容易。

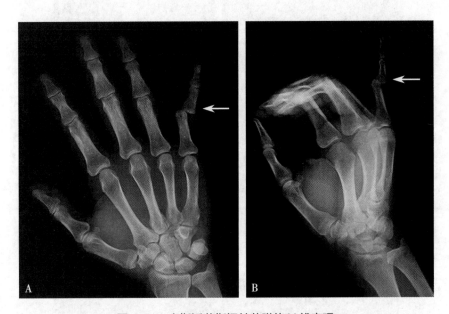

图 4-61 小指近节指间关节脱位 X 线表现

A. 正位片：小指中节指骨向近节指骨的尺侧移位（白箭头）；B. 侧位片：小指中节指骨向近节指骨的背侧移位（白箭头）

（七）髋关节脱位

髋关节外伤性脱位并不常见，远不如先天性髋关节脱位多见。外伤性髋关节脱位均系强大的暴力所致，多见于青壮年。髋关节脱位根据股骨头脱位的方向，可分为后脱位、前脱位和中心型脱位。以后脱位最为常见。

1. 临床表现

（1）髋关节后脱位：患髋呈屈曲、内收、内旋、短缩畸形等。

（2）髋关节前脱位：患髋呈伸直、外展、外旋畸形等。

（3）中心型髋脱位：患肢短缩畸形，患髋肿胀、疼痛、活动受限等。

2. 影像学表现

(1) X线表现

1) 髋关节后脱位:正位片见股骨头向后上方移位,并略向外,和髋臼的上部重叠,股骨呈内收内旋,大粗隆突出,小粗隆消失。有时可合并股骨头坏死或髋臼后缘骨折(图4-62A)。

2) 髋关节前脱位:正位片见股骨头下移,在髋臼下方,与坐骨结节相重叠,股骨呈外展状态。有时合并髋臼前缘骨折。

3) 中心型髋脱位:X线示髋臼底部粉碎性骨折,股骨头进入盆腔内。

(2) CT和MR表现:CT平扫及三维重建技术可明确髋关节脱位合并髋臼骨折的情况(图4-62B、C、D)。MRI在评价周围关节囊、韧带肌腱撕裂,盂唇骨折以及中心型骨折对盆腔内部组织损伤的情况,则更具优势。

3. 鉴别诊断

(1) 股骨颈骨折:有外伤史,髋关节局部疼痛、功能活动障碍,不能站立和行走。可有轻度屈髋屈膝及外旋畸形,X线和CT可进行鉴别。

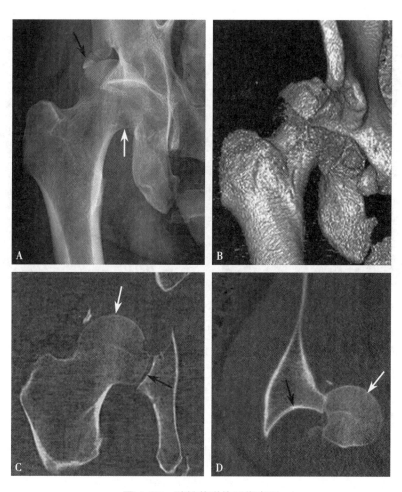

图4-62 髋关节脱位影像表现

A. 正位片:右股骨头(白箭头)向外上方移位,髋臼外上方见骨片分离移位(黑箭头);B. CT三维重建:右股骨头向外上方移位,关节对位不良;C. CT冠状位重建:髋关节股骨头(白箭头)位于髋臼(黑箭头)外上方;D. CT矢状位重建:髋关节股骨头(白箭头)位于髋臼(黑箭头)后方

（2）股骨转子间骨折：与股骨颈骨折相似，下肢短缩、外旋畸形明显。X 线、CT 可明确骨折类型及移位情况。

（八）膝关节脱位

因膝关节周围韧带、肌腱较多，结构牢固，故脱位非常少见，需受强大的暴力才能引起。一般以胫骨上端移位的方向为准，按移位的方向可分成向前、向后、向内、向外脱位，严重时还可产生旋转性脱位。膝关节前方的髌骨，亦可因暴力作用而脱位，可向内、向外、向下完全脱位或半脱位。此外，膝关节脱位时常可伴有关节骨端骨折、半月板或交叉韧带撕裂，需进一步行 MRI 检查方可确诊。

1. 临床表现　患膝伤后可出现皮下瘀斑、疼痛、肿胀和功能受限或异常活动，可能存在向前、后、内、外侧移位或扭曲畸形；由于胫骨平台与股骨髁之间不易交锁，常可自行复位，故有时不呈现畸形，此时更应得到重视，以免脱位后造成韧带、血管损伤的漏诊。

2. 影像学表现

（1）X 线表现：正位片可显示胫骨平台与股骨髁的侧方移位关系，而侧位片可显示胫骨平台与股骨髁前后移位的关系，并可显示关节局部骨折情况（图 4-63）。

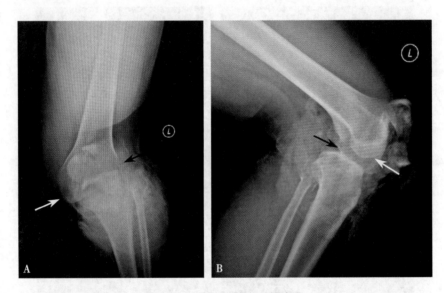

图 4-63　膝关节脱位 X 线表现

A. 正位片：股骨远端向胫骨平台水平（黑箭头）前内下方移位，股骨内侧髁（白箭头）超过胫骨内侧髁水平；B. 侧位片：股骨内侧髁后缘（白箭头）明显向前移位，超过了胫骨髁间嵴（黑箭头），并与其间距增大

（2）CT 表现：平扫及三维重建可准确、立体显示膝关节脱位的关系，并显示关节内骨折等情况。

（3）MRI 表现：MRI 对于膝关节脱位后周围软组织、半月板及韧带损伤等诊断具有重要意义。

（4）血管彩超、血管造影：可以明确脱位后对膝关节周围血管损伤的情况，尤其是腘动脉。

3. 鉴别诊断

（1）髌骨骨折：多表现为髌前肿胀明显，可触及骨擦感及骨擦音，局部疼痛及膝关节屈伸活动功能障碍等,X线及CT可明确。

(2) 膝关节韧带损伤:膝关节脱位的合并症之一,也常因外伤致病,需结合侧方应力试验、抽屉试验,以及X线、磁共振成像等影像学检查明确诊断。

(3) 膝关节半月板损伤:膝关节脱位的合并症之一,同样表现为疼痛、肿胀及功能障碍,常需通过MRI或关节镜检查明确诊断。

(九) 踝关节脱位

距小腿关节脱位常并发于胫、腓骨下端骨折,致病原因主要是强烈的踝内翻或外翻暴力。

1. 临床表现 伤后关节局部肿胀、疼痛、瘀斑、功能活动丧失,有不同脱位方向。

(1) 内脱位:呈足外翻外旋,内踝下高突,局部皮肤紧张,外踝下凹陷,畸形明显。

(2) 外脱位:呈内翻内旋,外踝下高突,皮肤紧张,内踝下空虚。

(3) 前脱位:足极度背屈,不能跖屈,跟腱两侧有胫腓骨远端的骨性突起,跟骨前移,跟腱紧张。

(4) 后脱位:足跖屈、跟骨后突、跟腱前方空虚、踝关节前方可触及突出的胫骨下端,而其下方空虚。

2. 影像学表现

(1) X线表现:正位片上,内翻暴力引起的脱位,可使距小腿关节外侧关节间隙分离增宽,提示外侧韧带断裂;外翻暴力引起的脱位,可使距小腿关节内侧关节间隙分离增宽,提示内侧韧带断裂。严重的脱位还可见距骨倾斜转位(图4-64A)。侧位片主要观察胫骨下端关节面和距骨上关节面关系失调(图4-64B)。

(2) CT和MRI表现:螺旋CT扫描并三维重建可更好地显示踝关节各骨的位置关系,为临床治疗提供帮助。MRI能很好地显示距小腿关节内外侧韧带和胫腓骨下方韧带的撕裂情况,及晚期合并距骨缺血坏死等征象。

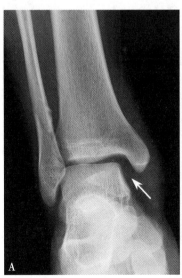
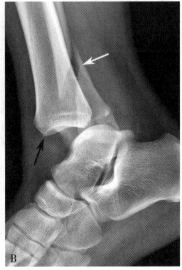

图4-64 距小腿关节脱位X线表现

A. 正位片:踝关节对位不良,内侧间隙明显增宽(白箭头);B. 侧位片:胫骨远端(黑箭头)明显向前移位,踝关节对应关系丧失,腓骨远段见骨折(白箭头)

3. 鉴别诊断　根据外伤史及影像学表现,不难与单纯踝部骨折、踝关节扭伤等鉴别。

（十）足部脱位

足部脱位包括距下关节、跗跖关节和跖趾关节脱位。其中距下关节脱位较少见,而跗跖关节脱位相对多见,多由重物压伤足背引起,常伴有跖骨和跗骨骨折,易损伤足背动脉,引起前足坏死。跖趾关节和趾间关节脱位类似,亦多见于重物压伤。

1. 临床表现

（1）距下关节脱位:后足明显肿胀、畸形,弹性固定,距下关节空虚,皮下可触及脱位的距骨头,有时可伴有开放性伤口、足背动脉搏动减弱、足趾皮肤感觉减退等。

（2）跗跖关节脱位:中足疼痛,肿胀,明显的足底、足背瘀斑,站立或行走时疼痛加剧。

（3）跖趾关节和趾间关节脱位:局部肿胀、疼痛,畸形,皮下淤青,弹性固定,跖趾或趾间关节活动受限。

2. X线表现

（1）距下关节脱位:侧位片显示距下关节间隙增宽,如伴有距舟关节和跟骰关节脱位,则显示跟骨和距骨向后移位。

（2）跗跖关节脱位:常表现为第1、2跖骨增宽分离,第1跖骨多向内侧移位,其余跖骨常向外侧移位。

（3）跖趾关节和趾间关节脱位:表现为关节分离移位,可伴有骨折(图4-65A、B)。

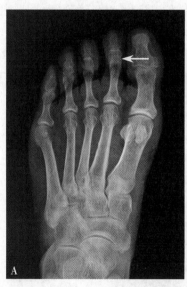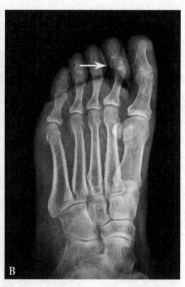

图4-65　趾间关节脱位X线表现

A. 正位片:第二趾中节趾骨与近节趾骨间关节间隙消失(白箭头),内外侧位置未见明显异常;B. 侧位片:第二趾中节趾骨(白箭头)外下缘与近节趾骨外下缘不在同一纵轴线上,表明向前下方移位

3. 鉴别诊断　临床中距下关节、跖趾关节、趾间关节脱位较易分辨,而跗跖关节脱位即Lisfranc损伤容易出现漏诊与误诊,必要时需与对侧健足对比或拍摄负重位X线片。CT可明确隐匿型脱位、关节内骨折,三维重建技术可术前评估足底粉碎性骨折程度;MRI可以清晰显肌腱、肌肉、韧带和关节软骨等结构,还可清晰分辨骨髓水肿和骨挫伤。

三、脊柱脱位

（一）寰枢椎脱位

脊柱的寰、枢椎和其他脊椎骨不同，为轴承关节，以枢椎的齿状突为轴心，寰椎可绕其旋转。齿状突的前缘紧靠寰椎前弓的后缘，齿状突的后方紧贴横韧带，形成寰枢椎间关节。此外，寰枢椎两侧侧块间亦形成关节。寰枢椎关节脱位的外伤暴力和脊柱骨折相仿，可分为过伸性损伤和过屈性损伤，一般以过屈性损伤较多见。寰枢椎间关节脱位可合并骨折，常见齿状突骨折，还可伴有寰椎椎弓和侧块骨折。合并齿状突骨折时，脱位多较严重，可损伤压迫脊髓或延髓。寰枢椎位置高，有重叠，尤其骨折脱位后患者多不能配合，X线片有时不易显示。

1. 临床表现　枕颈部疼痛、活动障碍、全身运动感觉异常，常伴发眩晕、耳鸣、视物模糊、呼吸困难、胸闷、血压升高等。

2. 影像学表现

（1）X线表现

1）寰枢关节前间隙增宽：侧位片上显示寰椎前弓后缘与齿状突前缘间隙增宽，此征象为诊断寰枢椎脱位的主要根据。正常成人该关节间隙均在2mm以下，儿童在4mm以下，在成人若超过2mm应怀疑有脱位可能，2.5mm以上者可肯定有寰枢椎脱位；儿童若超过4mm应怀疑有脱位，4.5mm以上者可肯定有脱位。

2）脊椎椎管前、后缘连线错位：侧位片颈椎椎管前、后缘连线，自枕大孔前、后缘向下呈自然的弧形曲线。寰枢椎脱位后，此曲线于寰枢椎平面错位。

3）齿状突与寰椎侧块的关节失常：寰枢椎间关节正面关系需拍摄张口位片观察。正常情况下枢椎齿状突居中，两侧与寰椎侧块的关节间隙对称。寰枢椎脱位时，齿状突偏位，两侧侧块的小关节不对称、错位或相互重叠，此征象为诊断脱位的辅助征象（图4-66A）。由于正常人也可略不对称，尤其在头位不正的情况下，故应密切结合侧位片的上述征象（图4-66B），方可确诊。

（2）CT表现：CT平扫和三维重建能清楚显示寰枢椎关节的对位情况，是否合并骨折，骨折的位置和骨块移位，以及椎管狭窄的程度等（图4-66C）。

（3）MRI表现：当怀疑脊髓损伤时，需做MRI方能很好显示。损伤局部脊髓 T_1WI 呈低信号，T_2WI 呈高信号；合并出血时 T_1WI 和 T_2WI 均呈高信号改变（图4-66D）。

3. 鉴别诊断　应注意与颈椎病、颈部肿瘤、后纵韧带骨化症等鉴别，临床症状类似，通常需通过张口位X线片、CT和MRI鉴别。

（二）其他脊椎脱位

其他颈椎及胸腰椎脱位：正常脊椎侧位片显示椎体后缘连线呈自然的弧形曲线，脊椎脱位后该曲线发生错位。脱位按其程度分成半脱位和脱位。半脱位一般于常规侧位片上移位轻微，有时没有明显移位，需拍摄过伸位和过屈位片方可显示。临床上以下位椎体为基准，观察上位椎体的移位情况，可分为前脱位、后脱位和侧方脱位。严重脊椎脱位多因后方椎弓和椎后小关节骨折所致。

1. 临床表现　椎体滑脱最常见于腰骶椎滑脱，可表现为腰骶部疼痛、坐骨神经受累、间歇性跛行、马尾神经受牵拉或受压迫症状，以及腰椎前凸增加，臀部后凸等症状。颈椎和胸椎出现滑脱多因外伤或肿瘤，可表现为局部疼痛和脊髓压迫症状。

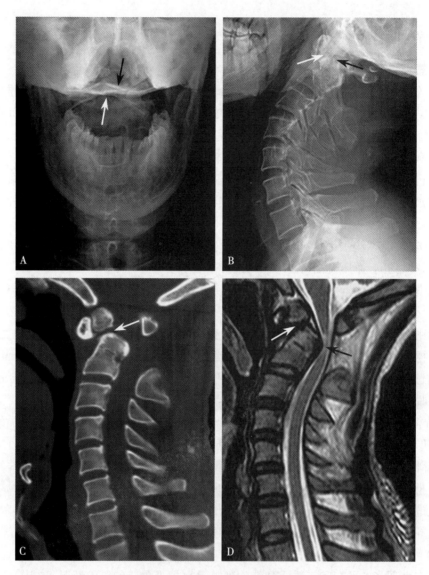

图 4-66 齿状突骨折并寰枢关节脱位影像学表现

A. 寰枢关节张口位片:齿状突颈部骨折(白箭头),并向右侧偏移,左侧寰枢关节间隙增宽(黑箭头);B. 颈椎侧位片:齿状突颈部骨折(黑箭头),寰枢关节前间隙增宽(白箭头);C. 颈椎 CT 矢状位重建像:齿状突颈部骨折(白箭头),远折端移位,后方椎管狭窄;D. 颈椎 MRI 扫描 T₂WI 矢状位:齿状突颈部骨折(白箭头),后方椎管狭窄,局部脊髓受压,信号增高(黑箭头)

2. 影像学表现

(1) X 线表现:侧位片可见椎体后缘弧线中断错位,合并椎弓和椎后小关节骨折时,局部骨质可见裂隙征。当脊椎正侧位显示不良时,尚需拍摄脊椎双斜位片观察(图 4-67、图 4-68)。

1)前脱位:为过屈性损伤,较常见,侧位片显示上方椎体向前移位。

2)后脱位:少见,为过伸性损伤,侧位片示上方椎体向后移位。

3)侧方脱位:多见于严重暴力,正位片可见椎体向左右移位。

(2) CT 表现:对椎体峡部断裂的诊断率较高,能够清楚地显示椎体后部小关节结构和软组织异常;三维 CT 或矢状面多幅重建可以明确椎间孔变化及滑脱程度。

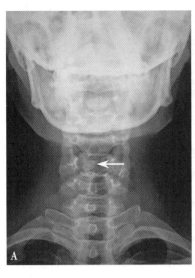
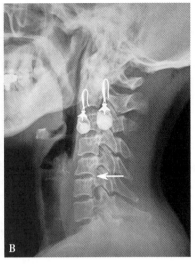

图 4-67 颈椎滑脱影像表现

A. 颈椎正位片:颈 5 椎体棘突向右偏斜(白箭头);B. 颈椎侧位片:颈 5 椎体
后缘(白箭头)相对颈 6 椎体后缘向后轻度滑脱移位

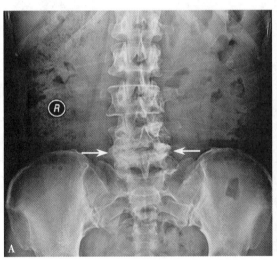
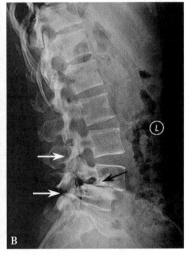

图 4-68 腰椎滑脱影像表现

A. 腰椎正位片:可见腰 4/5 椎间隙消失,腰 4 椎体下缘和腰 5 椎体上缘模糊不清,双侧上下
关节突显示不清晰,密度增高(白箭头);B. 腰椎侧位片:腰 3、腰 4 峡部断裂(白箭头),腰 4
椎体后缘移位超过了腰 5 椎体上缘的 1/4 处(黑箭头),椎间隙消失,椎体上下缘硬化

📖 知识链接

腰椎滑脱的病因病理

1. 发育不良性腰椎滑脱　这种类型的滑脱,通常发生在 L_5/S_1。此乃由先天性骶骨
关节突或 L_5 脊柱后方结构断裂,造成 L_5 全体滑向骶骨前方。

2. 椎板峡部断裂所致腰椎滑脱　这是腰椎滑脱最常见的原因。多发生在腰骶部,
其原因是椎板峡部断裂或骨折所致。

3. 退行性变引致的腰椎滑脱　这种类型的滑脱,主要是由于老化,腰椎后方小关节发生退行性变而引起的滑脱,而椎板峡部并无异常。发病多见于 $L_3 \sim L_5$。常出现 L_5 神经根受压迫的临床表现。

4. 外伤性腰椎滑脱　这种类型的腰椎滑脱,是由于脊柱除峡部以外部位的骨折而引起的滑脱。

5. 病理性腰椎滑脱　由于腰椎骨肿瘤、代谢性骨病而引起的腰椎滑脱。

6. 医源性腰椎滑脱　由于在医疗中对脊椎后方结构过分减压而造成的滑脱。

以上提及的腰椎滑脱大都伴有椎间盘退行性改变。

3. 鉴别诊断　腰椎滑脱的临床症状与腰椎间盘突出症、腰椎椎管狭窄症、腰椎侧弯等相似,通过 X 线、CT、MRI 作出诊断较为容易,但仍需结合临床查体进行鉴别。

（三）骶尾椎脱位

骶尾椎脱位常见于外伤摔跤时臀部着地者,故一般多见的是尾椎向前脱位。由于臀部软组织较厚,对摄片条件要求较高。骶尾关节外形变异较大,如钩状尾椎,诊断时应密切结合临床体检,并视压痛点与脱位处是否符合,方能确诊。

1. 临床表现　以骶尾部疼痛为主要表现,不能坐位,触及尾椎末端时,可出现剧烈的间接压痛及张力性疼痛,有时可伴有局部瘀血。

2. 影像学表现　X 线表现:侧位片上显示尾椎前移,骶尾椎前后缘连线的自然弧度丧失并错位,骶尾关节间隙增宽（图 4-69）。

3. 鉴别诊断　应注意与骨盆骨折、骶尾椎骨折相鉴别,X 线片有时显示不清,可通过 CT 平扫明确尾骨损伤情况。

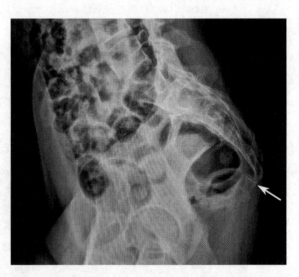

图 4-69　尾椎脱位影像表现（骶尾椎侧位片）:尾椎相对骶椎向前移位（白箭头）

第三节　关节软骨及软组织损伤

一、概论

关节软骨及软组织损伤可在创伤条件的影响下单独发生,如外力的撞击、关节过度屈伸及退行性改变等造成的半月板损伤、韧带损伤,也可在骨与关节创伤时同时发生,如各种骨折、关节脱位伴发的韧带撕裂等。以往主要依靠关节镜检查,X 线摄片及 CT 对软骨及软组织的显示效果欠佳,MRI 则在此方面具有明显的优势,较关节镜有无创、观察全面的优点。

二、关节软骨损伤

（一）临床与病理

关节软骨损伤的主要病因有两种：急性外伤如撞击或骨折可引起关节软骨损伤；慢性劳损也可引起软骨软化，或形成退行性骨软骨炎。这两种损伤的原发病理结局都是软骨坏死，或引起软骨黏液样变性。坏死周围的软骨巢状增生，使关节软骨增厚。软骨坏死后有继发病理改变，将坏死物质吸收、移除，而后坏死软骨纤维化并发生钙沉积和骨化。X 线摄片可以从继发病理改变进行诊断，而 MRI 则可直接显示出原发坏死病变。

（二）影像学表现

影像上多用 MRI 观察关节软骨损伤。当关节软骨损伤完全脱落时，MRI 可见边界清晰的软骨缺损区，关节软骨缺损区充填液性信号的关节液，在质子密度加权和 T_2WI 图像上，信号高于邻近的正常软骨，相反在 T_1WI 图像上为低信号。慢性软骨损伤会出现软骨组织的磨损、软骨周围肿胀，MRI 图像为类似蕨类植物的叶状组织填充，关节镜表现为蟹肉状改变（图4-70、图 4-71）。如果软骨损伤比较浅表，由于周边的软骨和关节液的部分容积效应，使得MRI 显示困难，MRI 可以表现为软骨内的局部异常信号影，信号强度介于正常软骨和液体信号强度之间。当关节软骨损伤发生在软骨的钙化层，且损伤的软骨碎片停留在原位时，在软骨和骨连接处 MRI 可见条状液性信号，与关节表面相通或不相通。对继发的病理改变，如关节面模糊、中断，关节间隙狭窄、关节面下骨质增生硬化、关节边缘骨赘形成等，MRI 则不如 X 线和 CT。

三、关节内软骨损伤

（一）半月板损伤

半月板位于膝关节内，由纤维软骨构成，上面微凹，下面平坦，外缘肥厚，借冠状韧带与胫骨髁相连，内缘菲薄而游离。半月板的主要功能是减缓压力，增加关节的稳定性。关节镜

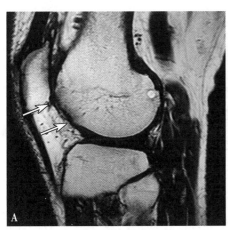
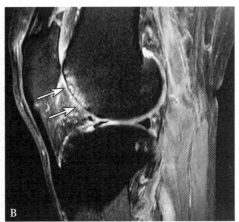

图 4-70　关节软骨损伤 MRI 表现（一）

A. MRI 矢状位 T_1WI：关节软骨低信号（白箭头区域）扭曲、缺损，股骨近端可见斑片状低信号影；B. T_2WI 脂肪抑制像：关节软骨低信号（白箭头区域）模糊、不连续，内可见高信号影，股骨近端可见斑片状高信号影

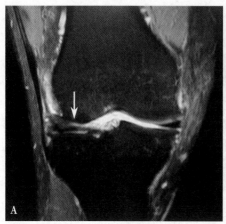
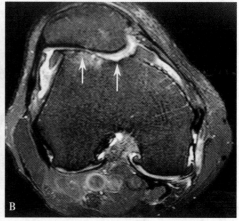

图 4-71　关节软骨损伤 MRI 表现(二)

A. MRI 矢状位 T_2WI 脂肪抑制像:股骨外侧髁下关节软骨低信号(白箭头区域)局部缺失,内见高信号影;B. MRI 横断位 T_2WI 脂肪抑制像:关节软骨低信号(白箭头区域)缺损,内可见高信号影,股骨近端可见斑片状高信号影,股骨滑车变浅,髌骨关节不稳

为诊断半月板撕裂的金标准,可以直接看到半月板,并且可以在镜下行半月板切除术或缝合术,但关节镜有盲区和创伤性。MRI 为影像诊断半月板病变的最佳选择。膝关节造影阳性率不如 MRI 高而且有微创性,但显示内侧半月板撕裂优于 MRI。

1. 临床与病理　青年人多见于急性外伤,如运动性损伤;中老年人多见于反复慢性损伤或退行性变,与年龄和职业有关。病变急性期膝关节有明显疼痛、肿胀和积液,屈伸活动障碍。日后,肿胀逐渐消退,疼痛减轻但不能完全缓解,患肢有乏力、疼痛或不适感,部分患者有关节弹响、交锁等现象。研磨试验和半月板弹响试验大多呈阳性。

2. 影像学表现

(1)膝关节造影检查:可以确定半月板损伤的部位,表现为对比剂(常用气体)充填在半月板的裂隙内。

(2)MRI 表现:正常半月板在 MRI 的任何序列图像上都呈低信号。以 T_2WI 脂肪抑制像显示半月板最好。关节液和关节软骨在 T_2WI 和脂肪抑制像均为高信号,与低信号的半月板形成良好对比。

1)半月板撕裂诊断原则:①诊断半月板撕裂必须在矢状面和冠状面上都看到半月板内线形高信号延伸至其关节边缘,而线形或球形高信号影不延伸到关节边缘则提示变性;②半月板的形态异常:表现为半月板边缘不规则,在关节面处出现小缺损或看到异常小的半月板碎片。

2)半月板损伤分级:①0 级:为正常的半月板。②Ⅰ级:表现为不与半月板关节面相接触的灶性的椭圆形或球状的信号增高影(图 4-72)。③Ⅱ级:表现为水平的、线形的半月板内信号增高,可延伸至半月板的关节囊缘,但未达到半月板的关节面缘(图 4-73A)。④Ⅲ级:表现为半月板内的高信号达到半月板的关节面(图 4-73B),根据高信号的形态不同又分为ⅢA 型和ⅢB 型两个亚型,ⅢA 型,线状的高信号到达关节边缘;ⅢB 型,不规则高信号到达关节的边缘。

3. 鉴别诊断　半月板周围一些正常结构需与撕裂鉴别:①关节囊之间的腘肌腱及其腱

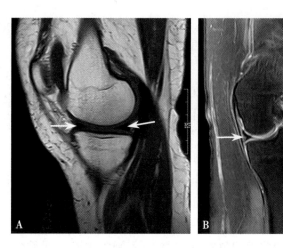

图 4-72　Ⅰ级半月板损伤 MRI 表现：外侧半月板前、后角均可见点状、小片状信号增高影，未累及半月板边缘（白箭头）
A. MRI 矢状位 T_1WI；B. MRI 冠状位 T_2WI 脂肪抑制像

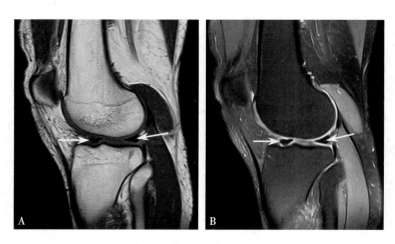

图 4-73　半月板损伤 MRI 表现
A. MRI 矢状位 T_2WI：半月板损伤Ⅱ级，外侧半月板后角见水平线状信号增高影，延伸至关节囊缘，未达关节面下；B. MRI 矢状位 T_2WI 脂肪抑制像：半月板损伤Ⅲ级，外侧半月板前角见线状信号增高影，到达关节面（白箭头）

鞘；②半月板前角前方横行的膝横韧带；③起自外侧半月板后角向内上斜行附着于股骨侧髁的半月板股骨韧带；④半月板外缘与胫骨髁缘间的冠状韧带；⑤半月板周边的脂肪滑膜组织和血管结构，以及与关节囊之间的上下隐窝等。

（二）三角纤维软骨盘损伤

三角纤维软骨复合体（triangular fibrocartilage complex，TFCC）是下尺桡关节的主要稳定结构，由腕关节内三角纤维软骨及其周围韧带等附属结构组成，包括三角纤维软骨盘（TFC）、尺侧副韧带、桡尺掌背侧韧带、尺月韧带、尺三角韧带、尺侧腕伸肌腱鞘、关节盘同系物等。三角纤维软骨盘损伤是腕关节的常见损伤，多见于体操、篮球、排球运动员等手腕活动过多的特殊职业人群。

1. 临床与病理　TFCC 损伤的症状通常表现为腕尺侧弥漫、深在的疼痛或酸胀不适、弹响等，还可出现前臂旋转受限，握力下降，以及腕关节轴向负荷支撑时明显疼痛等表现。通常前臂旋前、旋后的力量和活动范围过大时,易造成三角纤维软骨盘撕裂。三角纤维软骨盘损伤常常合并骨折、软骨损伤、骨挫伤及韧带损伤、关节积液等。

临床中,TFCC损伤可分为创伤性撕裂(Ⅰ型)和退行性损伤(Ⅱ型)两种。其中,创伤性撕裂又包括以下四型:ⅠA型:中央穿孔,为TFCC撕裂或穿孔;ⅠB型:尺侧撕脱,伴或不伴有尺骨远端骨折;ⅠC型:TFCC在其周边部的撕裂,导致腕关节尺侧不稳定;ⅠD型:桡侧撕脱,伴或不伴乙状切迹骨折。

2. 影像学表现

(1) X线片及CT表现:均作为辅助或鉴别诊断的常用影像学方法,虽然无法直接显示软组织病变,但能够通过骨组织的异常间接判断软组织损伤情况,如尺骨变异、下尺桡关节不稳定及有无尺骨茎突或桡骨远端骨折等,以进一步检查。

(2) MRI表现:目前已经成为诊断TFCC的主要手段,通常MRI可见软骨盘或韧带的低信号走行中断且出现异常高信号,或正常纤维结构在连续的多个层面消失(图4-74、图4-75)。根据损伤程度表现为:

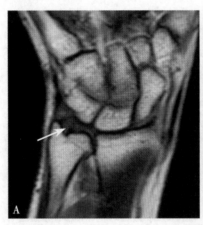
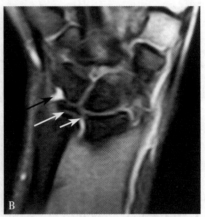

图4-74　三角纤维软骨盘损伤MRI表现(一)

A. MRI冠状位T$_1$WI:TFC低信号影不均匀,内部似见散在片状高信号影(白箭头);B. MRI冠状位T$_2$WI脂肪抑制像:TFC中心穿孔(短白箭头),TFC低信号影内可见线状信号增高影(长白箭头),三角骨下方可见少量关节积液(黑箭头)

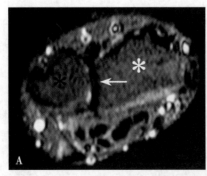
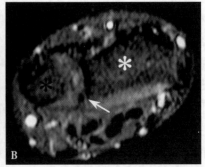

图4-75　三角纤维软骨盘损伤MRI表现(二)

A. MRI横断位T$_2$WI脂肪抑制像:尺骨茎突(黑*)与桡骨远端(白*)间TFC低信号影内见线状信号增高影(白箭头);B. MRI横断位T$_2$WI脂肪抑制像:TFC中心穿孔(白箭头)

1）轻度损伤：冠状位 T_2WI 像可见局限于三角软骨盘内的斑片状高信号影。

2）中度损伤：冠状位 T_2WI 像可见三角软骨盘内斜条形高信号影，但未达边缘。

3）重度损伤：冠状位 T_2WI 像可见三角软骨盘内囊状及条形高信号影，达到软骨盘边缘，并通过下尺桡关节向近侧延伸。同时，MRI 增强扫描，注射造影剂后，T_2WI 像可见三角软骨盘内团状高信号影。

（3）腕关节镜：是诊断 TFCC 损伤的金标准，也是最佳的检查方法，具有更好的敏感性和准确性。通过镜下和探针探查软骨盘的张力、撕裂的破口等，可以更加准确地诊断撕裂的类型和严重程度。

3. 鉴别诊断

（1）尺骨撞击综合征：表现为腕部尺偏或旋转时尺侧疼痛，活动受限；远端尺桡关节区域伴弹响、压痛；多数 X 线片可见尺骨高出桡骨约 2mm 以上；MRI 也可表现为月骨、三角骨的信号改变，部分出现三角纤维软骨盘信号改变。

（2）下尺桡关节分离：腕部疼痛局限于下尺桡关节或尺骨茎突处，旋转及尺偏时加剧；前臂旋前时可见尺骨小头向背侧突出，压之复位，抬手即弹回原处；被动活动下尺桡关节时伴疼痛，有时伴弹响；X 线摄片应双侧对比，便于观察及判定。

（3）尺桡骨远端骨折：多因外伤引起，局部肿胀、疼痛明显，活动受限，可伴有腕部畸形、骨擦音或骨擦感，X 线、CT 可明确尺桡骨骨折。

四、关节周围软组织损伤

关节周围软组织损伤包括关节囊损伤及肌肉、肌腱、韧带撕裂等，为常见病、多发病。在承受突然过度外力作用下产生的损伤，较常见的有膝交叉韧带撕裂、肩袖撕裂、髌韧带撕裂以及距小腿关节附近韧带撕裂等。肌肉、肌腱及韧带撕裂分为完全撕裂和不完全撕裂两种。新损伤的表现为肌肉、肌腱或韧带撕裂不连接、分离和周围血肿。慢性损伤可产生瘢痕组织增生和非特异性炎症。临床表现为局部肿胀、疼痛和压痛，关节活动受限，完全撕裂则关节不稳定，出现异常活动。

MRI 检查为无创伤诊断关节周围软组织损伤的最佳方法。X 线摄片能够显示关节囊损伤，以及肌肉、肌腱、韧带撕裂引起的软组织轮廓的变化和骨骼变化，如撕脱骨折。CT 显示较复杂的软组织损伤引起的撕脱骨折优于 X 线摄片，能够显示急性损伤引起的软组织血肿等。

（一）肩袖损伤

肩袖（rotator cuff）为肩关节囊及其表面的肌肉、肌腱和韧带构成的一个桶形结构，包括冈上肌、冈下肌、小圆肌和肩胛下肌，对肩关节的活动及稳定起重要作用。

1. 临床与病理　肩袖损伤多见于反复过度用力运动，可分为部分性撕裂和完全性撕裂，部分性多见。部分性撕裂位于肌腱内，与肌腱表面不相通；完全性撕裂贯穿肩袖全层。临床上多见于 50 岁以上男性患者，主要表现为肩关节逐渐疼痛、活动受限，病程长者可出现局部肌肉萎缩。最初运动后较剧烈疼痛，以后一般活动疼痛、功能障碍。疼痛部位常在肩前下方，后部关节囊也会疼痛，有时运动员自感肩内撕裂声。查体可见患者肩部肌肉萎缩，肩前、后关节囊及肩袖肌附着处压痛，上肢外展及前屈 70° 以上疼痛，外力下前屈及内旋时疼痛，有时有异常响声，肩袖肌力减弱。

2. 影像学表现

（1）X线表现：可除外肩部有无骨折和脱位，滑膜囊周围弧线状透亮的脂肪层可能消失，但这属于非特异性的征象。对于肩袖慢性撕裂的患者，X线摄片可表现为肱骨与肩峰之间的间隙变窄。肩峰远端和肱骨大结节变得不规则，并可发生囊变和硬化。冈上肌腱大片撕裂时，X线检查可显示肩峰和肱骨间距离正常，这是因为X线检查时患者常直立而臂下垂。有冈上肌大片撕裂时，肱骨头可向上半脱位。

完全性肩袖撕裂在肩关节造影的正位片上表现为肩峰下和三角肌下滑膜囊内有造影剂进入，位于肱骨大结节外上方，肩峰的下面，形似月牙或盖帽状或为不规则形。在腋窝轴位片上则可见显影的肩峰下滑膜或"鞍囊"样悬挂在肱骨解剖颈附近。关节造影可以诊断肩袖关节侧的部分撕裂，表现在肱骨解剖颈附近，于关节腔上面见到不规则的环状或线状的造影剂积聚。

（2）CT关节造影：肩袖撕裂表现为肩关节前方软组织内有明显的月牙状或不规则的高密度造影剂充盈。肩袖破裂口及其肌腱周缘的不规则挛缩也可被显示。CT关节造影还能发现普通关节造影很难显示的冈下肌和肩胛下肌等的破裂，以及肩袖破裂时可能伴随的盂唇撕脱、Bankart病等骨和软骨性病变。

（3）MRI表现：肩袖退变在质子加权像上显示为肌腱内的高信号，这种情况持续存在，但在T_2WI上并没有出现高信号影。在更严重的肌腱病变中，肌腱可变薄或者被磨损。盂肱关节或肩峰下滑囊内可见有很少量积液。

1）部分肩袖撕裂：可以发生在肌腱内，也可以发生在滑囊或关节的一侧。肩袖的滑膜面或关节囊面撕裂区的液体是部分肩袖撕裂的特征性表现，关节面撕裂比滑膜囊面撕裂或肌腱内撕裂更常见。部分性撕裂在冠状面T_1WI上呈低到中等信号，在质子密度加权像上呈中等到高信号，在T_2WI、脂肪抑制图像上呈高信号（图4-76）。脂肪抑制序列T_2WI扫描对检出小的部分肩袖撕裂更为敏感。在T_2WI上，边界清晰的肌腱内线样高信号影不累及关节面或滑膜囊面，提示肌腱内部分性撕裂。关节内注射Gd-DTPA对显示小的关节面方向部分肩袖撕裂伤颇为有用，尤其以手臂置于外展、外旋位时显示最佳。脂肪抑制技术可避免将小条状脂肪误认为撕裂。

2）完全性肩袖撕裂：完全性肩袖撕裂的MRI表现可分为原发性征象和继发性征象两

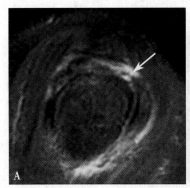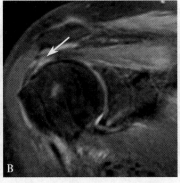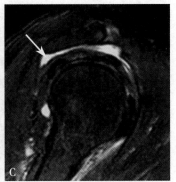

图4-76　肩袖损伤MRI表现

A、B. MRI脂肪抑制像：T_2WI冈上肌腱可见片状信号增高影；C. MRI脂肪抑制像：关节囊及肩袖周围见小片状积液

类。原发性征象是肌腱局部缺如,或盂肱关节和肩峰下滑膜囊相通(线样异常信号影越过肩袖肌腱,从盂肱关节囊延伸到肩峰下滑膜囊)。关节积液和肉芽组织在 T_1WI、质子密度加权像上呈中等信号,在 T_2WI 和脂肪抑制图像上呈高信号。严重肩袖撕裂时,可同时有冈上肌腱和冈下肌腱的累及和有关肌腱的回缩。冈上肌腱和冈下肌腱的回缩在冠状面上显示较好,回缩的肩袖肌腱可到达骨性关节盂边缘水平。同时,撕裂区其他肌腱可检出退变或部分性撕裂。

完全性肩袖撕裂的继发性征象包括:①肩峰下滑膜囊积液:完全性肩袖撕裂常伴有大量渗液;②冈上肌肌肉、肌腱结合处回缩(正常情况下,冈上肌肌肉、肌腱结合处位于肱骨头上方);③慢性完全性肩袖撕裂可伴有冈上肌脂肪变性(在 T_1WI 可见与冈上肌长轴平行的条状脂肪信号)及肩峰下滑膜囊周围脂肪层被肉芽组织、瘢痕或液体渗出取代。

3. 鉴别诊断

(1) 冻结肩:以中老年人常见,肩关节主、被动运动均明显受限。X 线、MRI 可无明显异常表现。

(2) 冈上肌肌腱炎:以肩峰大结节处为主的疼痛;肩关节外展在 60°~120° 时,可引起明显疼痛,而大于或小于这个范围时无疼痛;X 线检查可发现钙化灶。

(3) 肩峰下滑囊炎:以肩峰下疼痛、压痛为主,并可放射至三角肌,肩关节活动逐渐受限加重,晚期可见肩胛带肌肉萎缩。

(二) 膝关节交叉韧带损伤

膝关节韧带包括前交叉韧带、后交叉韧带、内侧副韧带、外侧副韧带、囊韧带、髌支持带、横韧带等,在各种韧带中最易损伤的是前交叉韧带和内侧副韧带。膝关节前、后交叉韧带通过与关节囊、侧副韧带等结构的协同作用,共同维护膝关节稳定。交叉韧带撕裂的早期和准确诊断至关重要,MRI 为交叉韧带撕裂的首选影像学方法。

1. 临床与病理

(1) 前交叉韧带(anterior cruciate ligament, ACL)损伤:最常见,ACL 是位于膝关节内、滑膜外,外周有滑膜包被的纤维结构,其于股骨外侧髁内侧面的半月形凹,呈扇形斜向前下方行于髁间顶和横韧带之间,止于胫骨髁间隆起的前方,与外侧半月板的前中部相连。ACL 的主要作用是限制胫骨前移和辅助限制胫骨内旋。因此,股骨过度外旋、胫骨过度内旋、膝关节过伸位时,易造成 ACL 损伤;如暴力撞击胫骨上方后端,使胫骨向前滑移可造成 ACL 撕裂。单纯的 ACL 损伤并不多见,多为内侧副韧带和 ACL 联合损伤。

(2) 后交叉韧带(posterior cruciate ligament, PCL)损伤:PCL 位于膝关节内、滑膜外,外周有滑膜包被,呈扇形起于内侧股骨髁的后外侧面的凹陷处,止于关节面下方 1cm 处的胫骨后方的凹处。PCL 的主要作用是防止胫骨后移,与 ACL 和侧副韧带协同限制膝关节的旋转运动。因此,膝关节屈曲位、重度外展或合并旋转时,易造成 PCL 损伤;如暴力打击胫骨上端前方,使胫骨向后移动则可撕裂后交叉韧带,并使关节囊后壁破裂。PCL 较 ACL 强韧,只有很强的暴力才会断裂,因而发生率较 ACL 低。

临床上主要表现为膝关节疼痛、肿胀和活动受限,膝关节抽屉试验阳性,关节浮髌试验阳性。交叉韧带损伤也常合并膝关节侧副韧带、半月板、股骨髁和胫骨平台损伤。单纯 ACL损伤因胫骨平台和半月板相对固定股骨髁,其抽屉试验可为假阴性。

2. 影像学表现

(1) X 线表现:有时可见交叉韧带附着部撕脱骨折,应力 X 线片上可见胫骨平台向前

(ACL)、后(PCL)的活动范围加大,关节对位不良,另外可能发现附着处的骨折。

(2) MRI 表现:正常交叉韧带在 MRI 图像上均呈低信号。交叉韧带损伤可分为完全性撕裂和部分性撕裂,但 MRI 常难以区分。完全性撕裂可见韧带的连续性中断,断端可以有移位或退缩,或可见扭曲和波浪状的形态改变,韧带全程或局部信号可见增高。部分性撕裂则可见韧带不同程度松弛,韧带全程或局部信号增高,可伴发出血水肿或周围其他结构的损伤(如邻近骨端的撕脱性骨折等)。ACL 和 PCL 还可以出现局部的粘连,分界不清。如韧带周围结构信号紊乱较重,有可能会掩盖韧带信号。关节积液则表现为 T_2WI 的高信号(图 4-77、图 4-78)。

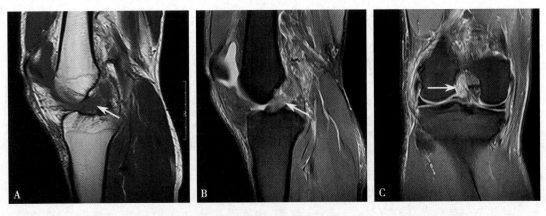

图 4-77 前交叉韧带损伤 MRI 表现
A. MRI 矢状位 T_1WI:前交叉韧带增宽,边缘欠清,呈等信号;B. MRI 矢状位 T_2WI 脂肪抑制像;C. MRI 冠状位 T_2WI 脂肪抑制像:呈略高信号

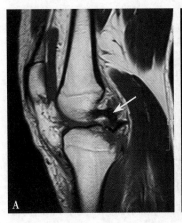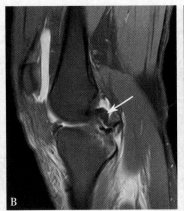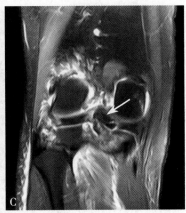

图 4-78 后交叉韧带断裂 MRI 表现
A、B. MRI 矢状位 T_1WI 及 T_2WI 脂肪抑制像:后交叉韧带松弛,下端连续性欠佳;C. MRI 冠状位 T_2WI 脂肪抑制像:见片状高信号影(白箭头)

3. 鉴别诊断 应注意与膝关节侧副韧带损伤、膝关节骨折、膝关节滑膜炎、半月板损伤等鉴别,通过 X 线、MRI 等不难鉴别。

(三) 膝关节内、外侧韧带复合体损伤

稳定膝关节内侧的结构有内侧副韧带、收肌腱和深部关节囊韧带,紧邻内侧半月板,共同称为内侧副韧带复合体。内侧副韧带复合体损伤的机制为暴力作用于膝关节外侧面。外侧副韧带复合体损伤少见,常与后交叉韧带撕裂合并存在,当膝关节处于外旋状态时,施加强大的内翻力可发生。

1. 临床与病理　患者膝关节内侧显著肿胀,皮下瘀血、青紫和明显压痛;如完全断裂,侧方应力试验阳性。外侧副韧带损伤,膝关节外侧局限性剧烈疼痛,腓骨小头附近肿胀,局部压痛明显,膝关节内收应力试验阳性。

2. 影像学表现　正常的内、外侧副韧带复合体在 T_1WI 和 T_2WI 上均呈低信号带,损伤后因水肿、出血而信号增高,并可见增厚、变形和 / 或中断(图 4-79)。内侧副韧带撕裂以其近端,尤其是其股骨附着点处撕裂最多见,中部次之,而远端最少见。该损伤常合并其他结构的损伤。

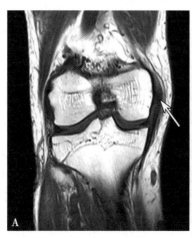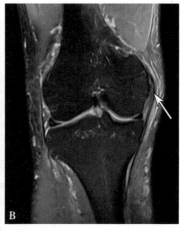

图 4-79　内侧副韧带损伤 MRI 表现
A. MRI 冠状位 T_1WI:内侧副韧带增粗,呈等信号;B. MRI 冠状位 T_2WI 脂肪抑制像:呈略高信号(白箭头)

常见的内、外侧副韧带损伤的继发征象包括:关节间隙增宽、积液、半月板撕裂、交叉韧带撕裂和挫伤等。

3. 鉴别诊断　应注意与膝关节交叉韧带损伤、膝关节骨折、膝关节滑膜炎、半月板等鉴别,通过 X 线、MRI 等不难鉴别。

────────────────────────────────● (刘伟伟　笪巍伟)

复习思考题

1. 创伤骨折发生后,其影像诊断应注意哪些问题?

2. 儿童骨折有哪些特点,其病理机制是什么?

3. 脊柱骨折三柱划分的临床意义是什么?

4. 如何鉴别科利斯骨折与史密斯骨折?

5. 如何定义关节脱位?关节脱位的分类如何?常见的关节脱位有哪些?

6. 试述肩锁关节脱位的临床表现及影像学分级。

7. 试述肩袖损伤的临床体征及 MRI 表现。

8. 试述膝关节前、后交叉韧带及内、外侧副韧带损伤的 MRI 表现。

PPT 课件

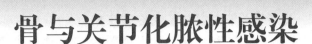

第五章

骨与关节化脓性感染

学习目标

1. 掌握和熟悉急性化脓性骨髓炎、慢性化脓性骨髓炎、化脓性关节炎和化脓性脊椎炎的影像学表现和鉴别诊断。

2. 了解急性化脓性骨髓炎、慢性化脓性骨髓炎、化脓性关节炎和化脓性脊椎炎的病理过程和临床表现，以及不同影像学检查方法的选择和临床应用，以利于临床早期诊断和早期治疗。

骨与关节化脓性感染（bone and joint suppurative infection）是常见的细菌性感染性骨与关节疾病，主要包括急性化脓性骨髓炎、慢性化脓性骨髓炎、化脓性关节炎、化脓性脊椎炎等。致病菌以金黄色葡萄球菌感染最多见，还可见于溶血性葡萄球菌、链球菌、肺炎球菌、大肠杆菌等，沙门菌、真菌感染少见。化脓性细菌可累及骨骼全部组织，包括骨、骨髓及骨膜。

第一节 急性化脓性骨髓炎

急性化脓性骨髓炎（acute suppurative osteomyelitis）是最常见的骨与关节化脓性感染疾病。急性化脓性骨髓炎的感染途径以血行感染最为常见，致病细菌可来自体内其他组织及器官的化脓性病灶，经血液循环累及骨骼；也可由周围软组织或关节的化脓性感染直接蔓延；也可由开放性创口直接侵入细菌累及髓腔引起骨急性化脓性感染。

一、临床与病理

临床表现：本病好发于 10~17 岁的儿童及青少年，男性发病率高于女性。可侵犯任何骨骼，多见于长骨，好发部位为四肢长骨干骺端及骨干，发病率高低依次为胫骨、股骨、肱骨、桡骨。急性化脓性骨髓炎起病急，进展快，症状重，多有高热、寒战，局部可有红、肿、热、痛等炎症表现和患肢功能障碍。实验室检查可见白细胞计数明显增高。

病理改变：急性化脓性骨髓炎可同时累及骨松质、骨皮质、骨髓和骨膜。细菌栓子经滋养动脉进入骨髓，停留在长骨干骺端，病灶先在骨髓腔内蔓延，形成多发性小脓肿，致骨内压增高，穿破骨皮质形成骨膜下脓肿，甚至穿破皮肤，形成脓性瘘管；骨膜下脓肿通过哈弗斯管重新回流至骨髓腔。由于骨膜下脓肿扩大，骨膜被掀起，使长骨骨干血液中断，同时长骨供血动脉发生血栓性动脉炎，导致大片骨坏死，形成大片死骨。

儿童骺板软骨对化脓性感染有一定阻挡作用,感染一般不会穿过骺板而侵及骨骺和关节,若干骺端位于关节囊内,则化脓性感染可以侵入关节,引起化脓性关节炎。成年人因骺板已经愈合,无骺软骨的阻挡作用,骨化脓性感染易侵入关节引起化脓性关节炎。

二、影像学表现

(一) X 线表现

发病 2~3 天后周围软组织的改变即可出现,虽然临床症状明显,但 2 周内 X 线片检查骨质多无明显变化,因此软组织的改变具有早期的诊断价值。发病约 2 周后可出现骨质改变。

1. 软组织肿胀　X 线表现为肌肉之间的间隙、皮下组织与肌间模糊,皮下脂肪层条纹状影。

2. 骨质破坏　①干骺端局限性骨质疏松。②随着病情发展,见多发不规则的骨质破坏区,边缘模糊(图 5-1)。较小的破坏区融合成大的破坏区后向骨干延伸,骨质破坏可达骨干 2/3 或全骨干(图 5-2);骨皮质为不规则、不连续的密度减低区,边缘模糊。③骨质破坏很少跨过骺板,累及骨骺。

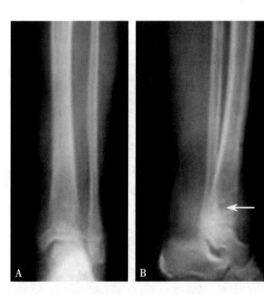

图 5-1　急性化脓性骨髓炎 X 线表现:胫骨远端干骺端局限性骨质疏松、内有小片状骨质破坏(白箭头),未累及骨骺,周围软组织肿胀

A. 正位片;B. 侧位片

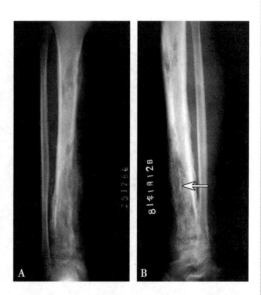

图 5-2　胫骨急性化脓性骨髓炎 X 线表现:胫骨弥漫性骨质破坏,大小不等,累及整个骨干,远端骨质破坏内有长条状死骨(白箭头),长轴平行于骨干,骨膜反应

A. 正位片;B. 侧位片

3. 骨膜反应　可为单层、多层或花边状。如骨膜反应广泛可包绕全骨或大部骨干形成包壳,包壳如被穿破,可形成瘘孔。

4. 死骨形成　死骨密度高于周围骨质、形态不整、大小不一,多为长条状,周围见透亮带环绕。

5. 窦道形成　病变继续发展侵及软组织形成窦道,小的死骨可通过瘘孔和窦道排出体外。

6. 骨质增生硬化　除了骨膜的增生外,骨质破坏区周围也可见到骨密度增高影,范围较局限。

7. 有时可引起病理性骨折。

（二）CT 表现

CT 能更早、更清晰地显示软组织感染、骨膜下脓肿、骨髓内炎症、骨质破坏和死骨。特别是能发现 X 线片不能显示的骨内较小的骨质破坏、较小的死骨、骨髓腔内脓液、软组织脓肿，并可明确显示早期脓肿的部位和范围。随病情发展能清晰地显示骨质增生硬化、骨瘘、软组织窦道、骨内或软组织气体等。

（三）MRI 表现

在确定急性化脓性骨髓炎侵犯髓腔和软组织感染及感染范围，以及在显示骨髓水肿和软组织肿胀方面，MRI 明显优于 X 线片和 CT。MRI 可清晰地显示骨质破坏前的早期感染，在 T_1WI 均表现为低信号，与正常的骨髓信号形成明显的对比。在早期，T_1WI 上病变区与正常骨髓分界模糊，出现骨质破坏后分界趋向清晰。受累骨周围软组织肿胀，肌间隙和皮下脂肪模糊不清。炎性病灶、骨髓脓腔、骨膜下脓肿在 T_2WI 为高信号强度；死骨呈低信号，骨膜呈低信号线样结构。增强后脓肿壁可出现环形强化，可显示脓肿周围的肉芽组织呈高信号强度，坏死液化区不增强脓肿呈低信号强度（图 5-3）。

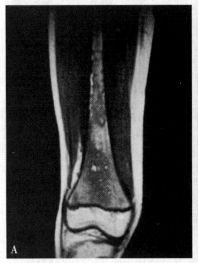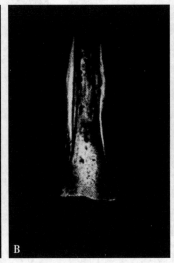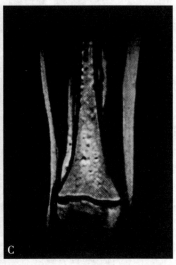

图 5-3　股骨急性化脓性骨髓炎 MRI 表现

A. MRI 冠状位 T_1WI：股骨远侧干骺端至骨干之髓腔片状、斑片状低信号，骨皮质中断；B. MRI 冠状位 FS T_2WI：病灶呈高信号；C. 增强扫描，病灶明显强化

三、鉴别诊断

（一）尤因肉瘤

急性化脓性骨髓炎与尤因肉瘤的鉴别诊断，详见表 5-1。

表 5-1　急性化脓性骨髓炎与尤因肉瘤的鉴别诊断

	急性化脓性骨髓炎	尤因肉瘤
病因	化脓性细菌感染	不明
临床症状	起病急骤、高热、寒战、白细胞计数增高,局部红、肿、热、痛、功能障碍	发热轻微,常见中等度白细胞计数升高,局部无炎症表现
好发部位	干骺端	骨干
骨膜反应	骨膜反应广泛、边缘不规则	骨膜反应呈分层状改变
骨质破坏	不规则骨质破坏	中心性骨质破坏
死骨	长条状死骨	无死骨
转移	无	常为骨转移或肺转移
抗感染治疗	有效	无效
放射治疗	有效	高度敏感

(二)骨结核

急性化脓性骨髓炎需与骨结核进行鉴别诊断,详见表 5-2。

表 5-2　急性化脓性骨髓炎与骨结核的鉴别诊断

	急性化脓性骨髓炎	骨结核
病程	起病急骤,进展迅速,病程较短	起病缓慢,隐匿,进展慢,病程较长
临床症状	高热、寒战、白细胞计数增高,局部红、肿、热、痛、功能障碍	低热,局部症状轻微、疼痛和功能障碍
骨质破坏	范围广	范围小、局限
死骨	较大	细小
骨质增生硬化	明显	不明显
骨膜反应	明显	不明显
越过骨骺线	不易	容易

第二节　慢性化脓性骨髓炎

慢性化脓性骨髓炎(chronic suppurative osteomyelitis)多为急性化脓性骨髓炎治疗不及时或不彻底迁延而来。

一、临床与病理

临床表现:慢性化脓性骨髓炎全身症状轻微或无全身症状,急性发作时可有较重的全身症状,可有发热、寒战现象;局部病变红、肿、疼痛,形成窦道伴流脓;病变时愈时发,迁延数年或十数年,久治不愈。

慢性化脓性骨髓炎以骨质增生硬化为主,死骨和脓肿可长期存在,刺激病灶周围产生大量的骨质增生硬化和骨膜反应。新生的骨小梁排列紊乱,骨膜反应造成骨皮质增厚,髓腔变窄,骨骼增粗、变形。随着病情的发展,骨内脓肿逐渐被肉芽组织取代,逐渐机化、纤维化,并可产生大量骨质增生硬化;死骨被破骨细胞吸收后形成骨质增生硬化或被纤维结缔组织取代;软组织脓肿被肉芽组织吸收后形成瘢痕。

二、影像学表现

(一) X 线表现

1. 骨质增生硬化　在骨质破坏周围有明显且广泛的骨质增生硬化(图 5-4),骨的正常结构消失,骨皮质增厚,髓腔变窄、闭塞,甚至消失(图 5-5)。

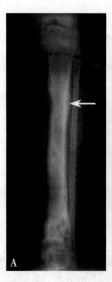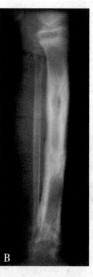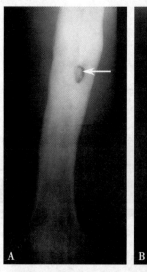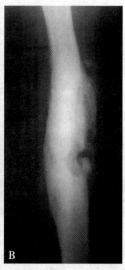

图 5-4　胫骨慢性化脓性骨髓炎 X 线表现:胫骨弥漫性骨质破坏,大小不等,累及整个骨干,骨质破坏,周围骨质增生硬化,骨膜反应(白箭头),骨皮质增厚,髓腔变窄,骨干增粗
A. 正位片;B. 侧位片

图 5-5　股骨慢性化脓性骨髓炎 X 线表现:股骨弥漫性骨质增生硬化,内见局限性骨质破坏和死骨(白箭头),骨膜反应,骨皮质增厚,髓腔消失,骨干增粗
A. 正位片;B. 侧位片

2. 骨膜反应　骨膜反应多呈层状或花边状,部分与骨皮质融合,使骨皮质增厚。

3. 骨质破坏和死腔　骨质密度显著增高区内仍可见骨质破坏,骨质破坏在新生骨包绕下形成死腔。

4. 死骨　在骨质破坏内死骨多呈长条形或方形,其长轴与骨干平行,见密度减低影环绕死骨,周围骨质广泛增生硬化。死骨通向骨皮质表面的管道状骨质破坏为骨瘘管(图 5-6)。

(二) CT 表现

CT 对显示骨质增生硬化、骨质破坏、骨膜反应、死骨,特别是显示骨髓腔内感染比 X 线片敏感(图 5-7),能更清晰地发现较小的骨质破坏和较小的死骨和骨髓腔内感染。

(三) MRI 表现

MRI 可以清晰地显示炎症组织、脓肿、窦道或瘘管,有助于疾病的诊断与鉴别诊断。慢性化脓性骨髓炎中的炎性病变、纤维组织、水肿、肉芽组织和脓液在 T_1WI 上均为低信号或稍高信号;炎性病变、水肿、脓液在 T_2WI 上呈高信号。骨质增生硬化、死骨和骨膜新生骨在 T_1WI 和 T_2WI 上均呈低信号。增强后,肉芽组织强化呈高信号,坏死和脓液不强化,呈低信号。

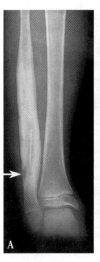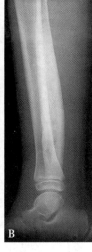

图 5-6　腓骨慢性化脓性骨髓炎 X 线
表现:腓骨局限性骨质破坏,内有长条
状死骨,长轴平行于骨干,死骨远端外
侧骨性瘘道(白箭头),骨质破坏,周围
广泛骨质增生硬化,骨膜反应,骨皮质
增厚,髓腔变窄,骨干增粗
A. 正位片;B. 侧位片

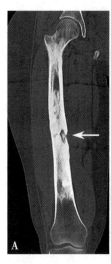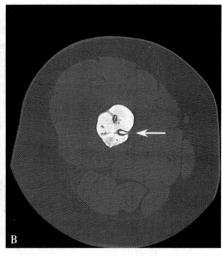

图 5-7　慢性化脓性骨髓炎 CT 表现:股骨广泛骨质增生硬化,骨
皮质增厚、髓腔变窄,其内见局限性骨质破坏,内有长条状死骨(白
箭头),长轴平行于骨干,死骨内侧骨性瘘道
A. CT 冠状位重建图像;B. CT 横断位

因此,MRI 对慢性化脓性骨髓炎中的活动病灶或残留炎性病变显示最佳。MRI 还能显示骨
性瘘管和软组织窦道。瘘管内因含脓液在 T_1WI 上呈稍高信号,而在 T_2WI 上呈高信号,表现
为粗细不均的索条影从骨内脓腔向皮肤表面伸延。

三、鉴别诊断

(一)成骨型骨肉瘤

慢性化脓性骨髓炎与成骨型骨肉瘤的鉴别诊断,详见表 5-3。

表 5-3　慢性化脓性骨髓炎与成骨型骨肉瘤的鉴别诊断

	慢性化脓性骨髓炎	成骨型骨肉瘤
临床特点	反复发作,局部窦道流脓	快速进展,间歇性或持续性疼痛
骨质增生硬化	广泛	云絮状、斑片状、针状瘤骨
死骨	大块状	无
周围软组织	常无明显肿胀	肿块,其内可有瘤骨
Codman 三角	无	常有

(二)骨样骨瘤

慢性化脓性骨髓炎是由急性化脓性骨髓炎转化而来,因有明确的病史及遗留的急性化
脓性骨髓炎的影像学特点而容易诊断。骨样骨瘤 X 线下表现为长骨骨干骨皮质增厚,其内
可见圆形或类圆形小透亮区,称瘤巢。瘤巢的确定是诊断骨样骨瘤的关键。

第三节　化脓性关节炎

化脓性关节炎(pyogenic arthritis)为细菌感染滑膜而引起关节化脓性炎症。致病菌以金黄色葡萄球菌感染最多见,主要由血行播散到关节内。

一、临床与病理

临床表现:本病以儿童和婴儿多见,成人少见。可累及全身任何关节,多见于承重的大关节,如髋关节、膝关节等。多为单发,偶可多发。一般发病急骤,全身症状比较明显,可引起高热、寒战,白细胞计数增多、红细胞沉降率快等全身中毒症状。病变关节红、肿、热、痛,活动障碍,局部压痛,触之有波动感,还可出现关节脱位或半脱位。关节可因肌肉痉挛而呈强迫体位。

病理改变:致病菌首先侵犯关节滑膜,引起滑膜肿胀、充血、浆液渗出,关节积液;随病情发展,纤维蛋白渗出。感染严重时滑膜变性坏死,脓液渗出,中性粒细胞溶酶体破裂释放出大量的蛋白溶解酶,使关节软骨受到侵蚀,继而破坏关节软骨和软骨下骨质,以关节面承重部分为著。同时累及关节周围软组织,引起软组织炎症浸润,形成脓肿及窦道。病变愈合时,肉芽组织长入关节腔,发生纤维化或骨化,最终导致关节骨性强直。

二、影像学表现

(一) X线表现

1. 关节肿胀　早期,关节周围软组织肿胀,软组织增厚、密度增加、层次模糊不清;关节囊肿胀,呈稍高密度软组织影,骨端两旁低密度脂肪层弧形受压、向外移位。

2. 骨质疏松　骨性关节面下局限性骨质疏松。

3. 关节破坏　关节面模糊和关节间隙狭窄,以关节承重面出现最早,改变也最明显(图5-8)。继而骨性关节面出现广泛的虫蚀状或小片状骨质破坏,边缘模糊。晚期关节结构破坏,严重时,引起骨端骨髓炎,可出现广泛骨质破坏、大块死骨。

4. 关节间隙改变　关节腔内积液、积脓,关节间隙可暂时增宽,当关节软骨被破坏时,关节间隙变窄。

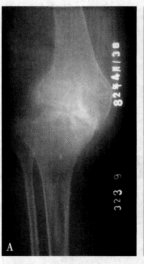
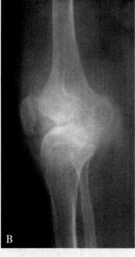

图5-8　化脓性关节炎早期X线表现:膝关节关节面承重部位弥漫性骨质破坏,边缘模糊,内侧关节间隙变窄、外侧增宽,关节半脱位,关节周围软组织肿胀
A.正位片;B.侧位片

5. 关节脱位或半脱位　以婴儿和儿童的髋关节最常见;还可引起骨骺分离。

6. 愈合期　可出现骨质增生硬化、关节强直、软组织钙化及关节脱位。

（二）CT 表现

CT 可以较早、较好地显示化脓性关节炎的关节肿胀、关节积液以及关节破坏，尤其是对一些复杂关节，如髋、肩和骶髂关节等，在显示骨质破坏和脓肿侵犯程度、范围等方面比 X 线片敏感，对细微结构显示清晰。

（三）MRI 表现

MRI 是早期诊断化脓性关节炎最重要的方法。

1. 滑膜水肿 滑膜不均匀增厚，内壁毛糙不整，在 T_1WI 呈片状低信号、T_2WI 上呈高信号，边界不清。

2. 关节软骨破坏 在 T_1WI 上呈低信号、T_2WI 上呈等信号的虫蚀状或小片状软骨缺损。

3. 骨性关节面及关节面下骨质破坏 在 T_1WI 上呈低信号、T_2WI 上呈高信号。

4. 关节周围软组织肿胀 软组织增厚、层次模糊不清，在 T_1WI 上呈低信号、在 T_2WI 上呈高信号。

三、鉴别诊断

化脓性关节炎与关节结核的鉴别诊断，详见表 5-4。

表 5-4 化脓性关节炎与关节结核的鉴别诊断

	化脓性关节炎	关节结核
病程	起病急骤，进展迅速，病程较短，以日计	起病缓慢，进展慢，病程较长，以月计
临床症状	高热，局部红、肿、热、痛	低热，关节疼痛、肿胀
软骨破坏	破坏快，关节间隙很快变窄	破坏慢，关节间隙长期保持不变
骨质破坏	骨质疏松出现快，持重部位出现骨质破坏早	局部骨质疏松出现慢，破坏从关节边缘开始，持重部位骨质破坏较晚
关节强直	常见，多为骨性强直	较少见，多为纤维性强直
窦道	窦道形成较少	常易形成，且不易愈合

第四节 化脓性脊椎炎

化脓性脊椎炎（purulent spondylitis）较少见，是由化脓性细菌侵犯脊椎引起的急性炎症。化脓性脊椎炎根据病变侵犯的部位可分为脊椎骨髓炎和化脓性椎间盘炎。以椎体病变为主称为脊椎骨髓炎，而以椎间盘受累为主称为化脓性椎间盘炎。前者多来自生殖系统、泌尿系统的血行感染；后者最常见于腰椎穿刺、椎间盘造影、手术椎间盘摘除术后感染；两者亦因邻近化脓性病灶蔓延或创伤直接感染所致。致病菌以金黄色葡萄球菌最常见，亦可为链球菌、白色葡萄球菌、大肠杆菌等。

一、临床与病理

临床表现：本病多发生于成人。脊椎骨髓炎以腰椎最为多见，胸椎、颈椎与骶椎次之。大多数发病急，全身症状重，常有持续高热、寒战，可伴有脊柱剧痛，活动受限明显，因背部或腰部剧痛常被迫卧床，并有局限性棘突叩击痛。化脓性椎间盘炎以腰椎为好发部位，通常只累及一个椎间盘和邻近椎体。可起病急骤,也可起病缓慢,多无明显的全身症状,其疼痛为活动后加重或引发,休息后可缓解,有明显的叩击痛。

病理改变:脊椎骨髓炎感染病灶多发生在椎体的松质骨内,有时可始于椎体的软骨下骨板,骨质破坏发生较快,但在骨质破坏早期即出现成骨性反应,同时椎间盘亦受到破坏,可形成椎旁脓肿,但脓肿一般较小,易被忽略。当脓肿进入椎管,可压迫脊髓,引起脊椎病理性骨折与椎体滑脱移位。化脓性椎间盘炎可由于细菌直接感染椎体终板,而后累及椎间盘;病变亦可破坏椎体,并侵犯椎小关节;椎间盘化脓极易进入椎管,压迫脊髓;晚期,病灶周围出现骨质增生硬化。

二、影像学表现

(一) 脊椎骨髓炎

1. X 线表现　早期 X 线检查多无阳性表现,应在短期内复查。根据脊椎骨髓炎的发病部位分为四型。

(1) 边缘型:又称椎间型,早期椎体骨质疏松,继而椎体的上下缘见斑点状、虫蚀状骨质破坏,并向邻近椎体蔓延。椎间隙狭窄甚至消失;2~3 个月后逐渐出现骨质硬化、椎旁韧带骨化,两椎体间、椎旁或前缘形成特征性的粗大骨桥,甚至出现两椎体骨性融合。

(2) 中央型:又称椎体型,早期仅见骨质疏松,继而椎体被破坏,椎体常被明显压缩,椎体骨质增生硬化,椎间隙可正常或轻度狭窄。

(3) 骨膜下型:椎体皮质增厚,前纵韧带和椎旁韧带骨化,椎体边缘骨赘和骨桥形成,骨松质和椎间隙无改变。

(4) 附件型:脊椎附件早期见不规则骨质疏松和骨质破坏,逐渐产生骨质增生硬化;晚期出现边缘锐利的骨质缺损和不规则囊性透光区,最后可导致椎小关节骨性融合。

脊椎骨髓炎多累及椎体,附件受累较少。病变周围的软组织一般受累轻微,以上各型早期(2 周以内)都可形成椎旁软组织脓肿,但范围常比结核形成的冷脓肿小。

2. CT 表现　CT 比 X 线片更清楚地显示椎体的骨质破坏及软组织改变,尤其易于观察椎体骨质破坏周围的骨质增生硬化。增强扫描,可清楚显示椎旁脓肿。

3. MRI 表现　MRI 显示骨髓炎性病变和周围软组织病变比 X 线和 CT 敏感,是早期诊断化脓性脊椎炎的重要方法。化脓性脊椎炎 MRI 分急性期、亚急性期和慢性期。

(1) 急性期:椎体内骨髓炎症浸润、水肿、充血和脓液,T_1WI 呈低信号,T_2WI 呈高信号,并可显示脊髓受压以及受压的程度。同时,骨髓内的炎性改变在 T_1WI 上呈弥漫或片状低信号区,与高信号的脂肪形成良好对比,在 T_2WI 上骨髓内脂肪信号减低,而炎性病变呈高信号。

(2) 亚急性期或慢性期:椎体骨质破坏与周围增生在 T_1WI 上呈低信号,病灶脓液 T_2WI 上呈高信号。

增强扫描可显示病灶内的肉芽组织明显强化,而脓液和死骨不强化,骨髓水肿强化不均匀。

(二) 化脓性椎间盘炎

1. X 线表现　在发病 10 天以内,即可显示受感染间盘的椎体上下面终板破坏。2 周以后即发生溶骨性破坏、椎间隙变窄、椎旁软组织肿。晚期即发生椎体骨性融合。

2. CT 表现　临床症状出现后第 5 天,CT 可显示异常表现,即邻近椎间盘的椎体发生破坏,与椎间盘无清楚界限,椎间盘与相邻椎体破坏可形成缺损。椎间盘变扁、膨大。矢状位和冠状位见相邻椎体边缘不规则破坏和硬化,椎间隙变窄,椎体压缩变扁。

3. MRI 表现　MRI 可比 X 线片和 CT 更早地发现病变。椎间盘感染后,在 T_1WI 上椎间盘相邻的椎体内出现低信号区,与椎间盘的低信号相融合。较小儿童由于骨髓的造血成分较多,脂肪性骨髓成分较少,在 T_1WI 上信号较低,与炎症组织的信号差别较小,可被忽略。在 T_2WI 上,感染的椎间盘呈高信号,髓核裂隙消失,形态不规则,可呈线条状,失去其正常结构。相邻椎体的边缘,在 T_1WI 上呈低信号,也可呈高信号。

三、鉴别诊断

(一)脊柱结核

化脓性脊椎炎与脊柱结核的鉴别诊断,详见表 5-5。

表 5-5　化脓性脊椎炎与脊柱结核的鉴别诊断

	化脓性脊椎炎	脊柱结核
年龄	多见于成人	多见于儿童
病程	发病急骤,病变进展快,以日及周计	发病缓慢,病变进展慢,以月、年计
临床症状	全身中毒症状重,持续高热,局部红、肿、热、疼痛剧烈	全身中毒症状较轻,低热,局部肿、疼痛轻微
病变特征	骨质破坏进展快,同时骨质增生硬化,以增生硬化为主,可形成大而粗的骨桥	骨质破坏进展缓慢,骨质增生硬化少、局限、出现晚,骨桥形成少
椎体	常侵犯一至两个椎体,可见尖端相对之楔状硬化骨块形成	常侵犯数个椎体。椎体被破坏而脊柱成角畸形
附件	发病率较高	很少侵犯
椎间盘	可造成破坏或不造成破坏,破坏后常易骨性融合,并可保持两椎体之高度	常破坏,但不易发生骨性融合
死骨	很少	常有沙粒样死骨和干酪物质钙化
椎旁脓肿	少见	多见

(二)布鲁氏菌性脊椎炎

布鲁氏菌病脊椎感染的 X 线表现与本病相似,依据有职业史、患者动物接触史及细菌学检查可作鉴别。

(三)伤寒性脊柱炎

伤寒性脊柱炎常有典型病史,血液和局部穿刺脓液培养对确定诊断很重要,肥达反应阳性,病变常侵及一侧椎弓根,椎旁软组织肿块不对称,结合临床表现及相关检查,可帮助鉴别。

(四)椎间盘退变

MRI 显示退变的椎间盘在 T_1WI 和 T_2WI 上均为低信号,而椎间盘炎在 T_1WI 上为低信号,在 T_2WI 上为高信号。

(张薇薇)

复习思考题

1. 试述不同的影像学检查方法在骨与关节化脓性感染疾病中的选择和临床应用。
2. 试述急性化脓性骨髓炎、化脓性关节炎、化脓性脊椎炎影像学的共性表现。
3. 慢性化脓性骨髓炎特征性影像学表现有哪些？
4. 试述骨与关节的化脓性感染与结核感染途径的不同点。
5. 急、慢性化脓性骨髓炎的临床特点及影像学表现有哪些不同？

第六章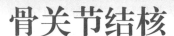

骨关节结核

PPT 课件

骨关节结核(osteoarticular tuberculosis)是一种常见的骨关节慢性疾病,95%以上继发于肺结核。结核杆菌通过血液循环进入血运丰富的椎体、扁骨、短管骨,以及长管骨的干骺端、骨骺,或负重大、活动较多、易发生慢性劳损的髋、膝等关节滑膜内发病,造成相应骨关节出现渗出、增殖和干酪样坏死等病理改变。好发于儿童和青年,根据发生部位不同,可分为长骨骨骺、干骺端结核、短骨结核、脊柱结核和关节结核等多种类型,其中以脊柱结核最为常见,约占50%,其次为关节结核,骨结核相对少见。

第一节 骨骺、干骺端结核

骨骺、干骺端结核是长骨结核中最常见的,由结核菌经血行进入血管丰富的长骨干骺端骨松质内,引起结核性骨髓炎,并易侵及邻近骨骺和关节。本病多见于儿童,好发于股骨上端、尺骨近端及桡骨远端等。

一、临床与病理

临床表现:本病起病隐匿,病程缓慢,症状主要为低热、盗汗、食欲减退和贫血、体质虚弱等全身的结核病中毒症状。早期局部可出现轻度肿胀、疼痛、邻近关节功能障碍,病灶干酪样坏死液化后形成脓肿,但局部无明显发红,皮温不高,又称为寒性脓肿,穿破皮肤后可形成窦道,并可引起继发的化脓性感染。长期病变可导致骨发育障碍和肢体畸形。化验检查可有红细胞沉降率加快。

病理改变:为长骨干骺端骨松质内出现结核性的渗出、增殖和干酪样坏死等特异性改变,造成局部骨小梁的萎缩和破坏,出现局限性骨质疏松和骨质破坏,由于骺软骨对结核杆菌无屏蔽作用,因此病变易向骨骺和关节方向发展,并继发关节结核。病变进展缓慢,多无骨膜反应。

二、影像学表现

(一) X 线表现

病变早期,患骨干骺端主要表现为局限性骨质疏松;继而形成类圆形骨破坏区,边缘较清楚,周围多无明显骨质增生硬化及骨膜反应,有时破坏区内可见稍高密度、边缘模糊的斑点状死骨,称为"碎屑状死骨"。病变易向骨骺和关节方向发展,穿过骨骺板侵及骨骺和关节,而很少向骨干方向发展。病灶多为单发。后期,病灶扩大可破坏骨皮质和骨膜,穿破皮肤形成窦道,并可引起继发的化脓性感染,此时在病灶区可出现骨质增生硬化以及骨膜反应。这种以破坏为主,破坏灶位于干骺端、骨骺区,横跨骺线,可出现骨质增生和骨膜反应的表现是骨骺、干骺端结核的影像特点(图 6-1)。

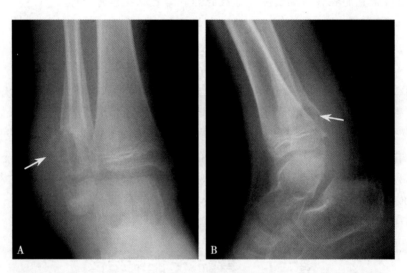

图 6-1 距小腿关节骨骺、干骺端结核 X 线表现:腓骨远端干骺端骨质破坏,并横跨骺线侵及骨骺区,内见"碎屑状死骨"(白箭头),并见层状骨膜反应
A. 正位片;B. 侧位片

(二) CT 表现

CT 表现与 X 线表现相似,能更清楚地显示 X 线片不易显示的较小的、较隐蔽的骨质破坏影,以及破坏区内的小块死骨,还可了解周围软组织的改变。

(三) MRI 表现

骨质破坏在 T_2WI 上显示较好,表现为低信号,其形态与 CT 所见相似,还可以显示早期的骨髓炎水肿改变,表现为长 T_1、长 T_2 信号,T_2WI 脂肪抑制序列呈高信号,但不具有特异性,对于显示周围软组织的改变具有一定优势,但对于显示骨质增生硬化、骨膜反应以及死骨的能力,远不及 X 线片和 CT,一般不作为常规的检查方式。

三、鉴别诊断

(一) 化脓性骨髓炎

两者早期骨质破坏有相似之处,但化脓性骨髓炎临床上具有起病急,发展快,症状表现为红、肿、热、痛,以及邻近关节功能障碍等特点,而且在影像学表现上,除可见不同程度的骨质破坏外,还可见骨膜反应、骨质增生硬化和长条形大块死骨影,易向周围和骨干方向发展,周围软组织肿胀,有时亦可见脓肿甚至窦道形成。

(二)慢性骨脓肿

慢性骨脓肿一般无明显临床症状,在影像学表现上以长骨干骺端的圆形或类圆形骨质破坏为主,边缘光滑、整齐,周围见骨质增生硬化带,但无骨膜反应以及软组织改变。

(三)骨囊肿

骨囊肿一般无明显临床特征,影像学表现以长骨干骺端边缘较整齐的囊状、膨胀性骨质破坏为主,沿长骨的纵轴方向发展,受累区骨皮质变薄,内无死骨,周围无硬化带和骨膜反应,亦无软组织改变。

第二节 短 骨 结 核

短骨结核是一种较少见的骨关节结核,又称为结核性指(趾)骨炎、骨囊样结核或骨气臌。好发于近节指(趾)骨骨干,而末节较少见,尤以第2、3掌指骨和拇指骨多见。

一、临床与病理

临床表现:好发于5岁以下儿童。表现为患侧指(趾)周围软组织梭形肿胀,皮肤色泽可正常或稍变红,多无疼痛及压痛,邻近关节活动功能不受明显影响,极少数病例形成窦道。

病理改变:为结核性肉芽组织形成和干酪样坏死。病变始于髓腔,前者以增生为主,形成结核性肉芽组织,向四周蔓延侵及邻近骨皮质和骨膜,引起局部骨质吸收破坏、骨皮质变薄和骨膜反应,并形成梭形膨胀性改变;后者以坏死为主,干酪样坏死物可穿破骨皮质、骨膜以及皮肤,形成窦道。

二、影像学表现

X线表现:早期表现为手指或足趾软组织肿胀梭形肿胀,骨干中央局限性骨质疏松;继而骨干髓腔内可见圆形、类圆形或多房性囊状骨质破坏,并向四周膨胀蔓延侵及邻近骨皮质和骨膜,造成骨干膨大,骨皮质变薄,故又称为骨气臌(图6-2)。有时病灶内可见粗大不规则的残存骨嵴,但很少见死骨。病灶周围可见轻度硬化现象,还可见层状的骨膜反应。有些严重的骨质破坏可累及整个骨干,但很少累及邻近关节。骨髓腔内形成的干酪样坏死可穿破骨皮质、增生的骨膜及软组织形成瘘管;修复期可见软组织肿胀消失,骨质破坏区缩小并硬化,甚至完全修复不留任何痕迹,或仅遗留少许粗大紊乱的骨小梁、骨密度增高等轻微的骨结构异常。

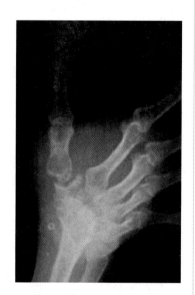

图6-2 短骨结核X线表现:第1掌骨骨干髓腔内可见类圆形囊状骨质破坏,并向四周膨隆蔓延,造成骨干膨大,骨皮质变薄

三、鉴别诊断

(一)内生软骨瘤

病变常始于干骺端,随骨的生长而逐渐移向骨干区,周

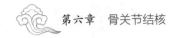

围有骨质硬化缘与正常骨组织分界,邻近骨皮质膨隆变薄,无骨膜反应,内缘凹凸不平而呈弧形,病变区内可见小环形、点状或不规则钙化影,也可发生于其他长管状骨干骺端。

（二）骨囊肿

好发于长管状骨干骺端,伴随骨的生长而逐渐移向骨干区,极少发生于短管状骨,病灶呈卵圆形,纵向膨胀性生长,周围可有硬化缘,但无骨膜反应,囊内一般无骨嵴,亦无死骨。

第三节　脊 柱 结 核

脊柱结核(spine tuberculosis)是最常见的骨关节结核。以腰椎最多见,胸椎其次,颈椎较少见,而骶尾椎极少见;绝大多数病变在椎体,而单纯侵犯附件少见;儿童发病以胸椎多见,常累及多个椎体,而成人发病以腰椎多见,常累及相邻的两个椎体;部分可跳跃分段发病,而累及单个椎体较少见。

一、临床与病理

临床表现:本病好发于儿童、青少年,以及 60 岁以上的老年人,起病隐匿,发展缓慢,症状较轻。全身症状为低热、盗汗、食欲不振、消瘦、乏力等。局部表现为钝痛和叩击痛,脊柱活动受限,可后凸畸形。不同节段脊髓受累时,表现为相应的神经系统症状,如出现肢体感觉、运动障碍或瘫痪等。

病理改变:脊柱结核干酪样坏死型较多见,结核杆菌经椎体前后滋养血管到达椎体,出现渗出和增殖,形成结核性肉芽肿,由于其内无血管结构,因而易发生干酪样坏死,引起椎体局限性骨质疏松和骨质破坏。继而干酪样坏死物液化,并穿破骨皮质进入椎旁软组织内或沿筋膜间隙向下流注形成结核性脓肿,因其局部无红、热、痛,故又称为"寒性脓肿",病程较长的脓肿壁可出现钙化。可多椎体受累。有时可发生椎体塌陷和脊柱的后突或侧弯畸形。

二、影像学表现

依据椎体骨质最先出现破坏的部位不同,可分为中央型、边缘型、韧带下型和附件型。

（一）X 线表现

1. **椎体骨质破坏**　①中央型:又叫椎体型,病变始于椎体中央,早期仅见局限性骨质疏松,继而引起骨松质的类圆形或不规则形溶骨性骨质破坏,内可见泥砂状死骨,周围无硬化缘,后期椎体常塌陷变扁;②边缘型:又称椎间型,病变始于椎体边缘的软骨终板,早期表现为椎体的上下缘软骨终板模糊不清,逐步出现软骨终板下不规则骨质破坏(图 6-3);③韧带下型:又称椎旁型,病变始于椎体前纵韧带下,早期表现为椎体前缘侵蚀呈凹陷性骨质破坏,累及多个椎体,早期椎间盘完整,后期可同时累及多个椎体及椎间盘;④附件型:较少见,包括椎弓、椎板、横突、椎间关节突及棘突结核。表现为病变部位的骨质破坏和周围软组织肿胀,累及关节突时常可跨越关节。

2. **椎间隙变窄甚至消失**　各型椎体结核骨质破坏到一定程度后,均易向椎间盘侵蚀,造成椎间盘及软骨终板破坏,引起椎间隙变窄甚至消失。

3. **椎旁脓肿**　寒性脓肿在各节段表现为不同影像:颈椎脓肿位于咽后壁,造成咽后壁软组织影增宽,呈弧形前突。胸椎脓肿位于胸椎两旁,表现为椎旁局限性梭形软组织肿胀影。

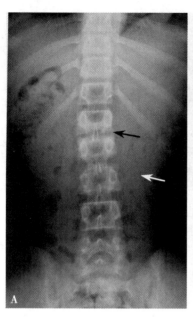
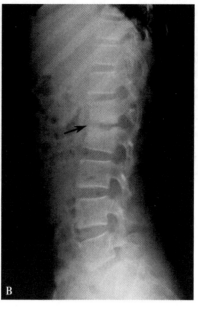

图 6-3 腰椎结核 X 线表现：腰 1、2 椎体上下缘软骨终板下不规则骨质破坏，椎间隙变窄（黑箭头），左侧腰大肌膨隆（白箭头）

A. 正位片；B. 侧位片

腰椎脓肿位于一侧或两侧腰大肌间，表现为该侧腰大肌轮廓模糊不清或呈弧形突出影，并可沿腰大肌筋膜间隙向下流注，在髂窝、腹股沟韧带下或大腿部形成"脓肿"。病程较长的寒性脓肿还可见不规则形钙化。

4. 脊柱后突或侧弯畸形　随着椎体骨质破坏区的扩大以及脊柱承重，可引起椎体塌陷变扁或呈楔形，造成受累的脊柱节段常出现脊柱后突畸形或侧弯，为脊柱结核特征性的表现之一。

5. 椎体融合　愈合期，相邻的两个或两个以上病变椎体常可见融合，椎间隙消失，椎旁脓肿缩小或消失。

（二）CT 表现

CT 可早期清楚地显示骨质破坏区，尤其是较小的、较隐蔽的骨质破坏，以及破坏区内是否存在小的死骨及病理性骨折碎片；增强检查可详细了解椎旁脓肿的位置、范围大小、壁的厚薄、有无钙化，以及对周围组织结构的侵犯程度等（图 6-4），还可以发现椎管内硬膜外脓肿以及椎管狭窄的情况（图 6-5）。

（三）MRI 表现

MRI 是目前早期诊断脊柱结核最佳的检查方法，可以通过 T_2WI 脂肪抑制序列显示病变早期椎体内的炎性水肿。MRI 检查亦可显示椎体骨质破坏的大小、椎间盘的破坏程度、椎旁脓肿的范围，以及椎管内脊髓是否受侵犯。

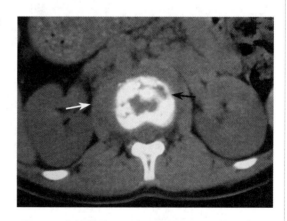

图 6-4 脊柱结核 CT 表现：腰椎体骨质破坏（黑箭头），椎旁脓肿形成（白箭头），对椎管内无明显侵犯

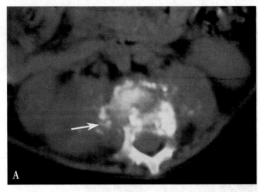
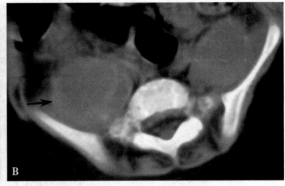

图 6-5　脊柱结核 CT 表现

A. 腰椎 CT 横断位:腰椎体骨质破坏,椎旁脓肿形成,并侵入椎管内,脓肿内见不规则钙化影(白箭头);B. 腰椎 CT 横断位:破坏椎体下层面显示椎旁脓肿流注入髂窝,腰大肌增粗,密度不均匀,边缘模糊(黑箭头)

1. 椎体骨质破坏　在 T_1WI 均呈低信号,T_2WI 多为混杂高信号,因骨破坏区周围骨髓炎性水肿的存在,病变异常信号较实际骨质破坏区范围大(图 6-6)。增强检查呈斑片状强化。椎体骨质破坏区扩大,可引起椎体塌陷变形,脊柱出现后突或侧弯畸形。

2. 椎间盘改变　椎间盘受侵时出现变性坏死,可表现为在 T_1WI 呈低信号,T_2WI 呈混杂高信号,增强检查呈斑片状强化,晚期出现椎间隙变窄或消失时,T_1WI、T_2WI 上均呈低信号。

3. 椎旁软组织影　包括结核肉芽肿和脓肿,在 T_1WI 上多呈低信号,少数呈等信号,T_2WI 多呈不均匀混杂高信号,增强检查多呈环状强化。

4. 椎管内改变　可显示椎管内硬膜外和硬膜下脓肿,以及硬膜囊受压脊髓变性水肿,在 T_2WI 上出现异常高信号。

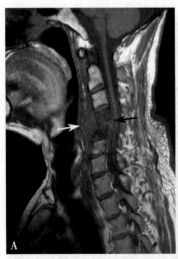
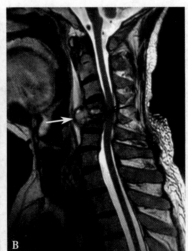
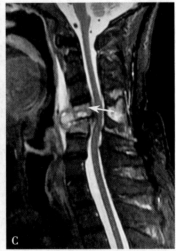

图 6-6　脊柱结核 MRI 表现

A. MRI 矢状位 T_1WI:颈 4、5 椎体骨质破坏、咽喉壁脓肿形成,呈低信号(白箭头); B. MRI 矢状位 T_2WI:呈高信号,并侵入椎管内,形成椎管内硬膜外脓肿,相应水平段见脊髓受压(黑箭头);C. MRI 矢状位脂肪抑制像:椎体炎性水肿(白箭头)

笔记栏

三、鉴别诊断

(一) 化脓性脊椎炎

单节或双节发病,病变进展快,可见明显骨质增生硬化、骨赘或骨桥形成。

(二) 脊柱转移瘤

常见中、老年人,椎体破坏的同时常有椎弓根的破坏,很少累及椎间盘,因而椎间隙并不变窄。

(三) 椎体压缩性骨折

有明确外伤史,多累及一个椎体,呈楔形变,无明显骨质破坏及椎间隙狭窄。

第四节 关 节 结 核

关节结核(tuberculosis of joint)是一种常见的慢性关节疾病。根据发病的部位,可分为滑膜型关节结核和骨型关节结核。由肺或其他部位结核杆菌经血流先行侵犯关节滑膜引起的,称为滑膜型关节结核,由骨骺、干骺端结核病灶蔓延至关节,侵犯关节滑膜和关节软骨的,称为骨型关节结核。到晚期病变广泛,关节组织和骨质均已发生明显改变时,则难以分型。病变往往多累及持重大关节,其中髋、膝关节为好发部位,骶髂、肘、肩、踝关节次之。

一、临床与病理

临床表现:好发于儿童、青少年,多数患者发病缓慢,症状不明显,外伤常为发病诱因。在活动期全身症状可表现为低热、盗汗、食欲减退、逐渐消瘦。局部疼痛和肿胀为最常见的早期症状,关节肿痛多为酸痛或胀痛,活动受限,继而出现相邻肌肉萎缩或软弱无力,以及患肢畸形。关节肿胀,皮温不高,皮肤苍白,即形成所谓的"白肿",最后可形成窦道,出现关节畸形,甚至引起关节半脱位或关节纤维性强直。

病理改变:滑膜型关节结核可引起滑膜明显肿胀充血,出现渗出和增殖病变。早期以渗出性为主,出现关节积液,在滑膜表面形成结核性肉芽肿。继而侵蚀破坏关节软骨、软骨下的骨质,还可侵蚀关节非承重面。关节软骨剥离、变性、坏死后形成碎片游离,称为"关节鼠"。关节间隙变窄出现较晚,且多不对称。骨型关节结核,为骨骺、干骺端形成骨结核后,由于软骨和周围韧带对结核杆菌无屏蔽作用,继而蔓延至关节,造成关节软组织肿胀,侵蚀关节滑膜和关节软骨,造成关节间隙不对称狭窄。

二、影像学表现

(一) X线表现

1. 滑膜型关节结核　①早期:可仅表现为关节周围软组织肿胀、密度增高,邻近关节骨质疏松,关节间隙正常或略增宽。由于病变发展缓慢,病程较长,可持续数月或1年以上。②进展期:关节边缘非承重部位开始出现不规则的虫蚀状、鼠咬状骨质破坏,多对称受累,关节间隙变窄出现较迟。③晚期:关节间隙不对称明显狭窄,严重的还可见病理性脱位或半脱位(图6-7),邻近骨骼出现明显骨质疏松,肌肉萎缩变细。关节周围脓肿形成,可穿破皮肤形成窦道,时间较长的脓肿壁还可见点状或片状高密度钙化影。④愈合期:骨质破坏和骨质疏松逐渐停止并消失,骨性关节面边缘变清楚并可出现硬化,严重者可出现关节纤维性强直,造成关节畸形。

2. 骨型关节结核 在骨骺、干骺端结核的基础上,同时出现关节周围软组织肿胀,关节软骨和骨质破坏,以及关节间隙不对称性狭窄等。

滑膜型和骨型关节结核均无明显的骨膜反应及骨质增生硬化。骨质破坏时产生的干酪样坏死物质穿破皮肤后形成窦道时,若继发感染,可出现骨膜反应以及病变区骨质硬化。

(二) CT 表现

1. 滑膜型关节结核 能更清晰地显示关节周围软组织肿胀、关节囊增厚以及关节腔积液;更早且更清楚地显示骨性关节面的虫蚀状骨质破坏影;还可更明确地显示关节周围脓肿,平扫检查呈稍低密度影,增强检查可出现边缘强化。

2. 骨型关节结核 骨质破坏与骨骺、干骺端结核相同,关节可见骨质破坏、间隙变窄。

(三) MRI 表现

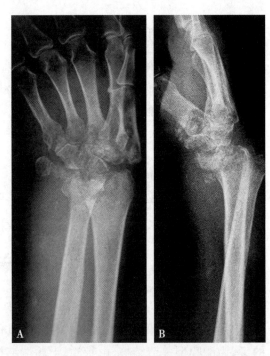

图 6-7 腕关节结核 X 线表现:腕关节骨质破坏,未见明显骨质增生和骨膜反应,关节间隙变窄,关节周围软组织肿胀,内见斑点状高密度钙化影,关节呈半脱位

A. 正位片;B. 侧位片

滑膜型关节结核早期可见关节周围软组织肿胀、肌间隙模糊,不同程度增厚的关节滑膜以及关节腔积液,呈长 T_1、长 T_2 信号(图 6-8);进展期可见关节腔内以及关节面下骨质破坏区内的结核性肉芽组织呈 T_1WI 均匀低信号、T_2WI 等高混杂信号,关节软骨破坏表现为软骨变薄、不连续、碎裂或大部分消失,T_1WI 信号减低,而干酪样坏死物 T_2WI 为较低信号,邻近

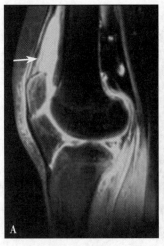
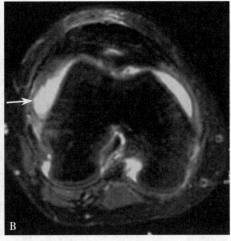

图 6-8 膝关节结核(早期)MRI 表现:膝关节肿胀,关节滑膜增厚,关节腔积液呈长 T_1、长 T_2 信号

骨髓出现反应性水肿，表现为 T_1WI 低信号、T_2WI 高信号影、脂肪抑制序列 T_2WI 高信号影；晚期骨质破坏时产生的干酪样坏死物聚集在关节周围形成寒性脓肿，呈 T_1WI 低信号、T_2WI 高信号，其内可见斑点状和条索状低信号钙化以及纤维化（图 6-9）。增强检查时，关节滑膜、肉芽组织以及脓肿壁可见明显强化。

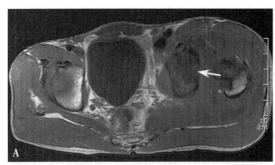

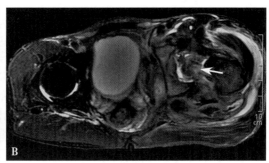

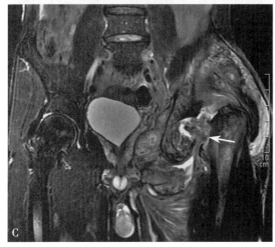

图 6-9 左髋关节结核 MRI 表现：干酪样坏死物聚集在关节周围形成寒性脓肿，呈 T_1WI 低信号、T_2WI 高信号，其内可见斑点状和条索状低信号钙化以及纤维化

三、鉴别诊断

（一）化脓性关节炎

关节软骨破坏出现较早，且间隙均匀变窄，承重面出现骨质破坏，多伴有增生硬化，骨质疏松不明显。

（二）类风湿关节炎

类风湿关节炎为一种慢性关节病，关节骨质的破坏亦从关节边缘开始，早期出现关节肿胀，周围骨质疏松明显，晚期可见肌肉萎缩和关节畸形，与关节结核表现相似，但类风湿关节炎为全身性自身免疫性疾病，常对称性侵犯全身多个关节，关节软骨破坏早，关节间隙较早出现对称性狭窄。

（杜凤丽）

复习思考题

1. 短骨骨结核的影像学表现特征有哪些？
2. 简述关节结核与化脓性关节炎的鉴别诊断。

扫一扫
测一测

第七章

骨肿瘤与肿瘤样病变

学习目标

1. 掌握良性骨肿瘤、恶性骨肿瘤、肿瘤样变影像学诊断与鉴别诊断；
2. 熟悉和了解良性骨肿瘤、恶性骨肿瘤、肿瘤样变的临床与病理特征。

07章01节PPT

PPT 课件

第一节 概 论

骨肿瘤(bone tumor)是指发生在骨(软骨、骨、骨膜)及骨的附属组织(骨髓、神经、脂肪、血管等)的肿瘤,可分为原发性骨肿瘤和继发性骨肿瘤。原发性骨肿瘤是指来自骨及骨附属组织的肿瘤细胞所致的肿瘤;继发性骨肿瘤包括恶性肿瘤的骨转移和骨良性病变恶变。肿瘤样病变(tumor-like disease)是指临床、病理和影像学表现上与骨肿瘤相似而并非真性肿瘤,但具有骨肿瘤某些特征如复发和恶变的一类疾病,如骨囊肿、骨纤维异常增殖症、畸形性骨炎等。

骨肿瘤与肿瘤样病变几乎可发生在全身各骨骼,其临床、病理和影像学表现复杂而多变。影像学检查在骨肿瘤的诊断中占有重要地位,不仅能显示肿瘤的准确部位、大小、邻近骨骼和软组织的改变,还能判断其良性或恶性、原发性或转移性。这对于确定治疗方案和估计预后起到重要作用。虽然影像学检查对骨肿瘤良恶性的确诊率较高,但由于不同肿瘤的表现具有多样性,典型的征象不多,因而确定部分肿瘤的组织学类型仍较困难。正确的诊断有赖于临床、影像学表现和实验室检查的综合分析,最后诊断还需病理检查才能确定。

一、骨肿瘤分类

骨肿瘤的分类尚不统一,有很多分类方法,目前通用的是世界卫生组织(WHO)1993年的分类法(表 7-1),该分类方法根据肿瘤的细胞来源进行分类,与病变的影像学表现和好发部位有较密切关系。

二、骨肿瘤的基本影像学征象

(一)骨质破坏

1. 囊性骨质破坏 肿瘤在骨内呈团块状生长,形成囊样改变。如有残存增粗的骨小梁或肿瘤表面有凹凸不平的骨嵴(骨巨细胞瘤),则呈多囊状改变(图 7-1)。单囊破坏多为圆形

表 7-1 WHO 骨肿瘤与肿瘤样病变的组织学分类(1993)

Ⅰ. 成骨性肿瘤	B. 中间型或未确定
A. 良性	(1) 血管内皮细胞瘤
(1) 骨瘤	(2) 血管外皮细胞瘤
(2) 骨样骨瘤及成骨细胞瘤(良性成骨细胞瘤)	C. 恶性
B. 恶性	血管肉瘤
(1) 骨肉瘤(骨生肉瘤)	Ⅵ. 其他结缔组织性肿瘤
(2) 邻皮质性骨肉瘤(骨旁骨肉瘤)	A. 良性
Ⅱ. 成软骨性肿瘤	(1) 硬韧带样纤维瘤
A. 良性	(2) 脂肪瘤
(1) 软骨瘤	B. 恶性
(2) 骨软骨瘤(骨软骨性外生骨疣)	(1) 纤维肉瘤
(3) 成软骨细胞瘤(良性成软骨细胞瘤、骨髓性	(2) 脂肪肉瘤
成软骨细胞瘤)	(3) 恶性间叶瘤
(4) 软骨黏液纤维瘤	(4) 未分化肉瘤
B. 恶性	Ⅶ. 其他肿瘤
(1) 软骨肉瘤	(1) 脊索瘤
(2) 邻皮质性软骨肉瘤	(2) 长骨成釉细胞瘤
(3) 间叶性软骨肉瘤	(3) 神经鞘瘤
Ⅲ. 来源不明的肿瘤	(4) 神经纤维瘤
巨细胞瘤	Ⅷ. 未分类肿瘤
Ⅳ. 骨髓来源的肿瘤	Ⅸ. 瘤样病变
(1) 尤因肉瘤	(1) 骨囊肿
(2) 淋巴瘤	(2) 动脉瘤样骨囊肿
(3) 骨髓瘤	(3) 骨内性腱鞘囊肿
Ⅴ. 血管性肿瘤	(4) 干骺性纤维性缺损
A. 良性	(5) 嗜伊红性肉芽肿
(1) 血管瘤	(6) 骨纤维异常增殖症
(2) 淋巴管瘤	(7) "骨化性肌炎"
(3) 血管球瘤(良性血管外皮细胞瘤)	(8) 甲状旁腺功能亢进性"棕色瘤"

或椭圆形。破坏区边缘清楚硬化者,常提示良性肿瘤;边缘模糊,扩大迅速,则提示为恶性。偶尔生长缓慢的恶性肿瘤,可有清楚硬化的边缘;生长快的良性肿瘤,边缘亦可显示模糊。此外,如伴有失用性骨质疏松,则肿瘤边缘更模糊。

2. 膨胀性骨质破坏　多见于良性肿瘤。恶性肿瘤因发展迅速,破坏较快,一般无膨胀改变或较轻。

3. 浸润性骨质破坏　为恶性肿瘤沿骨皮质的哈弗斯管和骨松质髓腔间隙浸润蔓延并破坏管壁和侵蚀骨小梁的结果。早期骨皮质破坏多为筛孔样、虫蚀样或细条透光区(图7-1);骨松质破坏表现为骨小梁中断或小斑片状骨小梁缺失,肿瘤进一步发展可出现大片状骨松质和/或皮质缺失。

(二)软骨破坏

软骨由于组织结构的特殊性,以及缺乏血管,可暂时阻止肿瘤的蔓延。肿瘤侵及骺板软骨时,X线表现为先期钙化带密度减低、中断或消失,骺板增厚。肿瘤突破关节软骨向

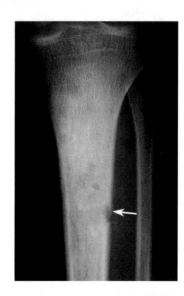

图 7-1 骨皮质破坏 X 线表现:胫骨骨皮质呈筛孔样、虫蚀样骨破坏(白箭头)

关节腔发展时,可表现为关节面破坏、塌陷、骨折和关节间隙狭窄,关节腔内可有软组织肿块。以上为恶性肿瘤的征象。少数良性骨肿瘤亦可超越骺板而向两侧发展或突入关节腔(成软骨细胞瘤),此为肿瘤膨胀扩展所致。

（三）肿瘤骨

肿瘤骨为肿瘤细胞形成的骨质,瘤细胞以膜内成骨或软骨内成骨的方式成骨,也可由瘤软骨细胞直接化骨。良性肿瘤的瘤骨与正常骨质相似。恶性肿瘤的瘤骨为一团无正常骨结构的杂乱骨影,密度不一,可呈象牙质样(图7-2)、密度淡薄的片絮状、放射状等形态瘤骨。

（四）瘤软骨

瘤软骨内常出现钙化,是诊断软骨类肿瘤较为可靠的X线征象。环状钙化是环绕在软骨外层的肥大软骨细胞基质钙化带;也可呈点状、条状、半环状或弧形;如钙化彼此相连或重叠则可呈菜花状(图7-3)。良性瘤软骨,钙化环显示完整,密度高且边缘清楚;恶性瘤软骨则表现密度淡、边缘模糊或残缺不全。

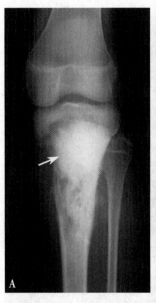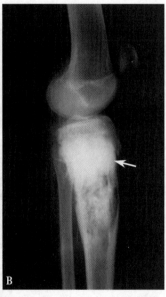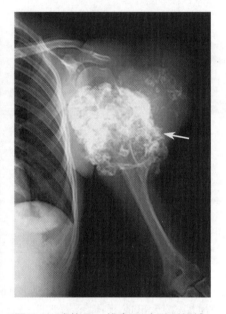

图7-2　肿瘤骨X线表现:胫骨近端浓密增白的象牙质样改变
(白箭头)

A.正位片;B.侧位片

图7-3　瘤软骨X线表现:左肱骨近端,瘤软骨钙化呈菜花状(白箭头)

（五）肿瘤的反应骨

肿瘤的反应骨是肿瘤刺激骨膜或正常骨组织增生成骨的结果。在骨髓内,反应骨为肿瘤周围的硬化环。肿瘤向外扩张时,其外围形成的骨包壳和骨外膜增生都是反应骨,X线表现可呈单层、多层、花边状、葱皮样、针样、Codman三角等各种形态(图7-4),后者虽亦可见于其他骨疾患,但仍以恶性骨肿瘤最常见。

（六）残留骨和死骨

残留骨是骨组织被肿瘤破坏后残留下来的骨质,亦可变为死骨,密度增高,多见于恶性骨肿瘤。X线摄片显示残留皮质骨为参差不齐、断续不连、密度较高的条状或斑点状致密骨影,可被肿瘤组织推移到骨外软组织内。残留松质骨为边缘模糊、密度浅淡的大片或多发小片状疏松骨小梁结构。诊断时必须严格区分反应骨、残留骨和瘤骨。

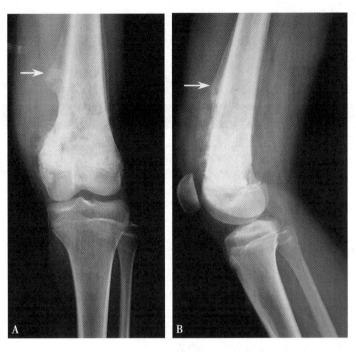

图 7-4　股骨远端骨肉瘤，骨膜反应 Codman 三角（白箭头）
A. 正位片；B. 侧位片

（七）软组织肿块

恶性肿瘤易侵入软组织，骨破坏的同时可见软组织肿块影，边缘模糊，其中有时可见钙化和瘤骨。良性肿瘤骨皮质多完整，较少形成软组织肿块，如形成软组织肿块，边缘清楚，无瘤骨。

（八）病理性骨折

病理性骨折是指肿瘤破坏的骨骼，在无外力或轻微外力作用下发生的骨折，断端多无明显侧方移位。骨折后，良性骨肿瘤和生长缓慢的恶性肿瘤可有明显骨痂形成，但较外伤性骨折发生缓慢、数量较少并可再被破坏。

（九）邻近骨质改变

邻近骨质的改变多见于发生在胫腓骨和尺桡骨等相邻管状骨的肿瘤。良性骨肿瘤可引起邻近骨的压迫性骨吸收或弯曲畸形。压迫性骨吸收表现为由外向内的局限性骨质凹陷区，边缘光整，可有硬化。相邻软组织肿块的大小和形态与骨吸收区基本一致。恶性骨肿瘤常导致邻近骨由外向内的溶骨性破坏，边界模糊。

三、良恶性骨肿瘤的鉴别

骨肿瘤的正确诊断极为重要，早期诊断，及时治疗，可提高生存率。临床对骨肿瘤影像诊断的基本要求是骨肿瘤的良恶性鉴别，以及区别是原发性骨肿瘤还是转移性骨肿瘤。

（一）骨肿瘤的影像学检查

骨肿瘤的影像检查范围应包括病变区及邻近的正常骨骼及软组织。在观察骨骼肿瘤影像时，应注意发病部位、骨质破坏、骨膜反应形态、骨质增生反应及周围软组织等变化。因为这些方面的差别对判断肿瘤的良恶性和类型有重要价值。不同的骨肿瘤有其一定的好发部位，例如骨巨细胞瘤好发于长骨骨端，骨肉瘤好发于长骨干骺端，而骨髓瘤则好发于扁骨和异状骨等,对于影像学诊断有一定帮助。

通过观察、分析,常可初步判断骨肿瘤是良性还是恶性,并确定其性质。表7-2是良性和恶性骨肿瘤的鉴别要点,可供鉴别诊断时参考。

表7-2 良恶性骨肿瘤的鉴别诊断

	良性肿瘤	恶性肿瘤
生长情况	缓慢,不侵及邻近组织,但可引起压迫移位	迅速,易侵及邻近组织、器官
转移情况	无转移	可有转移
局部骨变化	呈膨胀性骨质破坏,与正常骨界限清晰、边缘锐利,骨皮质变薄,膨胀,保持其连续性	呈浸润性骨破坏,病变区与正常骨界限模糊、边缘不整,累及骨皮质,造成不规则破坏与缺损,可有肿瘤骨
骨膜反应	一般无骨膜反应,病理性骨折后可有少量骨膜反应,骨膜新生骨不被破坏	多出现不同形式的骨膜反应,可被肿瘤侵犯破坏
周围软组织变化	多无肿胀或肿块影,如有肿块,其边缘清楚	形成软组织肿块,与周围组织分界不清,肿块中可见钙化和骨化

（二）良恶性骨肿瘤的鉴别诊断需结合临床

1. 发病率　良性骨肿瘤较恶性多见。良性骨肿瘤中以骨软骨瘤多见,恶性骨肿瘤以转移瘤为多见,而原发性恶性骨肿瘤,则以骨肉瘤为常见。

2. 年龄　多数骨肿瘤患者的年龄分布有相对的规律性。在恶性骨肿瘤中,年龄更有参考价值,在婴儿多为转移性神经母细胞瘤,童年与少年好发尤因肉瘤,青少年以骨肉瘤为多见,而40岁以上,则多为骨髓瘤和转移瘤。

3. 症状与体征　良性骨肿瘤较少引起疼痛,而恶性骨肿瘤,疼痛常是首发症状,而且常是剧痛。良性骨肿瘤的肿块边界清楚,压痛不明显,而恶性者则边界不清,压痛明显。良性骨肿瘤健康状况良好,而恶性者,除非早期多有消瘦和恶病质,而且发展快,病程短。

4. 实验室检查　良性骨肿瘤,血液、尿和骨髓检查均正常,而恶性者则常有变化,如骨肉瘤碱性磷酸酶增高,尤因肉瘤血白细胞增高,转移瘤和骨髓瘤可发生继发性贫血及血钙增高。在骨髓瘤患者血清蛋白增高,尿中可检出本周蛋白（Bence-Jones protein）。

第二节　良性骨肿瘤

07章02节PPT

PPT 课件

一、骨软骨瘤

骨软骨瘤（osteochondroma）又名骨软骨性外生骨疣（cartilaginous exostosis）,是指在骨的表面覆以软骨帽的骨性凸起物,为最常见的良性骨肿瘤。有单发骨软骨瘤及多发骨软骨瘤两种,以单发性者多见。单发者又称为外生性骨疣、骨软骨性外生骨疣;多发者称为遗传性多发性骨软骨瘤、干骺续连症等,为常染色体显性遗传病。

（一）临床与病理

临床表现:病变进展缓慢,多发生于儿童和青少年。发病部位:长骨多于扁骨;长骨的下肢多于上肢,膝部最多见。扁骨以髂骨和肩胛骨最多见。单发者多无明显症状,常因外伤或肿瘤生长发现,多发者可见患处有硬性肿块。早期无症状,局部硬性肿块,光滑或不平整,继续长大而造成局部的畸形。近关节可引发关节功能障碍。压迫神经血管,可引起疼痛。外伤可引起瘤蒂部骨折。若发现肿瘤生长迅速,疼痛剧烈,常提示恶变。

病理改变:肿瘤发生于骺端,自骨向外突出的骨性肿块。可呈宽基底或蒂状与骨干相连。肿瘤剖面由三部分构成,表层有骨膜覆盖,肿瘤顶端有软骨帽,蒂部有骨质与骨干的皮质相延续。肿瘤的中心为骨松质和骨髓,与骨干的骨松质和骨髓相通。整个肿瘤骨结构与生长着的骨组织基本相同,通过软骨内成骨产生瘤体的骨质。

（二）影像学表现

1. X 线表现　干骺端见一骨性突起,可宽基底或带蒂状,基底部为骨结构,与正常骨皮质延续至基底部远端。肿瘤的骨体外为骨皮质,内为骨松质,并与骨干相延续,顶部为软骨帽,软骨帽上可有斑点状、环状、条带状或菜花状钙化。肿瘤生长慢时,钙化带很薄或钙化带凹凸不平、厚薄不均。生长异常活跃时,呈菜花样改变、分叶状改变,钙化环较多,相互重叠,构成密度不均匀、非常紊乱的钙化阴影。肿瘤可使邻近骨骼受压、变形、弯曲、移位,软组织可随肿瘤突起,无肿块形成(图 7-5、图 7-6)。

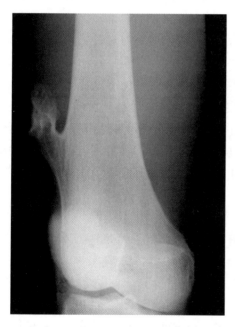

图 7-5　股骨骨软骨瘤 X 线表现:股骨远端见骨性突起,呈蒂状,其内骨松质、骨皮质与骨干相连

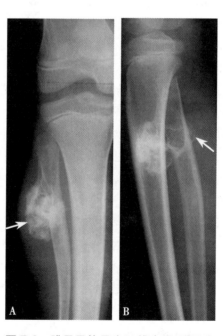

图 7-6　腓骨骨软骨瘤 X 线表现:腓骨中上段见骨性突起,与骨松质、骨皮质相连,软骨帽呈菜花状(白箭头)

A. 正位片;B. 侧位片

2. CT 表现　CT 可清楚显示肿瘤的附着部位,生长于复杂部位的骨软骨瘤如肩胛骨内侧和向骨盆腔内生长的骨软骨瘤,CT 也能清楚显示肿瘤的来源及基底部。在 CT 上,肿瘤表现为长骨干骺端骨性突起,其基底的骨皮质和骨松质均与母骨相延续,顶端有软骨帽覆盖。软骨帽多光整,内可见点状或环状钙化。

3. MRI 表现　①非钙化软骨帽:X 线和 CT 均难以观察,MRI 显示为长 T_1、等 T_2 信号,梯度回波 FST$_2$WI 上呈明显高信号；②骨软骨瘤的恶变：恶变与软骨帽的厚度直接相关，当 MRI 显示其厚度超过 2cm 时，应高度怀疑恶变的可能。

（三）鉴别诊断

1. 大肌腱止点处的钙化、骨化（如股骨大粗隆、跟骨结节等）。

2. 骨旁骨瘤 常起自一侧皮质骨，同时向骨外生长，产生骨化团块状影像，表面呈不规则分叶状，与骨软骨瘤不同。

3. 骨外膜成骨 多有外伤或临床症状，骨皮质增厚范围广且完整。

二、软骨瘤

软骨瘤（chondroma）为良性骨肿瘤，较为常见。发生于髓腔者称为内生性软骨瘤；发生于骨皮质骨或骨膜下者称为外生性软骨瘤。多发软骨瘤合并畸形，又称 Ollier 病，属于先天软骨发育不全。

（一）临床与病理

临床表现：软骨瘤可发生于任何年龄，但较少见于 14 岁以下和 50 岁以上的患者，无明显性别差异。内生软骨瘤以指骨、掌骨最为常见，其次为肱骨、股骨、趾骨、跖骨、胫骨、腓骨和尺骨。不论是发生于短管状骨或长管状骨，一般起源于干骺端。内生软骨瘤的生长缓慢，症状的出现远在肿瘤的存在之后。患者早期可无症状。外伤后局部有疼痛和肿胀。部分患者可以有肿胀，但无痛或有微痛。触诊肿胀指骨有坚实感，有时有囊性感。有时引起关节变形，肢体畸形或压迫症状。

病理改变：软骨瘤若骨皮质膨出，则骨皮质变薄呈壳状，多见于短管状骨。若骨皮质没有膨出，如长管状骨，则骨皮质的髓腔面均有侵蚀性的嵴突和沟纹。肿瘤组织呈蓝白色、坚实或略呈黏液样的透明软骨，其中含有暗淡的白色软骨和黄色沙粒性组织，为高度钙化或骨化的软骨。长管状骨的内生软骨瘤一般有明显钙化和骨化。多发性软骨瘤有单侧发病的倾向，也可以同时累及双侧，以一侧为主。多发性软骨瘤恶变率高于单发性软骨瘤，前者约 5% 的病例恶变为软骨肉瘤。

（二）影像学表现

1. X 线表现 骨干内有一椭圆形骨质破坏，很少侵及骨骺。病变位于骨干中央时，骨皮质膨胀不明显，若处于一侧，可使皮质变薄而膨胀。骨破坏区呈云雾状，可见点状或环形钙化影。根据 X 线表现，如骨质破坏的轮廓边缘、内部钙化的形态、骨皮质的改变等判断良、恶性的作用有限（图 7-7、图 7-8）。

2. CT 和 MRI 表现 X 线平片结合临床表现一般都可以诊断软骨瘤，CT 主要用于 X 线平片显示肿瘤内部无明显钙化、骨皮质的完整性不明确或不规则的进一步估价。MRI 的作用是显示肿瘤内部的非钙化软骨、病灶范围、骨皮质有无穿破和肿瘤对软组织的侵犯。软骨瘤在 T$_1$WI 上呈低信号，在 T$_2$WI 上为明显的高信号，与透明软骨的信号相似。

（三）鉴别诊断

1. 皮样囊肿 指骨的皮样囊肿与无钙化的软骨瘤表现相似，但前者更多见于远节指骨，后者好发于近节指骨。

2. 骨巨细胞瘤 长骨端的内生软骨瘤有时被误认为骨巨细胞瘤，尤其是没有钙化或骨化的病例。内生软骨瘤一般很少有极度膨胀，同时病损比较局限。在诊断困难时，需依靠组织学检查鉴别。

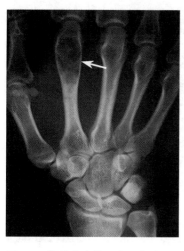

图7-7　单发内生软骨瘤X线表现：左手第2掌骨远端囊状膨胀骨破坏，其中见点状环形钙化（白箭头）

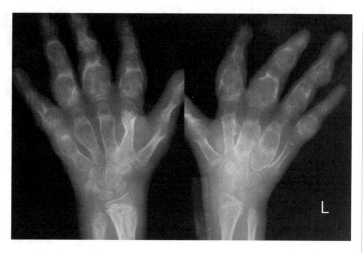

图7-8　多发内生软骨瘤X线表现：双手多节指骨、掌骨囊状膨胀骨破坏，其中见点状及环形钙化

3. 骨梗死　高度钙化的内生软骨瘤有时会误认为骨梗死，骨梗死的钙化是坏死骨髓的钙化以及骨组织分解坏死后的钙化，界限不清楚，有许多弯曲的钙化条纹自中央区域伸出。MRI显示 T_1WI 上含有高信号的脂肪，在 T_2WI 上缺少高信号的软骨。

三、骨瘤

骨瘤（osteoma）为良性骨肿瘤，有单发性及多发性两种。单发性骨瘤多见，仅发生于膜内成骨骨骼。多发性骨瘤较少见，见于Gardner综合征，包括结肠多发性息肉、软组织肿瘤和骨瘤。

（一）临床与病理

临床表现：骨瘤多发生在颅骨的内外板、鼻窦、下颌骨，发生在鼻骨少见，发生在长管状骨、扁骨更为少见。骨瘤一般在儿童时期发病，生长缓慢，无症状或症状较轻。到10~20岁时，多数因出现肿块而发现。有时因肿瘤产生压迫而出现相应的症状，如生于鼻骨者堵塞鼻腔；致密骨瘤发生在颅面骨表面者，局部隆起；发生在颅内板者，肿瘤如突入，可引起颅内压高、晕眩、头痛，甚至癫痫。肿块坚硬如骨，无活动度，无明显疼痛和压痛。骨瘤不发生恶性变。

病理改变：骨瘤分为两类，一是由骨皮质组成的致密骨瘤；二是由骨松质组成的松质骨瘤，前者多见。致密骨瘤质地坚硬如骨皮质，其中可有骨板和少许哈弗斯管，肿瘤自骨表面突向软组织。而松质骨瘤内可含骨髓组织，向骨髓腔方向生长。

（二）影像学表现

1. X线表现　①发生于颅骨表面时，局部呈弧形突起，肿块大小形状差异较大（图7-9）；②起于颅内板骨，板隙增厚，内板受压增厚，肿块向颅内突入；③颅骨骨瘤，如瘤体过大，内、外板均受累；④发生于长骨的骨瘤，表现为皮质处增生，有时可围绕骨干生长。

2. CT与MRI表现　CT表现与X线表现相似，但显示肿瘤结构更佳，MRI示致密型骨瘤在 T_1WI、T_2WI 上均呈边缘光滑的低信号或无信号影，强度与邻近骨皮质一致，周围软组织信号正常。CT与MRI检查可提供更多有价值的诊断信息，如进一步观察肿瘤的范围、边缘、中心、立体形态等，有助于评估正常骨组织和肿瘤病灶之间的界面，有助于观察骨质破坏的形式。

（三）鉴别诊断

1. 骨软骨瘤　多发生于长骨干骺端，背离关节生长，可见软骨帽钙化。

2. 骨旁骨肉瘤　好发于中年，常见于股骨远端后侧，病灶较大，密度高，呈象牙样，骨性肿块有包绕骨干生长的倾向，但两者间可有一透亮间隙。

四、骨样骨瘤

骨样骨瘤（osteoid osteoma）是一种常侵犯长骨骨干的良性成骨性肿瘤。由成骨细胞及其所产生的骨样组织所构成。发病原因：多数认为某种原因造成骨细胞生长障碍，只能形成骨样组织，而不能正常骨化所致。

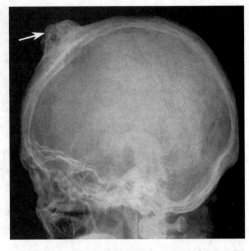

图 7-9　颅骨骨瘤 X 线表现：颅顶骨局部呈弧形骨状突起，局部板隙增厚（白箭头）

（一）临床与病理

临床表现：本病 10~30 岁最多见，男性多于女性。下肢发病约为上肢的 3 倍，发生于躯干骨者较少。胫骨和股骨最多见，约占病例的一半。其次为腓骨、肱骨和脊柱等。疼痛出现较早，发病初期为间歇性疼痛，夜间加重，口服止痛药物可缓解。

病理改变：骨样骨瘤一般直径小于 10mm，病灶完全位于皮质内，也可在皮质的内侧面，皮质与骨膜间，或者在松质骨内。肿瘤呈卵圆或圆形，与周围骨质有清楚的硬化边界。大多数是肉芽肿型，呈沙粒样密度，均质性，棕红色。组织学上由骨组织、骨样组织和新骨混合而成，富于血管性支持组织。

（二）影像学表现

1. X 线表现　本病最常见于股骨颈和胫骨上端，但可累及任何骨骼。典型的 X 线表现是由致密骨包绕的小病灶，大多数直径小于 10mm，中央呈致密度较低的透亮区，可有不同程度的钙化（图 7-10）。少数病例有一个以上的病灶，许多病灶可以不同于上述典型表现。

2. CT 表现　CT 薄层扫描可清楚显示瘤巢。瘤巢为圆形或类圆形、边界清楚的低密度区，瘤巢的直径一般不超过 2cm，病程不同，瘤巢内可无钙化、部分钙化或中心部钙化。约半数以上瘤巢内可出现钙化或骨化影。瘤巢的外周可见不同程度的骨质硬化及广泛骨皮质增厚的高密度影。

3. MRI 表现　肿瘤瘤巢在 T_1WI 上呈低到中等信号，在 T_2WI 上呈低、中等或高信号，内部钙化或骨化明显者则大部分为低信号。增强后多数瘤巢强化明

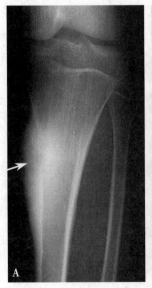
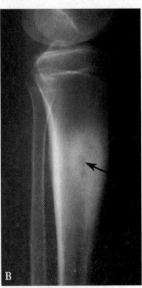

图 7-10　骨样骨瘤 X 线表现

A. 正位片：胫骨中上段内侧骨皮质增厚（白箭头）；B. 侧位片：中央呈致密度较低的透亮区（黑箭头）

显,少数瘤巢可呈环状强化。

（三）鉴别诊断

根据临床表现、组织学及影像学检查,可以明确诊断。某些病例在特征性的 X 线表现以前已有长期疼痛,诊断较为困难。动脉造影可使其与慢性骨脓肿、急性或慢性骨髓炎等鉴别。如果青年人或儿童存在不能解释的持续性疼痛时,应考虑本病的诊断可能。

五、骨血管瘤

骨血管瘤(hemangioma of the bone)是一种呈瘤样增生的血管组织,掺杂于骨小梁之间,不易将其单独分离。从组织学上分为海绵状血管瘤及毛细血管瘤,前者多见于脊柱和颅骨,后者多见于扁骨和长管骨干骺端。

（一）临床与病理

临床表现:任何年龄均可发病,以中年人居多。可以发生于任何部位,如脊椎、颅骨、骨盆、四肢长骨及其他扁骨。发病时间较长,数年或十几年。生长缓慢的患者一般疼痛较轻,全身状况良好,往往仅在局部轻度不适或轻度疼痛,偶尔影像学检查时发现。因肿瘤发生的部位不同,所产生的症状和体征也不同。

病理改变:肿瘤组织为灰红色或暗红色,极易出血,肿瘤使骨质膨胀变薄,在肿瘤壁上常见到粗糙而硬化的不规则骨嵴。

（二）影像学表现

1. X 线表现 具有以下典型表现。

（1）椎体的骨血管瘤根据所侵犯部位不同,可分为椎体型、椎弓型和混合型。①椎体型:病变椎体略膨胀,典型表现为椎体呈栅栏状或网状改变,在密度减低的阴影中有许多致密而清晰的垂直粗糙的骨小梁(图 7-11),早期形成的骨小梁粗大,晚期形成者则较细。

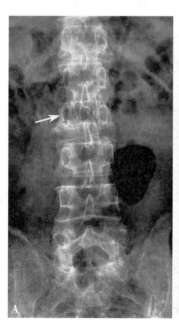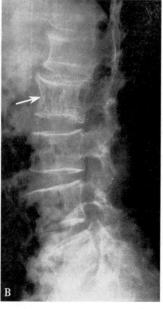

图 7-11 腰椎骨血管瘤 X 线表现:第 2 腰椎椎体骨密度减低,呈栅栏状改变(白箭头)

A. 正位片;B. 侧位片

②椎弓型:显示椎弓根或椎板呈溶骨性改变,其影像模糊或消失。但是,椎体及椎间隙正常。

③混合型:指病变侵及椎体及椎弓者,除有以上两者的X线表现外,亦可有病理性椎骨骨折及脱位。

(2)颅骨骨血管瘤:正位片,在肿瘤破坏的透光区可见自中央向四周放射的骨间隔,颇似日光放射;侧位片,阴影内的骨间隔方向与颅骨表面垂直。

(3)长骨骨血管瘤:多见,肿瘤呈泡沫状囊肿样,多偏心性生长,局部梭形膨胀,周围骨皮质变薄,一般无骨膜反应。

2. CT表现 CT扫描在诊断椎体血管瘤上具有高度的特异性,病椎呈"火柴束"样断面改变(图7-12)。

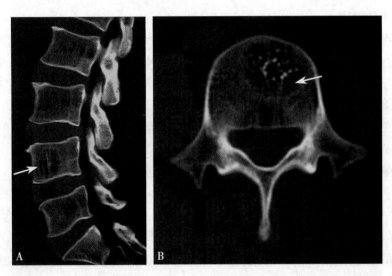

图7-12 腰椎骨血管瘤CT表现:第4腰椎椎体呈"火柴束"样断面改变(白箭头)

A. 腰椎CT重建图像;B. 椎体CT横断位

3. MRI表现 椎体血管瘤与其他骨病变不同的是在MRI上T_1WI和T_2WI均呈现信号增强。这些斑点的增强信号与病变骨的成分相对应,而骨外病灶扩展则在T_1WI不能显示高强信号(图7-13)。椎体血管瘤运用旋转回声技术所进行的MRI检查,发现病变的不同信号强度很大程度上是由变化的血流度所决定的,如血管瘤侵入椎管内则MRI均可显示清楚。

(三)鉴别诊断

骨血管瘤应与骨巨细胞瘤、软骨黏液纤维瘤、动脉瘤样骨囊肿、骨纤维异常增殖症、软骨肉瘤及骨结核等疾病进行鉴别。

六、非骨化性纤维瘤

非骨化性纤维瘤(non-ossifying fibroma,NOF)是一种由纤维组织所构成的良性病变。目前认为这种病变与纤维组织细胞瘤在病理上难以区分。

(一)临床与病理

临床表现:本病好发于8~20岁青少年,病灶以下肢长管状骨为多见,如胫骨、股骨和腓骨,其他部位则很少发病。病灶位于骨干的上下端,呈膨胀性生长,距离骨骺软骨2.5~5.0cm。

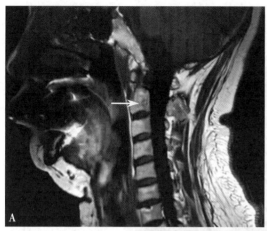
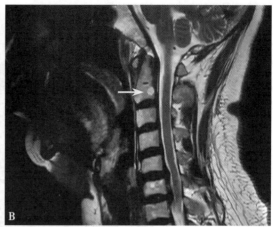
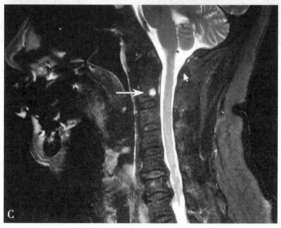

图 7-13　颈椎骨血管瘤 MRI 表现

A. MRI 平扫矢状位 T_1WI 示 C_2 椎体内类圆形低信号影,边缘不光整;B. 矢状位 T_2WI 示病灶呈高信号,内见点状低信号影;C. MRI 脑脊液成像示病灶呈明显高信号(白箭头)

无特殊临床症状有助于该病的诊断,一般经 X 线检查后发现,病灶发展缓慢、潜在,数年后才会感到局部疼痛和肿胀,主要表现在踝关节、膝关节和腕关节,往往误认为外伤所致,也可因病理性骨折后发现。

病理改变:病灶内含有多核巨细胞,以长管状骨的干骺端皮质处较常见。肿瘤呈棕色或暗红色,切面成结节状。干骺处纤维性骨皮质缺陷由坚韧的纤维结缔组织所组成。肿瘤周围尚有硬化骨组织的薄壳包围。镜下肿瘤细胞内一般没有成骨现象,这是本病的特征。在邻近的骨组织可发生反应性增生。

（二）影像学表现

1. X 线表现　病灶呈偏心生长、界限清晰,开始距骨骺板不远,随着骨的生长而移向骨干。肿瘤好发于胫骨上端和股骨下端,呈椭圆形透光区,直径可达 4~7cm,病变处皮质膨胀、变薄,边缘呈分叶状(图 7-14)。

2. CT 表现　CT 表现与 X 线相似,病灶常偏于骨干一侧,紧靠骨皮质下方,呈单房的圆形、卵圆形或分叶状透亮区,病灶长轴多平行于骨干,常有硬化边缘,且硬化边缘靠近髓侧。一般长 2~8cm,肿瘤局部骨皮质大多向外膨胀变薄,骨皮质可部分中断或缺如,其周边有硬化带环绕,但无骨膜反应及软组织肿块,部分病例病变区有骨嵴及点状高密度(图 7-15)。

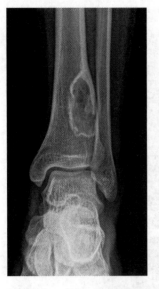

图 7-14　非骨化性纤维瘤 X 线表现:胫骨下端腓侧见囊状骨破坏呈椭圆形,局部骨皮质变薄,呈膨胀性改变

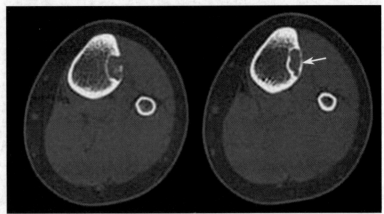

图 7-15　非骨化性纤维瘤 CT 表现:CT 横断位,胫骨下段肿瘤局部骨皮质膨胀变薄,部分中断,有硬化带环绕(白箭头)

3. MRI 表现　MRI 检查在本病中较少应用,非骨化性纤维瘤在 T_1WI 和 T_2WI 上均呈现等低信号。

（三）鉴别诊断

1. 单骨骨纤维异常增殖症　多位于四肢长骨近端干骺区,常呈膨胀性单囊状透亮区,边缘有硬化,骨皮质菲薄,外缘光滑、内缘毛糙,其中可见毛玻璃状结构、不规则的骨小梁或钙化,边缘无明显的骨硬化,病变范围较非骨化性纤维瘤广泛且大,骨干可增粗。

2. 巨细胞瘤　多发生于 20~40 岁,以四肢长骨骨端最多见,临床有不同程度的疼痛、肿胀,X 线片显示肿瘤呈球形偏心性生长,有典型皂泡状或溶骨状透亮区,病变横向及突起扩展显著,骨皮质膨胀变薄,一般无骨硬化现象。

3. 孤立性骨囊肿　发生于四肢长骨干骺区及骨干,呈中心性卵圆形或圆形透亮区,边界清楚,无骨硬化边缘,极少偏心性。

4. 骨样骨瘤　具有明显夜间剧烈疼痛和"瘤巢",X 线表现为圆形或椭圆形透亮区,范围一般不超过 2cm,周围有显著的反应性骨质增生硬化。

七、骨化性纤维瘤

骨化性纤维瘤(ossifying fibroma)由纤维组织和骨组织组成,是较常见的良性骨肿瘤之一。

（一）临床与病理

临床表现:本病好发于 11~30 岁,男女发病率相近。好发于颌骨,其次是胫骨和颅骨。在胫骨好发于胫骨的中段,可向两端发展。长骨的骨纤维结构不良的典型部位为骨干,很少侵犯干骺端。局部肿胀,发生在胫骨时无疼痛,常由于胫骨的肿胀或弯曲而发现。发生在颅面骨者,表现为与骨相连的硬性肿块,可有面部畸形,表面皮肤正常。

病理改变:肿瘤位于骨皮质内,肉眼所见骨膜完好,其下的骨皮质非常薄,溶骨破坏区域内的肿瘤致密,呈白色、黄色或红色,由于纤维样物质,其质地软,但有时有轻微的沙砾感。

（二）影像学表现

1. X线表现　肿瘤位于骨皮质内,为一偏心性类圆形或不规则形透光区,骨皮质骨膨胀、变薄,而皮质骨内侧和髓腔的透光区被骨硬化边包绕,边缘清晰,髓腔常变窄,很少骨膜反应(图7-16)。病变可为单发或多发,累及胫骨全周径的少见,一般不越过骨骺线。病变沿纵轴方向发展。病灶骨化程度低时表现为骨破坏区内见少量、稀疏的骨性间隔;骨化程度高时,骨性间隔增粗,数目增多,可见斑片状或致密的骨化影,甚至骨块,而低密度的破坏区较少或显示不清。

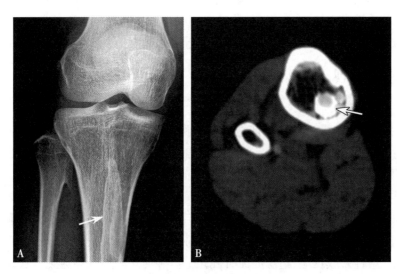

图 7-16　骨化性纤维瘤影像表现
A. X线正位片:胫骨中上段内侧的皮质骨变薄,略膨胀,可见囊状骨破坏呈椭圆形(白箭头);B.CT横断位:显示骨破坏,有硬化带环绕(白箭头)

2. CT 和 MRI 表现　CT 和 MRI 对病灶内的一些微细结构、轮廓及周围组织结构的显示要优于普通 X 线,对病灶结构和轮廓显示得更清楚。

（三）鉴别诊断

1. 骨纤维异常增殖症　病变多发,范围广泛,发生于长骨者可见囊状骨质破坏,其中可见毛玻璃样改变,常有骨骼变形,与正常骨质分界清,边缘骨质硬化多呈斑点状,钙化少见。

2. 非骨化性纤维瘤　常发生于长骨干骺端,偏心性,病变范围小。典型表现为卵圆形分叶状透亮区,其中可有分隔,边缘清晰,略有硬化,皮质膨胀变薄;中心型呈多囊状改变,皮质亦膨胀变薄,近骨髓的一面边缘硬化。

第三节　骨巨细胞瘤

PPT 课件

骨巨细胞瘤（giant cell tumor of the bone）是常见的骨肿瘤,是一种潜在恶性的原发性骨组织肿瘤,具有局部侵袭性及复发倾向。起源于骨髓结缔组织的间充质细胞。因含巨细胞而得名。骨巨细胞瘤可分为良性、生长活跃和恶性。

一、临床与病理

临床表现:本病以20~40岁成年人多见。良性者男女发病率相当,恶性者男女之比约为1:3。好发于骨骺板已闭合的四肢长骨的骨端,以股骨下端最为多见,其次为胫骨上端和桡骨远端。一般为单发,多发者罕见。病变早期局部麻木及酸胀感,可有间歇性隐痛。随着病情进展,可出现局部疼痛、肿胀和压痛,邻近关节活动受限。继而局部可扪及质地坚硬或柔软的肿块。较大肿瘤可有局部皮肤发热和静脉曲张。部分肿瘤压之可有似触压乒乓球样感觉。

病理改变:肿瘤质软而脆,似肉芽组织,富含血管,易出血。有时有囊性变,囊壁为薄层膜样组织,内含黏液或血液,为黄色或橘黄色液体。良性者邻近肿瘤的骨皮质变薄、膨胀,形成菲薄骨壳,肿瘤本身由结缔或骨组织分隔。组织生长活跃者可穿破骨壳侵犯到软组织中。肿瘤组织可突破骨皮质形成肿块。一般肿瘤邻近无骨膜反应。

二、影像学表现

(一) X线表现

X线平片对大部分骨巨细胞瘤都能做出正确诊断。巨细胞瘤的X线表现多较典型,常侵犯骨端,病变直达骨性关节面下。多数为偏心性、膨胀性生长的边界清楚的骨质破坏区,横径超过或接近纵径。骨破坏区的改变可分两种类型:①分房型:破坏区内显示有数量不等、纤细的骨嵴样结构,X线下可见分隔,为大小不一的小房样结构,呈现"皂泡样"改变;②溶骨型:破坏区内无或仅病灶边缘存在骨嵴样改变,表现为自中心向外伸展的骨质破坏。病变局部骨骼常呈偏心性,骨皮质变薄,肿瘤明显膨胀时,周围仅留一薄层骨性包壳。肿瘤内无钙化,邻近无反应性骨膜反应,边缘亦无骨硬化带。肿瘤一般很少穿透关节软骨(图7-17)。

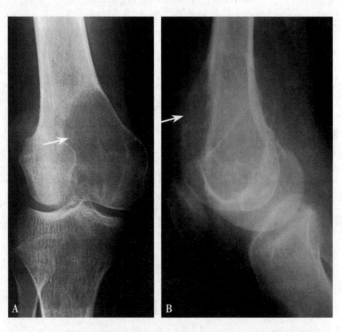

图7-17 股骨骨巨细胞瘤X线表现:股骨远端囊状膨胀骨破坏,其内见纤细的骨嵴样分隔结构,皮质骨膨胀变薄(白箭头)
A. 正位片;B. 侧位片

若破坏区内骨性包壳不完整,周围软组织中出现肿块者表示肿瘤生长活跃。肿瘤边缘出现筛孔状和虫蚀状骨破坏,骨嵴残缺紊乱,侵犯软组织出现明确肿块者,则提示为恶性骨巨细胞瘤。

（二）CT 表现

骨巨细胞瘤在 CT 平扫表现为位于骨端的囊性膨胀性骨破坏区,骨壳较完整,可有小范围的间断。骨壳的外缘较光滑,内缘多呈波浪状,为骨壳内面的骨嵴所致,一般无真性骨性间隔,X 线片所见的分房征象为骨壳内面骨嵴的投影。骨破坏区为软组织密度影,无钙化和骨化影,如肿瘤出现坏死液化则可见更低密度区。囊变区内偶可见液 - 液平面,为两种不同密度液体的水平界面,通常下部液体较上部液体密度高,可随体位而改变(图 7-18A)。

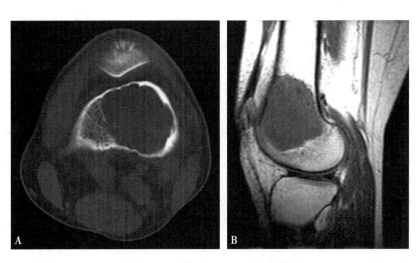

图 7-18　骨巨细胞瘤 CT、MRI 表现

A. CT 横断位:股骨远端囊性膨胀性骨破坏区,边界清晰;B. MRI 矢状位 T_1WI:股骨远端囊状长 T_1 信号改变

生长活跃的骨巨细胞瘤和恶性巨细胞瘤的骨壳往往大片状缺损,常可见较大软组织肿块影。增强扫描肿瘤组织有较明显的强化而坏死囊变区无强化。

（三）MRI 表现

肿瘤呈不均匀长 T_1、长 T_2 信号,瘤内夹杂不规则的低信号、等信号和高信号区。部分病例肿瘤内可见低信号的含铁血黄素沉积区。增强扫描见瘤体中等强化(图 7-18B)。

三、鉴别诊断

1. 骨囊肿　发病年龄较小,多在骨骺愈合之前发生,位于干骺端而不在骨端,骨囊肿膨胀不如骨巨细胞瘤明显。一般无症状,大部因病理性骨折就诊或偶然发现。

2. 成软骨细胞瘤　发病年龄小,多发生于骨骺愈合之前,肿瘤内可见钙化影。

3. 动脉瘤样骨囊肿　多纵向生长,并自骨质缺损区向骨外膜下延伸,晚期可形成粗大的纵行骨嵴或间隔,常见液 - 液平面。

4. 软骨黏液性纤维瘤　发病率较低,多发生于长骨的干骺端,多呈偏心性膨胀性骨质破坏,其内有粗大骨嵴,有的可见到钙化。

PPT 课件

第四节 恶性骨肿瘤

一、骨肉瘤

骨肉瘤(osteosarcoma)是起源于骨的间叶组织,以瘤细胞能直接形成骨样组织或骨质为特征,是最常见的原发性恶性骨肿瘤。

(一)临床与病理

临床表现:多见于11~20岁的青少年,男性较女性多见。好发于股骨下端、胫骨上端和肱骨上端。干骺端为好发部位,少数起源于骨干向周围扩展。临床表现为局部疼痛、肿胀和功能障碍,疼痛为进行性加重。局部皮肤红热,常伴有浅静脉怒张。病变进展迅速,患者全身症状明显,包括乏力、贫血等。早期可远处转移,主要为肺转移,预后较差。血清碱性磷酸酶常增高。

病理改变:肿瘤的外观表现不一,切面上瘤组织呈灰红色,黄白色则提示为瘤骨形成,半透明区为软骨成分,暗红色为出血区。生长在长骨干骺端的骨肉瘤开始在骨髓腔内产生不同程度、不规则的骨破坏和增生。病变向骨干一侧发展而侵蚀骨皮质,侵入骨膜下则出现骨膜反应,可呈平行、层状,肿瘤可侵及和破坏骨膜新生骨。当侵入周围软组织时,则形成肿块,肿瘤内可见多少不等的肿瘤新生骨。

(二)影像学表现

1. X线表现 骨肉瘤可以有以下基本X线表现。

(1)骨质破坏:干骺端松质骨的边缘呈模糊的不规则透亮区或局部松质骨小梁消失。皮质骨呈筛孔样、虫蚀样骨破坏。以后骨破坏区不断扩大,形成大片溶骨性破坏。

(2)肿瘤骨:肿瘤骨是骨肉瘤的组织学征象,也是影像诊断的重要依据,瘤骨主要有以下几种。①云絮状:均匀性骨化影,密度高于正常骨结构,边缘模糊,是分化较差的瘤骨;②斑块状:密度较高,致密硬化,边缘清楚,分布于髓腔内或肿瘤某一区域内,是分化较好的瘤骨;③针状:位于骨皮质旁及软组织肿块内,为细长骨化影,彼此平行垂直,骨皮质或呈放射状。

(3)肿瘤软骨钙化:瘤软骨的钙化表现多种多样,如小点状、小环状、无定形状等,钙化可多可少、互相重叠,边缘清楚或模糊。

(4)骨膜反应和Codman三角:骨肉瘤可引起各种各样的骨膜新生骨和Codman三角。

(5)软组织肿块:骨肉瘤晚期常发展到骨外,形成软组织肿块。一般边界尚清楚,伴有软组织水肿时则边界模糊,肿块密度稍高,其中可见瘤骨和环钙化。

(6)骨骺及邻近关节受累:骨肉瘤可侵犯骺板软骨和关节软骨,干骺端先期钙化带可破坏消失、中断,骨性关节面破坏、中断,关节间隙增宽,有时关节内可见软组织肿块。

在X线摄片上,根据骨破坏和肿瘤骨的多少,骨肉瘤可以分为三种类型:①成骨型:以瘤骨形成为主,为斑块状、云絮状,范围较广,骨破坏一般不显著。骨膜增生较明显(图7-19)。②溶骨型:以骨质破坏为主,早期呈虫蚀状骨破坏或消失,以后进展为不规则斑片状或大片溶骨性破坏,破坏多偏于一侧,边界不清。广泛性溶骨性破坏易致病理性骨折。一般可见少量瘤骨。骨膜反应易被肿瘤破坏,形成Codman三角(图7-20)。③混合型:成骨型与溶骨型的X线征象并存。

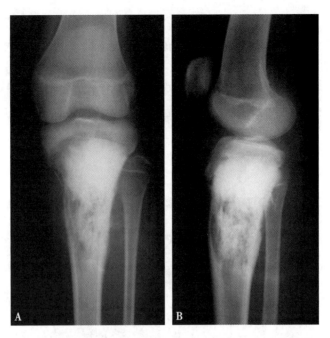

图 7-19 胫骨成骨型骨肉瘤 X 线表现:胫骨中上段斑块状、云絮状致密肿瘤骨,范围较广,伴有骨质破坏

A. 正位片;B. 侧位片

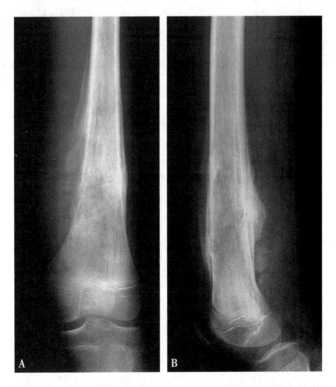

图 7-20 溶骨型骨肉瘤 X 线表现:股骨中下段见大片状溶骨性骨破坏,并见斑片状致密肿瘤骨。骨膜增生反应,见 Codman 三角

A. 正位片;B. 侧位片

2. CT 表现 绝大多数骨肉瘤的患者,X 线摄片即可诊断。CT 较平片敏感,主要用于 X 线检查中可疑骨破坏和瘤骨的检出,明确病变的侵蚀范围。CT 表现:①松质骨的斑片状缺损,骨皮质内表面的侵蚀或骨皮质全层的虫蚀状、斑片状破坏甚至大片的骨质缺损;②软组织肿块常偏于瘤骨一侧或围绕瘤骨生长,边缘模糊,与周围正常的肌肉、神经和血管分界不清(图7-21);③可以清晰显示肿瘤对髓腔的侵犯范围,表现为低密度含脂肪的骨髓为软组织密度的肿瘤所取代;④增强扫描肿瘤的实质部分可有较明显的强化,使肿瘤与周围组织界限变得更清晰。

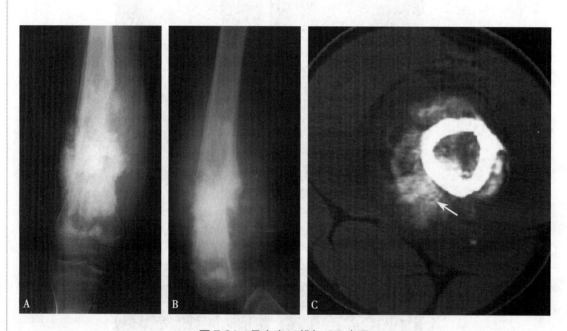

图7-21 骨肉瘤 X 线与 CT 表现

A. X 线正位片、B. 侧位片:股骨中下段见骨破坏,并见斑片状瘤骨,层状骨膜反应,软组织肿块中见瘤骨;C. CT 横断位:软组织肿块中瘤骨呈片状、放射状(白箭头)

3. MRI 表现 骨质破坏、骨膜反应、瘤骨和瘤软骨钙化在 T_2WI 上显示较好,均表现为低信号影,但是,MRI 对淡薄的骨化或钙化的显示远不及 CT。大多数骨肉瘤在 T_1WI 上表现为不均匀的低信号,而在 T_2WI 上表现为不均匀的高信号。MRI 的多平面成像可以清楚地显示肿瘤与周围正常结构,如肌肉、血管、神经等的关系,也能清楚显示肿瘤在髓腔内以及向骨骺和关节腔的蔓延(图7-22)。

(三) 鉴别诊断

1. 急性化脓性骨髓炎 骨肉瘤一般无急性发病,病变相对比较局限,无明显全骨蔓延的倾向。病变区不但有骨膜反应,且常见数量不等的瘤骨,可穿破骨皮质侵犯软组织,形成软组织肿块,可与急性化脓性骨髓炎鉴别。

2. Ewing 肉瘤 Ewing 肉瘤多发生于骨干,病变沿骨干向两端蔓延,髓腔内斑点状、虫蚀样骨质破坏,多见葱皮样骨膜反应,可与骨肉瘤鉴别。

二、软骨肉瘤

软骨肉瘤(chondrosarcoma)起源于软骨或成软骨结缔组织,是常见的恶性骨肿瘤之一,

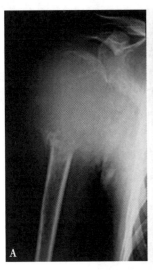
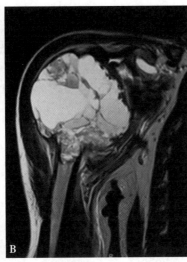
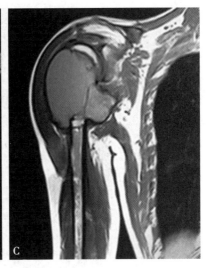

图 7-22 骨肉瘤 X 线表现与 MRI 表现

A. 右肩关节正位片:右肱骨上段及肩胛骨大片溶骨性破坏,肱骨见 Codman 三角,巨大软组织肿块;B. MRI 冠状位 T_2WI:T_2WI 上为不均匀混杂的高信号;C. MRI 冠状位 T_1WI:T_1WI 上表现为不均匀混杂的低信号改变

发病率仅次于骨肉瘤。有原发性和继发性两种,后者可由软骨瘤、骨软骨瘤恶变而来,这也是本病发病年龄较晚的原因之一。

(一) 临床与病理

临床表现:本病多见于成人,30 岁以下少见,35 岁以后发病率逐渐增高。男性多于女性。肿瘤好发于四肢长骨与骨盆,亦可见于椎骨、骶骨、锁骨、肩胛骨和足骨。原发性软骨肉瘤以钝性疼痛为主要症状,由间歇性逐渐转为持续性,邻近关节者常可引起关节活动受限。局部可扪及肿块,无明显压痛。继发性软骨肉瘤一般以 30 岁以上的成年男性多见。肿块为主要表现,病程缓慢,疼痛不明显。邻近关节时,可引起关节肿胀、活动受限。

病理改变:肿瘤的大体形态与瘤细胞的分化程度密切相关。分化良好者,肿瘤切面,软骨被钙化或骨化分隔为大小不等的多面体。纤维性假包膜覆盖肿瘤表面,纤维伴血管伸入肿瘤将其分隔为大小不等的小叶,钙化沿小叶边缘进行,故多呈环形。

(二) 影像学表现

1. X 线表现

(1) 发生于髓腔的软骨肉瘤:可出现斑片状、虫蚀状和囊状溶骨性破坏,骨皮质内缘骨吸收,可有骨膜反应,但一般较轻,偶见皮质旁有针状骨。

(2) 肿瘤软骨钙化:当肿瘤局限于髓腔时,瘤软骨钙化较少,如突破骨皮质很快出现软组织肿块,其中可见密度不等的钙化。继发于骨软骨瘤者,瘤软骨钙化多,密度不等,钙化呈环状、半环状、屑状以至点状(图 7-23)。

(3) 继发性软骨肉瘤:可出现象牙质样瘤骨。发生于软骨瘤和骨软骨瘤恶变者,瘤骨位于原发肿瘤和恶变为软骨肉瘤的交界处。

2. CT 表现 表现为髓内高、低混杂密度灶,骨皮质侵蚀变薄或破坏中断,发生于软骨瘤和骨软骨瘤恶变者可见残存的骨软骨瘤基底,肿瘤顶部有软组织肿块,其内密度不均,常有钙化。肿瘤体积大者常有坏死囊变区,增强扫描,非囊变区有轻到中度强化。

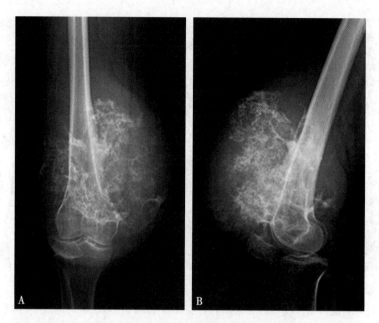

图7-23 软骨肉瘤X线表现:股骨中下段见骨破坏,斑片状瘤骨,
Codman三角,巨大软组织肿块中见数量较多的环形钙化
A. 正位片;B. 侧位片

3. MRI表现 肿瘤多呈分叶状,病变实质内常见分隔。T_1WI上表现为等或低信号,恶性程度高者其信号强度更低。低度恶性软骨肉瘤因含透明软骨而T_2WI呈均匀一致的高信号,高度恶性肿瘤信号强度不一致。瘤软骨钙化T_1WI、T_2WI均呈低信号。大的肿瘤可见坏死囊变。增强扫描后,软骨肉瘤可有环状、弓形或隔膜状增强,软组织肿块周边部强化明显。

(三)鉴别诊断

1. 软骨瘤 肿瘤内常有散在沙砾样钙化,但较软骨肉瘤少而小,骨皮质多保持完整,无肿瘤性软组织肿块。

2. 骨软骨瘤 肿瘤为附着于干骺端的骨性突起,形态多样,软骨帽盖厚者亦可见肿瘤端部有菜花样钙化阴影。而继发于骨软骨瘤的软骨肉瘤,软骨帽增厚更明显,并形成软组织肿块,其内可见多量不规则絮状钙化点。

3. 骨肉瘤 骨肉瘤易与中央型软骨肉瘤混淆,特别是当软骨肉瘤内并无钙化时,颇与溶骨型骨肉瘤相似,但若见骨肉瘤具有的特征性肿瘤骨化,以及骨膜反应显著者可区别。

三、骨纤维肉瘤

骨纤维肉瘤(fibrosarcoma of the bone)为起源于非成骨性纤维结缔组织的一种少见的恶性骨肿瘤。可分为中央型和周围型两种,前者起于髓腔,较多见;后者发自于骨外膜的非成骨层,较少见。

(一)临床与病理

临床表现:骨纤维肉瘤发病率低,多见于中青年,亦可发生在任何年龄段,男性多于女性。好发于四肢长骨的干骺端,其中以股骨远端、胫骨近端最多见,颅骨、脊椎、骨盆和下颌骨亦可发病。主要症状是疼痛和肿胀。在低度恶性的纤维肉瘤中,肿胀轻且晚,有时无肿胀,但当纤维肉瘤侵袭性较强时,肿胀则较早出现。纤维肉瘤的病理性骨折多见。

病理改变:分化好的纤维肉瘤组织致密,呈白色,质地坚硬,缓慢生长并穿破骨皮质。分化较差的,肿瘤组织较软、液化、充血,颜色可从白到粉红或灰色,外观可呈实质性或明显的髓样,常有出血、坏死或囊性区域。

(二)影像学表现

1. X 线表现 以溶骨性破坏为主,呈地图形、虫蚀状或弥漫性,无任何肿瘤性成骨。其溶骨的范围较大,边界模糊,皮质骨断裂,侵入软组织中,骨膜反应少或无。

2. CT 表现 髓腔内的骨纤维肉瘤 CT 平扫时表现为局部骨轻度膨胀、皮质变薄,病灶区内密度减低,其内可见高密度点状钙化。发生于骨膜者,常表现为密度不均匀的软组织肿块,其内有少数均匀的高密度钙化点。CT 增强扫描时显示肿块密度可有不同程度的增高。

3. MRI 表现 T_1WI 上常显示低信号强度,T_2WI 上根据肿瘤的分化程度不同,可以是高信号、低信号或混合信号。

(三)鉴别诊断

1. 骨网状细胞肉瘤 两者有时在临床上极为相似,不易鉴别。但骨网状细胞肉瘤除发生于长骨外,肩胛骨等处也较常发生,且症状较轻、病程较长,X 线表现是以溶骨性破坏为主,范围广泛。

2. 骨巨细胞瘤 骨质破坏严重的骨巨细胞瘤,在骨端呈膨胀型溶骨性破坏。此时与骨纤维肉瘤极易混淆,须借助病理切片才能鉴别。

四、尤因肉瘤

尤因肉瘤(Ewing sarcoma)1921 年由 Ewing 首先描述并命名,是一种独立的骨肿瘤,目前认为起源于骨髓的间充质结缔组织。偶尔发生于骨外软组织,称为骨外尤因肉瘤。

(一)临床与病理

临床表现:本病较少见,发病年龄多见于 10~25 岁青少年,以男性略多。以四肢长骨的骨干为好发部位,以股骨、胫骨及肱骨最多见,少数发生在干骺端及骨骺。扁骨中髂骨和肋骨亦较多见。疼痛是最常见的临床症状,可为间歇性疼痛。疼痛程度不一,初发时不严重,但迅速变为持续性疼痛;随后出现局部肿块,肿块生长迅速,表面可呈红、肿、热、痛的炎症表现,压痛明显,皮肤表面可有静脉怒张。患者往往伴有明显全身症状,如高烧、周身不适、乏力、食欲下降及贫血等。肿瘤发展很快,早期即可发生血行性广泛转移。

病理改变:肿瘤多发生于骨干,从骨干中央向干骺端蔓延,自内向外破坏,肿瘤呈结节状,质地柔软,无包膜。切面呈灰白色,部分区域因出血或坏死而呈暗红色。肿瘤坏死后,可形成假囊肿,内充满液化的坏死物质。肿瘤破坏骨皮质后,可侵入软组织,在骨膜及其周围形成"葱皮"样层状骨膜反应。组织常有大片坏死。在肿瘤周围可有反应性新生骨。

(二)影像学表现

1. X 线表现 尤因肉瘤的 X 线表现多种多样,发生部位不同,表现亦不相同。

(1)长骨:发生于骨干及干骺端的肿瘤均分为骨干中心型及骨干边缘型两种。骨干中心型最多见,早期病变发生于骨干髓腔内,呈小斑点状或斑片状溶骨性破坏区,界限不清,无骨质硬化现象。继而病变区内溶骨破坏逐渐增多,破坏区明显扩大,骨干呈梭形膨胀。可见多层骨膜增生,亦可见垂直针样骨膜反应或 Codman 三角。肿瘤早期即可穿破骨皮质形成软组织肿块。骨干边缘型较少见,骨皮质外层可呈分叶状骨破坏,而骨皮质内层常保持完整。常形成较大的软组织肿块。

（2）其他骨骼：肋骨的病变呈局限性溶骨性破坏，同时有球形肿块突入胸内。少数患者可有层状骨膜反应。骨盆、肩胛骨呈圆形或椭圆形骨质破坏，表现为斑片状或泡沫状破坏区，为增生硬化，亦可在破坏灶内出现棉絮状瘤骨，有的可出现层状骨膜反应或有放射状骨针形成。常伴有软组织肿块。

2. CT 表现　骨端见不规则骨质破坏，边缘骨质轻度硬化，周围可见软组织肿块；骨质硬化，骨皮质变薄、破坏，周围被软组织肿块包绕，内见放射状骨针形成，增强扫描呈明显强化，在 CT 上显示为源于骨组织的软组织肿块，骨质破坏广泛。

3. MRI 表现　尤因肉瘤表现为正常骨髓信号消失，代之以不规则软组织信号，T_1WI 呈低信号，T_2WI 呈高低混杂信号，内可见点片状出血、坏死区，瘤周水肿 T_2WI 表现为高信号。增强扫描病灶呈不均匀强化，出血、坏死区无强化。MRI 可见瘤体处广泛性骨质破坏，呈软组织肿块影；在 T_1WI 上呈均匀的长 T_1 信号；在 T_2WI 上呈长 T_2 高信号。

（三）鉴别诊断

1. 急性化脓性骨髓炎　见第五章第一节急性化脓性骨髓炎。

2. 溶骨型骨肉瘤　临床表现为发热较轻微，主要为疼痛，夜间重，肿瘤穿破皮质骨进入软组织，形成的肿块多偏于骨的一旁，内有骨化影；溶骨性骨破坏范围广。好发于四肢长骨干骺端，骨质破坏区内常有瘤骨形成或瘤软骨钙化。

3. 骨原发性网织细胞肉瘤　多发生于 30~40 岁，病程长，全身情况尚好，临床症状不重，X 线表现为不规则的溶骨性破坏，有时呈溶冰状，无骨膜反应。

五、骨髓瘤

骨髓瘤（myeloma）是一种进行性的肿瘤性疾病。其特征为骨髓浆细胞瘤和一株完整性的单克隆免疫球蛋白或 Bence-Jones 蛋白质过度增生。本病病因不明，可单发或多发，单发者少见，多发者占绝大多数。多发性骨髓瘤常伴有多发溶骨性损害、高钙血症、贫血、肾脏损害，而且对细菌性感染的易感性增高，正常免疫球蛋白的生成受到抑制。

（一）临床与病理

临床表现：骨髓瘤男性多见，男女比例约为 2∶1。20~80 岁都可发病，大多患者年龄超过 40 岁。好发部位为颅骨、脊柱、肋骨、骨盆及四肢近侧长骨，其他部位少见。主要表现为全身骨骼疼痛，进行性加重，贫血、感染、病理性骨折。实验室检查：血钙升高，不同程度贫血，约半数以上患者尿中有 Bence-Jones 蛋白，具有重要的诊断意义。

病理改变：骨髓瘤起源于红骨髓，在髓腔内呈弥漫性浸润，也可为局限性。突出的病变特征为骨髓内大量浆细胞增生，占骨髓腔内细胞总数的 15%~19%。初期浆细胞在骨髓腔内蔓延，骨外形正常，后期破坏骨皮质侵入软组织。

（二）影像学表现

1. X 线表现　骨髓瘤的 X 线表现多种多样，一般分为三型：①骨质正常型：占 10%~15%，未见异常 X 线改变。②骨质疏松型：广泛性骨质疏松。躯干骨常出现骨质疏松，脊柱和肋骨常有病理性骨折。③骨质破坏型：为多发性骨质破坏。生长迅速者，破坏区呈穿凿状、鼠咬状，边缘清楚或模糊，周围无骨质硬化和骨膜反应。以颅骨最多见，亦见于脊柱、肋骨及骨盆。生长慢者，呈囊状或多房性骨破坏，部分病灶为大片溶骨样破坏，受累骨骼可轻度膨大，多见于四肢长管骨。破坏骨质可侵及软组织形成软组织肿块，可伴有病理性骨折。也有少数病例表现为骨质硬化，表现为单纯性弥漫性密度增高或在骨质破坏周边出现骨硬化征

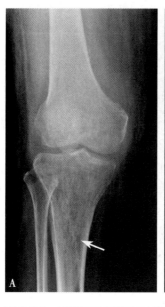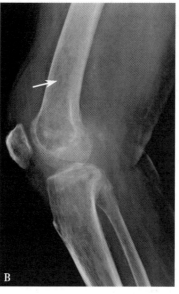

图 7-24 长管状骨骨髓瘤 X 线表现:股骨下段、胫骨中上段见呈穿凿状、鼠咬状骨破坏,边缘较清楚(白箭头)
A. 正位片;B. 侧位片

象。单发性骨髓瘤,病变好发于长骨的干骺端,可表现为溶骨性或膨胀性骨破坏,常见软组织肿块,骨膜反应少见(图 7-24、图 7-25)。

2. CT 表现 根据颅骨的特征性改变可以进行初步诊断。CT 表现为溶骨性骨质破坏,边缘不规则、模糊,骨皮质破坏缺损,有时伴骨膜反应。局部软组织肿块。

3. MRI 表现 临床可疑或确诊骨髓瘤,但 X 线和 CT 未发现异常改变时,需行 MRI 检查,T_1WI 上,在骨髓脂肪高信号的衬托下,病灶界面表现为清晰低信号,T_2WI 上病灶不清晰,T_2WI 脂肪抑制呈高信号,典型者呈"椒盐样"征。

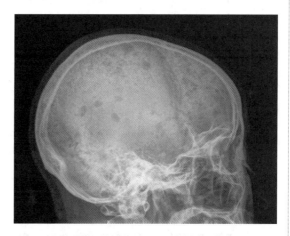

图 7-25 颅骨骨髓瘤 X 线表现:颅骨内外板障呈大小不等穿凿样骨破坏,边缘清楚

(三) 鉴别诊断

1. 老年性骨质疏松 骨皮质完整和骨小梁无缺损,颅骨无异常改变。

2. 甲状旁腺功能亢进症 青少年多见,常有全身骨质疏松,齿槽骨及指骨骨膜下吸收,颅骨有颗粒状小透光区,肾脏多发性结石。

3. 转移性骨肿瘤 有原发肿瘤病史,骨骼表现为溶骨性破坏,边缘模糊。脊柱首先侵犯椎体,累及椎弓根和椎旁软组织常见。

4. 骨结核 进行性骨质疏松、骨质破坏,关节间隙变窄,有钙化和脓肿,脓肿壁呈花边样强化,椎弓根破坏少见。

六、脊索瘤

脊索瘤（chordoma）是一种先天性的、来源于残余胚胎性脊索组织的原发性恶性肿瘤，位于脊椎椎体和椎间盘内，罕见累及骶前软组织。

（一）临床与病理

临床表现：本病好发于 50~60 岁的中老年。好发于骶尾部及颅底蝶枕软骨结合处，发生于骶尾部者占绝大多数。是位于躯干骨中线的肿瘤，也有报道发生于颈椎者。疼痛为本病最早且唯一的症状。位于骶尾部的肿瘤常引起尾部疼痛，随后局部出现肿块，并逐渐长大，从皮下隆起，也可向盆腔内发展，压迫膀胱和直肠，引起尿失禁、便秘、坐骨神经痛等症状。位于蝶枕部的肿瘤产生头痛和神经压迫症状。脊髓部肿瘤可产生脊髓压迫症状，甚至截瘫。

病理改变：肿瘤呈圆形或分叶状，质软呈胶状。可有局部出血、坏死、囊性变及钙化等。早期一般具有包膜，附近常有碎骨片及死骨。

（二）影像学表现

1. X 线表现

（1）头颅脊索瘤：多见于颅底、蝶鞍附近、蝶枕软骨连合及岩骨等处。骨质破坏边界尚清楚，可有碎骨小片残留和斑片状钙化沉积。并可有软组织肿块凸入鼻咽腔，肿块一般较大，边缘光滑。脊索瘤肿块突出颅腔时可使钙化松果体移位，偶可引起颅内高压。

（2）颈椎的脊索瘤：常位于上颈椎，尤在颈椎和枕骨交界处，多累及椎体，椎弓根偶尔也可受到侵犯。软组织肿块，常为突出的早期表现。胸椎脊索瘤较少见。

（3）脊柱的脊索瘤：最多见于骶尾部，常位于骶尾骨交界处，患骨明显膨胀，骨内正常结构消失，呈毛玻璃样溶骨性骨质破坏，有时可穿破骨皮质向臀部及盆腔内扩展，形成边缘清楚的软组织块影，其中可见残余骨质硬化或散在不规则的钙化点，局部密度增高。骶椎以上脊柱的脊索瘤，累及多个椎体时，呈溶骨性破坏，可见散在钙化点。发生在单个椎体时，可见圆形或斑点状骨质稀疏区。

2. CT 和 MRI 表现　可更清楚显示肿瘤的边界和肿瘤内部的改变，如囊变、钙化、出血等，还可以确定肿瘤侵犯的范围（图 7-26）。

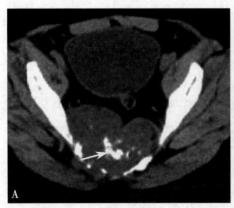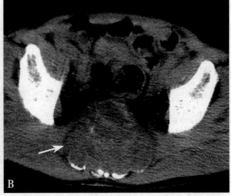

图 7-26　骶尾骨交界处脊索瘤 CT 表现：骶尾骨明显膨胀，骨内正常结构消失，呈溶骨性骨质破坏，穿破骨皮质向臀部及盆腔内扩展，呈边缘清楚的软组织块影，其中可见残余骨质硬化或散在不规则的钙化（白箭头）

（三）鉴别诊断

发生于骶骨者,需与骶骨巨细胞瘤、骶骨转移性肿瘤鉴别。骶骨巨细胞瘤多发生于骶椎偏上,而脊索瘤常在下部。骶骨转移性肿瘤常为溶骨性破坏,其中无明显肿瘤钙化和残留骨。在头颅应与垂体瘤和颅咽管瘤鉴别。在椎体应与结核鉴别,CT 和 MRI 有助于检查结核脓肿形成。

七、转移性骨肿瘤

转移性骨肿瘤(metastatic tumor of bone),又称继发性骨肿瘤、骨转移瘤,是恶性骨肿瘤中最常见的一种。常见原发肿瘤以上皮癌和腺癌为主,有乳癌、肺癌、甲状腺癌、前列腺癌、肾癌、鼻咽癌、消化道肿瘤以及肝癌等。恶性骨肿瘤很少向骨转移,但尤因肉瘤和骨的恶性淋巴瘤除外。

（一）临床与病理

临床表现:转移性骨肿瘤以多发为主,也可单发,好发部位以脊柱、骨盆、肋骨多见,其次是股骨、肱骨、肩胛骨、颅骨,膝关节和肘关节以下骨骼很少累及。临床表现除原发恶性肿瘤所表现的症状外,根据转移部位、原发肿瘤的类型及生长速度的不同而异。早期为局部疼痛或反射性疼痛,间歇性发作,逐步疼痛加重,晚期时持续性剧痛,难以忍受,夜间痛为甚。随后局部逐渐出现肿块,发生病理性骨折。同时全身情况急剧下降,消瘦、贫血,常出现恶病质。当脊柱受累时,常出现脊髓神经根受压迫症状,甚至截瘫。多骨转移时,血清碱性磷酸酶可升高。

病理改变:转移性骨肿瘤多为血行转移,多发生在富含红骨髓的部位。转移性骨肿瘤分为溶骨性、成骨性和混合性三类,以溶骨性最多见。转移瘤肉眼所见无显著特异性,瘤结节多见于髓内,可引起溶骨性破坏,骨膜反应及骨皮质膨胀少见,晚期向骨外侵犯软组织和关节。转移瘤的形态结构,一般与其原发肿瘤相同。转移性骨肿瘤可使间叶细胞分化成骨细胞,产生肿瘤骨,为成骨性转移。

（二）影像学表现

1. X 线表现　转移性骨肿瘤的 X 线表现可分为溶骨型、成骨型和混合型三种,以溶骨型最为常见。

（1）溶骨型转移瘤:发生在长骨,多在骨干或邻近的干骺端,表现为骨松质中多发或单发小的虫蚀样骨质破坏。病变发展,破坏区融合扩大,形成大片溶骨性骨质破坏区,骨皮质也被破坏,但一般无骨膜反应。常并发病理性骨折(图 7-27)。发生在脊椎则见椎体的广泛性破坏,因承重而被压变扁,但椎间隙保持完整。椎弓根多受侵蚀破坏。

（2）成骨型转移瘤:较少见,多系生长较缓慢的肿瘤所引起,见于前列腺癌、乳癌、肺癌或膀胱癌的转移。病变为高密度影,居骨松质内,呈斑片状或结节状,密度均匀一致,骨皮质多完整,多发生在胸腰椎与骨盆。常多发,境界不清,椎体不压缩变扁(图 7-28)。

（3）混合型转移瘤:兼有溶骨型和成骨型的骨质改变。

2. CT 表现　CT 显示转移性骨肿瘤远较 X 线平片敏感,还能清楚显示骨外局部软组织肿块的大小、范围以及与邻近脏器的关系。溶骨型转移表现为松质骨和 / 或皮质骨的低密度缺损区,边缘较清楚,无硬化,常伴有软组织肿块。成骨型转移为松质骨内斑点状、片状、棉团状或结节状边缘模糊的高密度灶,一般无软组织肿块,少有骨膜反应。

3. MRI 表现　MRI 对含脂肪的骨髓组织中的肿瘤组织及其周围水肿非常敏感,因此

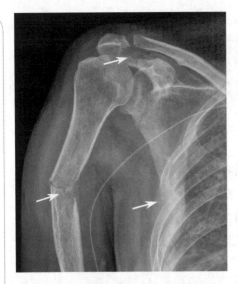

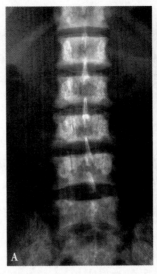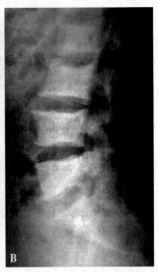

图 7-27 溶骨型骨转移 X 线表现：右肱骨中段及肋骨溶骨性骨破坏伴病理性骨折（白箭头），肩胛骨肩峰及喙突亦见骨破坏（白箭头）

图 7-28 腰椎转移性骨肿瘤 X 线表现：多椎体弥漫性高密度成骨型转移

A. 正位片；B. 侧位片

能检出 X 线平片、CT，甚至核素骨显像不易发现的转移灶，能发现尚未引起明显骨质破坏的转移性骨肿瘤，能明确转移瘤的数目、大小、分布和邻近组织是否受累，为临床及时诊断、评估预后提供可靠的信息。大多数转移性骨肿瘤在 T_1WI 上呈低信号，在高信号的骨髓组织的衬托下显示非常清楚；在 T_2WI 上呈程度不同的高信号，脂肪抑制序列可以清楚显示（图 7-29）。

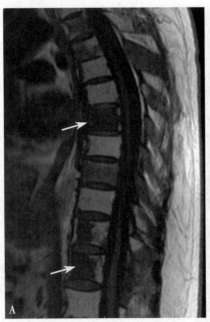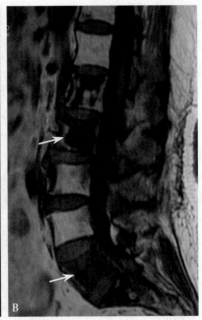

图 7-29 脊柱转移性骨肿瘤 MRI 表现：多椎体多发性低信号骨转移（白箭头）

A. 胸椎矢状位 T_1WI；B. 腰椎矢状位 T_1WI

（三）鉴别诊断

1. 多发性骨髓瘤　骨髓瘤与转移性骨肿瘤发病年龄相似,影像检查有共同点。但骨髓瘤破坏为穿凿样骨质破坏,伴有周围骨质疏松,有时出现全身性骨质疏松;患者尿中本 - 周蛋白阳性。

2. 脊柱结核　鉴别点为:①脊柱结核常有骨质破坏,周围骨质增生,椎体变形,椎间隙狭窄;椎体转移瘤的骨破坏周围无骨质增生,椎体变形少而轻,椎间隙无狭窄。②椎旁肿块在脊柱结核多见,并伴有钙化;椎体转移瘤偶见,较局限。③增强扫描,脊柱结核呈不均匀强化,脓肿壁明显强化;转移瘤强化不明显。

第五节　骨肿瘤样病变

PPT 课件

一、骨囊肿

骨囊肿(bone cyst)发病原因尚未明确。大多数学者认为与外伤有关,可能是由于外伤后骨髓腔出血,形成局限性血肿,继而周围的骨质被吸收、液化而形成。或因骨局部营养不良、感染、末梢血管阻塞后液化而形成囊肿。

（一）临床与病理

临床表现:好发于儿童和青少年,男性多于女性。好发部位为长骨管状骨,以肱骨近端多见,次为股骨上端,胫骨、腓骨、桡骨近端,少数发生于扁骨、短骨。患者多无症状,多因轻度外伤致病理性骨折时摄片才发现。患者可有肿胀、疼痛等症状。发病年龄小、囊肿较大且靠近骨骺线或发生于扁骨者,则易复发。

病理表现:大体所见为骨内囊腔,形态为圆形或长圆形,表面为一纤维薄膜包裹,边缘有整齐的骨壁,有骨嵴向囊肿伸入,呈灰白色,囊内为黄褐色液体。囊腔内壁覆盖一层纤维包膜,包膜周围为边缘整齐的薄层骨壁。外伤后常合并病理性骨折,可有出血,当血液纤维化及骨化后可填于囊腔内,囊肿可自愈。

（二）影像学表现

1. X 线表现　①囊状膨胀性骨破坏,边缘清楚。位于长骨干骺端髓腔内,不超越骨骺板。少数可累及骨端,但不累及关节。②囊肿呈中心性生长,多呈椭圆形,长轴与骨干平行。骨皮质变薄。囊肿内部多为单房,内壁无明显骨嵴,少数可呈多房样、内壁大小不等的骨嵴分隔,边缘光整,可有硬化边(图 7-30)。③病理性骨折多见,骨折后可见少量骨膜新生骨,骨折片可陷入囊肿内,骨折移位较轻,骨痂生长明显,囊内亦可因大量骨痂而填充,自行愈合。

2. CT 表现　为圆形或卵圆形骨质缺损区,边界清楚,与正常骨小梁交界处无骨质增生硬化,受累区骨皮质轻度膨胀变薄,多有高密度硬化边,囊肿内呈均匀一致的液体密度影(图 7-31)。若囊内有出血则 CT 值可较高,增强扫描囊肿内部

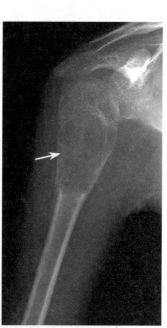

图 7-30　骨囊肿 X 线表现:左肱骨近端椭圆形囊状膨胀性骨破坏,内部呈多房样改变,见大小不等的骨嵴分隔(白箭头)

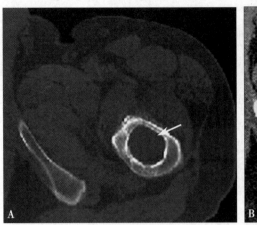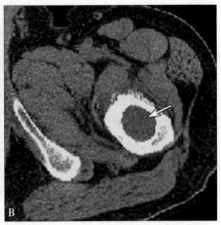

图 7-31 骨囊肿 CT 表现：左股骨近端类圆形低密度影，病灶内为水样密度，边缘硬化明显，周围软组织无异常（白箭头）

无强化。病理性骨折后可见皮质断裂及液 - 液平面。

3. MRI 表现 骨囊肿长轴与骨干长轴平行，边缘光滑。囊内容物的信号通常与水的信号一致，在 T_1WI 上为低信号，T_2WI 为明显的高信号。如果其内有出血或含胶样物质，则在 T_1WI 和 T_2WI 上均为高信号（图 7-32）。病理性骨折后可见液 - 液平面。

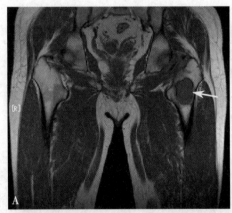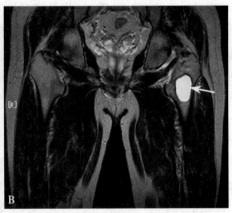

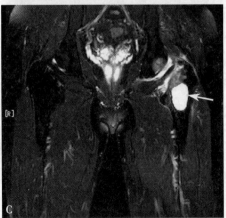

图 7-32 骨囊肿 MRI 表现
A.冠状位 T_1WI：左股骨近端椭圆形均匀低信号，边界清楚（白箭头）；B.冠状位 T_2WI：左股骨近端呈明显均匀高信号（白箭头）；C.冠状位脂肪抑制像：左股骨近端病变为更高信号（白箭头）

（三）鉴别诊断

1. 骨巨细胞瘤 多呈偏心、膨胀性生长，囊状破坏区周围无骨硬化、骨壳薄或不连续状。MRI 显示多有实质性肿瘤组织信号。

2. 动脉瘤样骨囊肿 呈气球状膨胀，可见多房，有时囊内可见斑点状钙化或骨化。CT 扫描由于囊肿内液体血液成分表现密度较高，骨囊肿为水样密度。动脉瘤样骨囊肿 MRI 可出现液 - 液平面征象。

3. 骨纤维异常增殖症 与单灶骨纤维异常增殖症鉴别，其病变范围大，髓腔内缘多呈弧状改变，其特征性表现是病灶骨质呈毛玻璃状改变。病变主体 MRI 显示 T_1WI、T_2WI 均呈低信号。

二、动脉瘤样骨囊肿

动脉瘤样骨囊肿（aneurysmal bone cyst）为一种原因不明的肿瘤样病变，分为原发性和继发性两种，原发性可能是外伤后骨内出血的一种反应；继发性可能是骨内原有病变造成动静脉瘘引起血流动力学变化而形成。

（一）临床与病理

临床表现：本病好发于青少年，10~20 岁最多见。病变多累及长骨干骺端和脊柱，长骨多见于股骨上端；脊柱多发生在附件，很少侵犯椎体，耻骨、跟骨、锁骨、掌骨也可发生。临床症状为局部肿胀和疼痛。大多数患者以受累骨突起、肿胀为首发症状，进展快，但疼痛较轻。侵犯脊椎而引起相应部位疼痛，压迫脊髓神经可引起相应症状。

病理改变：囊肿由薄壁囊状骨壳组成，外覆盖骨膜。囊内主要由大小不等的海绵状血性囊腔组成，内含不凝血液，相互沟通。囊内有含铁血黄素沉积而呈黄棕色，并有成纤维细胞、多核巨细胞、吞噬细胞等。囊壁及间隔中有纤维组织骨化、新生骨小梁和扩张小静脉和毛细血管。

（二）影像学表现

1. X 线表现 ①长骨：好发于干骺端，按病变部位可分为中心型、偏心型及骨旁型。中心型较多见，病灶位于骨中央，向周围对称性膨胀，骨皮质变薄，病变内有粗细不等的小骨梁分隔或骨嵴。偏心型位于骨一侧，向外膨出，如气球状改变。骨旁型罕见，位于骨外，骨壳完整或断续不连，压迫相邻骨皮质为一弧形硬化边，并有骨吸收，囊肿的上下端可有少量骨膜反应。少数有钙化影（图 7-33）。②脊椎：病变形态基本与长骨相似，压缩骨折时诊断较难。如附件可见到囊性膨胀改变，有助于诊断。③其他骨骼改变：跟骨、耻骨等部位病变，主要亦为膨胀透光区，血管造影可助诊断。

2. CT 表现 病变多呈囊状膨胀性骨破坏，其周围包围高密度硬化包壳，破坏区内可见多个含液囊腔，并可见液 - 液平面。囊腔间隔为软组织密度，并可见钙化和 / 或骨化。增强扫描囊间隔强化而显示更清晰。CT 扫描对脊柱、骨盆病变有较高的临床价值，囊内不同时期的出血、液 - 液平面比普通平片准确率高。

3. MRI 表现 囊腔表现为长 T_1、长 T_2 信号，而纤维性间隔一般是长 T_1、短 T_2 信号。液 - 液平面是本病的一个重要特点，一般需在检查前保持不动 10 分钟。T_2WI 上层一般为高信号，可能为浆液或高铁血红蛋白；下层为低信号，可能是因有含铁血黄素成分。但这种液平面也偶见于骨巨细胞瘤、骨囊肿和成骨细胞瘤。

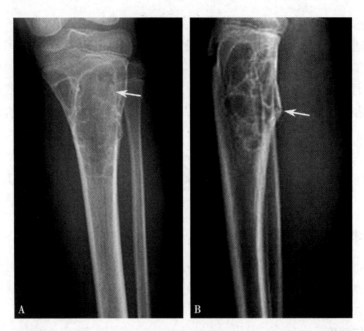

图 7-33　胫骨动脉瘤样骨囊肿 X 线表现：胫骨干骺端沿胫骨长轴生长的囊状膨胀性骨破坏区，内见骨性分隔，骨皮质变薄，局部中断（白箭头）

A. 正位片；B. 侧位片

（三）鉴别诊断

1. 骨囊肿　多为中心性生长，轻度膨胀，骨嵴间隔较少，为均匀液体密度，多数为单房。一般无临床症状，增强后无强化，无软组织肿块，病理性骨折常见。

2. 骨巨细胞瘤　20 岁以上多见，多见于干骺愈合后的骨端，肿瘤可呈横向生长，与正常骨交界处多无骨质增生硬化，病灶内无钙化或骨化。骨巨细胞瘤在 CT 上如果不继发于动脉瘤样骨囊肿，则为软组织密度，但约 14% 的骨巨细胞瘤病例可合并动脉瘤样骨囊肿，此时鉴别较困难。

三、骨纤维异常增殖症

骨纤维异常增殖症（fibrous dysplasia of bone），也称为骨纤维性结构不良，是体细胞鸟嘌呤核苷酸结合蛋白 -1 基因突变引起骨内纤维组织异常增生，大量增殖的纤维组织代替了正常骨组织，可分为单骨型和多骨型。女性多骨受累的患者若合并皮肤色素沉着、性早熟和内分泌紊乱等，则称为 Albright 综合征。

（一）临床与病理

临床表现：本病好发于青少年，病变可累及全身骨骼，四肢躯干骨以股骨、胫骨、肋骨及肱骨好发，颅骨以下颌骨、颞骨和枕骨好发，骨盆也不少见。单骨型发病晚，症状较轻；多骨型患者发病早，症状较重，可一侧肢体骨骼多处发病。病变进展缓慢，病程自数年至数十年不等，成年后进展更缓慢或基本稳定。如生长加快、疼痛剧烈，应注意恶变，本病约 2%~4%可恶变为恶性骨肿瘤。患者早期常无任何临床症状，发病越早，其后续症状越明显，可有疼痛、肿胀、压痛，肢体的延长或缩短，持重骨可弯曲，出现跛行或疼痛。发生于头颅者，头颅或颜面不对称及突眼等，故称为"骨性狮面"。

病理改变:病变骨膨胀,骨皮质变薄,髓腔消失,被增生的纤维组织所代替,呈灰白色或红白色,质地较硬。病变处可有囊变,其内为血性、浆液性液体。镜下病灶内可见增生的间叶细胞,以及呈梭形、新生不成熟的原始骨组织,即编织骨。

(二)影像学表现

1. X 线表现 可分为四肢、躯干骨及颅骨的表现。

(1)四肢、躯干骨的表现可分为以下四种:①囊状膨胀性改变:为囊状膨胀性骨破坏,可为单囊或多囊状,边缘清晰,常有硬化边,骨皮质变薄,外缘光滑,内缘呈波浪状。范围可大可小,囊内常有散在条索状骨纹和斑点状致密影。②毛玻璃样改变:在囊状膨胀性改变中,病变处正常骨纹结构消失,见密度均匀一致增高的毛玻璃状阴影(图 7-34)。③丝瓜瓤状改变:患骨膨胀增粗,皮质变薄甚至可以消失。骨小梁粗大扭曲,表现为沿纵轴方向走行的粗大骨纹,颇似丝瓜瓤(图 7-35)。④虫蚀样改变:为单发或多发的溶骨性破坏,边缘锐利,有时类似溶骨性转移的骨破坏。上述改变可混合存在,互相转换,单独出现少见。

(2)颅骨表现:主要有颅骨内外板和板障的骨质膨大、增厚和囊状改变,可出现板障闭塞,骨小梁消失,呈毛玻璃样改变。颅面骨可不对称增大,密度增高。

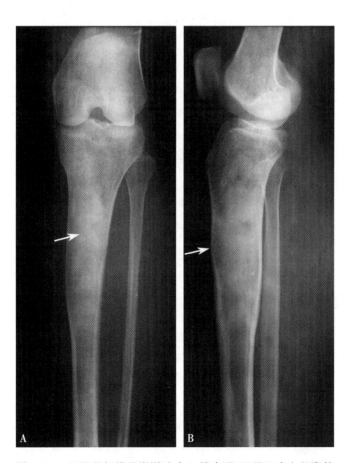

图 7-34 胫骨骨纤维异常增殖症 X 线表现:胫骨干中上段囊状膨胀性骨破坏,骨皮质变薄,其中间见毛玻璃状密度(白箭头)

A. 正位片;B. 侧位片

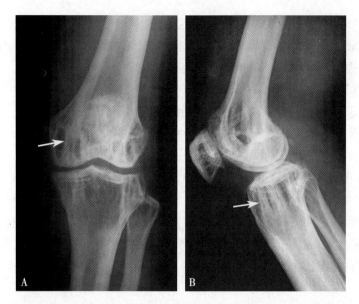

图 7-35　膝关节骨纤维异常增殖症 X 线表现：股骨远端、胫骨及腓骨近端，骨端轻度膨胀，见沿纵轴方向走行的粗大骨纹呈丝瓜瓤样改变（白箭头）

A. 正位片；B. 侧位片

2. CT 表现　因避免骨性重叠，CT 能更精确地显示骨病变的范围和特点。囊肿型主要见于四肢，表现为囊状透亮区，骨皮质变薄，囊内可见毛玻璃样钙化。硬化型多见于颅面骨，患骨非一致性密度增高，内见散在颗粒状透亮区（图 7-36）。

3. MRI 表现　无特征性表现。病变主体是典型的纤维组织信号，在 T_1WI 和 T_2WI 均表现低信号区。囊变区、出血、细胞等可为高信号。

（三）鉴别诊断

1. 骨囊肿　骨囊肿为囊状膨胀性骨破坏，破坏区透亮度较高，其中无毛玻璃样结构，有硬化边。病变位于骨干近干骺端，骨皮质变薄，骨变形轻，易发生骨折。

2. 非骨化性纤维瘤　多见于近干骺端，偏心性囊状骨破坏，有硬化边，病变中无毛玻璃样结构。

四、畸形性骨炎

畸形性骨炎（osteitis deformans）又称 Paget 病，是一种原因不明的慢性进行性骨疾病。是由于骨髓被纤维组织代替、破骨与成骨紊乱，骨骼变为粗大畸形，骨纹结构紊乱。本病既不属于炎症也不属于肿瘤，目前归于肿瘤样病变。

（一）临床与病理

临床表现：本病多发生在中老年，男性多于女性，半数以上为 40 岁以上的中年人，有家族发病倾向。全身骨骼均可发病，以长管状骨的股骨、胫骨，以及颅骨最多见，骨盆次之，发生于脊柱和短管状骨者较少。常为多发，单发者少见。临床上发病缓慢，约有半数以上可无任何症状。主要症状为患侧疼痛、肿大、弯曲、畸形，走路跛行。如疼痛进行加重时应注意有否恶变，多数恶变为骨肉瘤。实验室检查：碱性磷酸酶明显增高，可高出正常 20 倍以上，标志着破骨活动的活跃，提示病变在活动期。

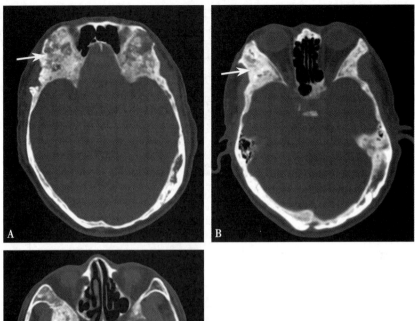

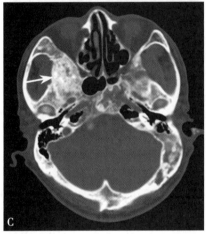

图7-36 骨纤维异常增殖症CT表现：不同层面颅骨CT横断位，双侧颧骨、蝶骨、左侧颞枕骨粗大，板障明显增厚（白箭头）

病理改变：病骨首先出现骨吸收、破坏，并为纤维组织和骨样组织所代替，随后出现骨质增生硬化。病骨骨皮质松化，呈层状增厚。髓腔增宽或变窄，骨小梁粗大，排列紊乱。因骨化不全肢体出现弯曲畸形，容易发生病理性骨折。

（二）影像学表现

1. X线表现　本病发生部位及病程不同，表现亦不尽相同。①长骨：病变开始于长骨近端骨皮质，骨皮质松化分层的同时，呈梭形向骨外和髓腔膨出，梭形两端有时可见到V字形密度降低区。骨质变软，股骨、胫骨向外弯曲畸形。凸面骨皮质易发生骨折，凹面骨皮质增厚致密，骨小梁粗大，骨皮质疏松或囊变，骨髓腔变窄，甚至消失。②颅骨：开始于外板，骨质疏松、分层、增厚，其中可见棉球状硬化致密区。内板硬化，板障增厚。鼻旁窦可闭塞。颅底可因骨质软化而变平，向颅内凹陷。③骨盆：几种变化可混合存在，累及部分或全部骨盆。常因承受体重而骨盆变形，骨盆口呈三角形，髂骨外翻，闭孔增大，髋臼内陷，股骨头突入骨盆内。周围骨质增粗，骨纹粗糙，其中有透亮的斑点状及小囊状透光区。④脊椎椎体边缘骨质增生硬化，形成一方形白色框架，椎体明显增大呈方形。椎体骨小梁变粗成纵行条状排列。椎板及附件亦可增生硬化。

2. CT表现　对于显示颅骨、骨盆和脊椎骨的病变有帮助。早期表现为骨质破坏性改变，常常显示躯干和四肢骨骼的毛玻璃样改变，膨胀性囊状骨质破坏，内部有粗大的骨嵴或斑片状钙化,骨皮质变薄。后期受累范围变大,病骨被异常粗大的骨小梁代替,骨皮质增厚,骨小梁增粗、紊乱。颅骨表现为颅板增厚,板障增厚呈毛玻璃状,其内可见小结节状、斑点状、斑片状及棉球状钙化,颅骨骨缝消失,骨外形增粗和髓腔减小。侵犯脊椎,可致椎体及附件膨胀而压迫脊髓和神经根,引起神经压迫症状,以腰椎多见。

3. MRI 表现　较易显示骨髓、骨膜改变,表现为典型的纤维组织信号,T_1WI、T_2WI 上均呈低信号,囊变区内 T_2WI 上可见高信号影。对确定病变有无恶变亦具有明显优势。

(三) 鉴别诊断

发生在颅骨的病变应与纤维异常增殖症鉴别。

●（刘钟华　张智猷）

复习思考题

1. 从临床表现入手,简述良恶性骨肿瘤的鉴别要点。
2. 骨巨细胞瘤影像学表现特征有哪些?
3. 骨肉瘤影像学表现的形成机制是什么?
4. 骨纤维异常增殖症的影像学表现特征有哪些?
5. 骨囊肿的发病特点与影像学表现特征有哪些?

扫一扫
测一测

第八章

缺血性骨坏死与骨梗死

学习目标

1. 掌握骨缺血坏死与骨梗死常见疾病的影像学表现。
2. 了解儿童股骨头骨骺缺血坏死的影像学表现。

缺血性骨坏死(ischemic necrosis of bone)的分类和命名仍然比较混乱,目前,多数学者将骨坏死(osteonecrosis)作为这一组疾病的总称,分为缺血性骨坏死和骨梗死(bone infarction)。前者多指发生软骨下或骨骺的病变,后者多指发生在干骺端和骨干的病变。

MRI 检查对诊断早期的缺血性骨坏死敏感性非常高,是首选的影像检查方法,其中脂肪抑制序列(STIR)是目前检出病变最敏感的序列之一。

第一节 股骨头缺血性坏死

股骨头缺血性坏死(avascular necrosis of femoral head)是指在无菌状态下,股骨头血供不足而发生的坏死。近年来的发病率有明显上升趋势,尤其是伴随着 CT、MRI 等医疗设备的应用,更加提高了诊断率。发病因素包括过量、长期应用皮质激素,外伤、酗酒和放射性损伤等,部分患者病因不明。

一、临床与病理

临床表现:本病好发于 30~60 岁男性,单侧多见,多数患者最终双侧受累。早期症状轻微,疼痛通常为首发症状,多位于髋部或腹股沟,活动受限、跛行,局部压痛,4 字试验和托马斯征阳性。晚期,髋关节活动受限并加重,同时还伴有肢体短缩、屈曲、内收畸形,肌肉萎缩等。

病理改变:股骨头易发生缺血坏死,与其解剖及血液供应相关。圆韧带动脉仅供应股骨头紧邻凹陷部分,股骨头其余部分和股骨颈血液供应由旋股内动脉和旋股外动脉供血。由于机械性原因,血栓栓塞和血管外压迫等造成股骨头血供障碍,引起骨细胞变性、坏死,关节周围软组织充血、水肿、渗出,淋巴细胞和浆细胞浸润的病理改变。随后出现修复反应,坏死的骨组织被纤维肉芽组织清除代替,周围出现成骨活动;纤维肉芽组织吸收骨质时,重力作用下股骨头内可形成多条轻微骨折线,故多数进而发生股骨头塌陷变形,关节间隙改变,髋关节半脱位、畸形,髋关节退行性骨关节病。股骨头缺血性坏死也是股骨颈骨折最常见的合并症。

知识链接

缺血性骨坏死机制

造成骨坏死的原因很多,可分为创伤性和非创伤性两大类。

1. 创伤性骨坏死　由于外伤造成骨的部分或主要供应血液遭到破坏,致使骨组织发生缺血性坏死,例如股骨颈骨折、距骨骨折。创伤性骨坏死病因明确,为血液供应障碍所致。

2. 非创伤性骨坏死　发生机制尚不完全明确,目前有以下学说:

(1) 高脂血症及脂肪栓塞:高血脂使脂肪在肝沉积,造成全身脂肪栓塞,由于股骨头软骨下终末动脉管腔很小,脂肪球易于黏附在血管壁上,造成血管栓塞,或骨髓内骨细胞被脂肪占据,脂肪细胞肥大并融合成片,使骨髓内生血细胞死亡;乙醇中毒可导致脂肪肝或脂质代谢紊乱,使骨细胞发生脂肪变性坏死,最终发生股骨头坏死。

(2) 骨内小动脉损害:激素性股骨头坏死患者,原来往往存在以血管炎为特征的疾病,而小动脉通常是血管炎和激素的靶器官,表现为血管内膜炎、血管壁损伤、出血等,从而导致股骨头供血障碍,发生坏死。

(3) 骨室内压力增高:长期使用激素能增加髓内脂肪体积,造成髓内有限的空间压力增高、静脉回流受阻、股骨头血供减少;而股骨头微循环障碍造成的缺氧又引起髓内组织渗出、肿胀,加重髓内高压而形成恶性循环,最终导致股骨头缺血而发生坏死。

(4) 血管内凝血:近年来有学者认为各种原因引起的血液呈高凝状态和低纤溶状态,均可导致血管内凝血而引起骨坏死。

(5) 骨质疏松:骨质疏松是长期使用糖皮质激素的不良反应之一,由于骨质疏松,易因轻微压力而发生骨小梁细微骨折,受累骨由于细微损伤的累积,对机械抗力下降,从而出现塌陷,塌陷后髓细胞和毛细血管被压缩,进而股骨头因缺血发生坏死。

二、影像学表现

(一) X线表现

股骨头缺血性坏死的X线表现一般分为早期、中期和晚期。

1. 早期　股骨头骨质、髋关节间隙可无异常,股骨头无变形,病变多位于股骨头前上方,可见局部骨小梁结构模糊,坏死区骨质密度可相对略增高,随着病变进展,周围可见硬化边。

2. 中期　股骨头斑片状骨硬化,股骨头皮质下骨折,出现新月状的低密度带,即新月征(图8-1),为股骨头下方微骨折所致;股骨头内增生硬化和大小不等的囊变区或骨质吸收带(图8-2A)。

3. 晚期　股骨头变形,股骨头内增生硬化及囊变区混合存在,大块骨碎裂、塌陷及股骨头不完整;股

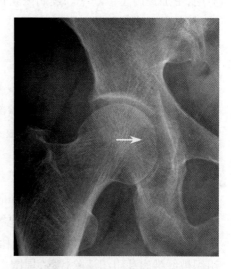

图8-1　右侧股骨头缺血性坏死X线表现:右侧股骨头皮质下骨折呈新月征(白箭头),股骨头形态未见明显异常改变

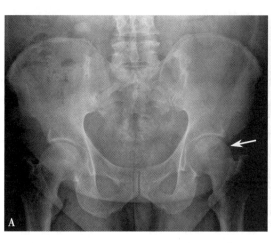 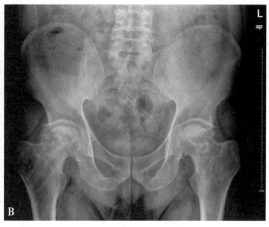

图 8-2　股骨头缺血性坏死 X 线表现

A. 骨盆正位：左侧股骨头不规则低密度区及增生硬化改变（白箭头）；B. 骨盆正位：双侧股骨头塌陷、变扁，大块致密骨碎裂影；周围透亮带、外围硬化边，髋关节间隙变窄合并退行性骨关节病

骨头呈蕈伞状变形，关节间隙变窄，最后可发展为退行性骨关节病（图 8-2B）。

（二）CT 表现

CT 检查显示股骨头坏死较 X 线明显。股骨头缺血性坏死的 CT 诊断一般分为四期。

Ⅰ期：股骨头骨小梁星芒状结构增粗、扭曲、变形，骨小梁增粗紊乱。

Ⅱ期：股骨头斑片状骨硬化多呈扇形或地图样，局限性囊变及疏松区，囊变边缘硬化，股骨头完整无变形（图 8-3A）。

Ⅲ期：股骨头软骨下骨折，出现新月征；股骨头内有囊状透光区，且股骨头变形、碎裂、塌陷征，关节面不规则，出现台阶征、双边征、裂隙征（图 8-3B）。

Ⅳ期：股骨头明显变形、碎裂；关节面塌陷，关节间隙狭窄伴有退行性骨关节病改变（图 8-4）。

（三）MRI 表现

MRI 检查的敏感性优于 CT 和 X 线检查，可以在骨质塌陷及修复之前反映出骨髓细胞的变化。股骨头缺血性坏死的 MRI 分期目前没有统一标准，具有代表性的 MRI 五期分法是根据 Ficat 和 Arlet 的临床分期修订而来。

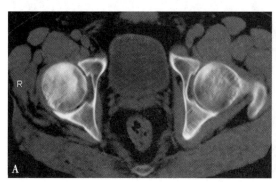 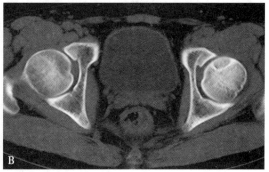

图 8-3　右侧股骨头缺血性坏死 CT 表现

A. CT 横断位 1：右侧股骨头内骨小梁结构模糊，密度普遍增高；B. CT 横断位 2：左侧股骨头局限性疏松区及边缘硬化，股骨头完整

笔记栏

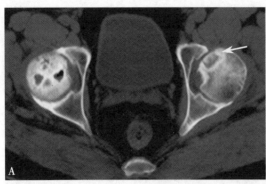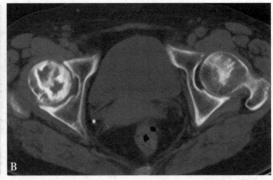

图 8-4 双侧股骨头缺血性坏死 CT 表现

A. CT 横断位 1：双侧股骨头内圆形、类圆形低密度透光区，周围带状高密度硬化边，左侧股骨头出现新月征（白箭头）；B. CT 横断位 2：右侧股骨头内多发低密度透光区，周围带状高密度硬化边，股骨头变形、碎裂，关节面塌陷，右髋关节间隙狭窄；左侧股骨头不规则形片状高密度影

0 期：正常黄骨髓信号被长 T_1、长 T_2 信号取代，以 STIR 序列显示明显，甚至出现 T_2WI 上双线征，即负重区出现外围低信号环绕内圈高信号。内侧高信号环由肉芽组织、充血水肿区构成，而外周为反应性硬化缘，表现为低信号。

Ⅰ期：股骨头不变形，关节间隙正常。T_1WI 股骨头负重区呈线样低信号，而在 T_2WI 上该区比正常组织信号增强，表现为局限性信号升高或双线征。

Ⅱ期：股骨头不变形，关节间隙正常。在 T_1WI 上股骨头区，新月形不均匀信号的坏死区周边有硬化缘围绕。

Ⅲ期：股骨头开始变形、软骨下塌陷，T_1WI 上为带状低信号区，T_2WI 上高、低混杂信号；关节囊肿胀及积液，但髋关节间隙正常（图 8-5、图 8-6）。

Ⅳ期：关节软骨被彻底破坏，在Ⅲ期的表现基础上增加关节间隙狭窄，合并退行性骨关节炎（图 8-7）。

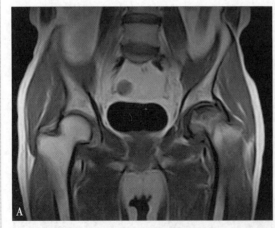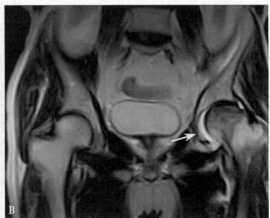

图 8-5 股骨头缺血性坏死 MRI 表现（一）

A. MRI 冠状位 T_1WI：左侧股骨头、股骨颈高低混杂信号，左侧股骨头变形，表面不光滑；B. MRI 冠状位 T_2WI：左侧股骨头、股骨颈高低混杂信号，左髋关节线样高信号，关节囊积液（白箭头）

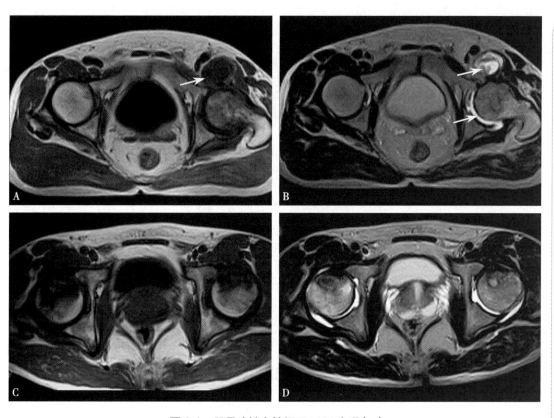

图 8-6　股骨头缺血性坏死 MRI 表现(二)

A. MRI 横轴位 T_1WI:左侧股骨高低混杂信号,不规则裂隙改变,左髋关节前方囊性低信号影(白箭头);
B. MRI 横轴位 T_2WI:左侧股骨高低混杂信号,不规则裂隙改变,左髋关节及前方液体样高信号(白箭头);
C. MRI 横轴位 T_1WI:双侧股骨头负重关节面塌陷,不规则斑片低信号影;D. MRI 横轴位 T_2WI:双侧股骨头
负重关节面塌陷,不规则斑片高、低混杂信号影,双侧关节囊积液

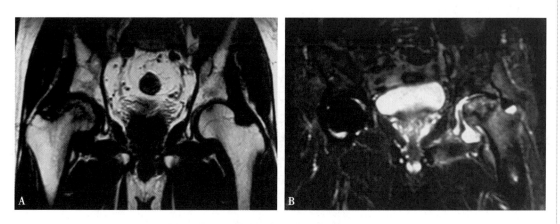

图 8-7　股骨头缺血性坏死 MRI 表现(三)

A. MRI 冠状位 T_1WI:右侧股骨头呈不规则等、低信号区,右侧股骨头变形、塌陷;B. MRI 冠状位脂肪抑制像:左
侧股骨头变扁,关节囊积液,髋关节间隙狭窄,左股骨头及股骨颈可见片状异常高信号,为松质骨内骨髓水肿

三、鉴别诊断

股骨头缺血性坏死中晚期 X 线表现为股骨头内出现斑片状密度增高影,周围可见不规则硬化边缘、股骨头变扁塌陷、新月征。MRI 是诊断早期股骨头缺血性坏死最敏感的检查方法,典型表现为双线征。临床上需与髋关节结核、退行性骨关节病相鉴别。

（一）髋关节结核

髋关节结核常由股骨颈发展而来,可见股骨颈和髋臼边缘骨破坏,关节间隙明显变窄,MRI 增强扫描显示滑膜不均匀增厚,内壁毛糙。早期股骨头缺血性坏死,无股骨颈和髋臼破坏,关节间隙多保持正常,MRI 增强扫描显示滑膜轻度均匀增厚。

（二）退行性骨关节病

退行性骨关节病发病较晚,多见于老年人。退行性骨关节病比股骨头缺血性坏死的关节间隙更狭窄,骨质增生和关节面下囊性变更明显;晚期股骨头缺血性坏死为髋臼畸形,股骨头塌陷、变扁或增大,股骨颈变短及增粗较重。MRI 检查,T_1WI 表现为关节软骨局部变薄、表面不整,无股骨头变形及双线征。

第二节　其他缺血性骨坏死

一、股骨头骨骺缺血坏死

股骨头骨骺缺血坏死又称 Legg-Clave-Perthes 病、扁平髋、青年性畸形性骨软骨炎、青年性髋关节病等,是较常见的骨软骨缺血坏死,发病多与外伤有关。本病有自愈倾向,坏死的股骨头在自然愈合后常呈扁平状畸形。MRI 对确定分期及判断预后有很大价值。X 线片和 CT 在中、晚期病变的诊断及随诊复查中起到比较重要的作用。

（一）临床与病理

临床表现:本病好发于 3~14 岁的男孩,尤以 5~9 岁多见,平均 7 岁。一般为单侧受累,亦可为两侧先后发病,双侧先后发病者往往病情较轻。主要症状有患侧髋部疼痛,可以同时伴有乏力和跛行,疼痛可向腰、大腿及膝部放射,可有间歇缓解期。患肢稍短缩,轻度屈曲或并有内收畸形,外展与内旋稍受限;双侧发病时,患者行走类似鸭步。

病理改变:早期为骨骺软骨下骨质缺血,骨内各种细胞迅速坏死解体,继而引起周围组织的反应性改变。随时间进展,坏死骨组织逐步被吸收,骨骺可重组骨化中心,骨软骨结构逐渐恢复。若治疗及时,股骨头可以完全恢复正常。如若治疗不当或未加治疗,骨骺骨化中心发生压缩性骨折,出现股骨头和髋臼变形,以后常留下永久畸形,即扁平髋。

（二）影像学表现

1. X 线表现　在 3~14 岁儿童,X 线检查表现髋关节间隙内侧增宽和股骨头二次骨化中心外移应高度怀疑本病,此表现为早期较特异性征象。此时股骨头骨骺本身的改变可能并不显著。

（1）早期:①首先出现关节囊轻度肿胀,股骨头骨骺轻度外移、股骨头骨骺骨化中心变小且密度均匀增高、骨小梁增粗且模糊、骨发育迟缓、髋关节间隙内侧增宽;②股骨头骨骺前上方的承重面受压变扁,并出现骨折线和节裂(图 8-8A);③股骨头骨骺边缘部新月形透光区

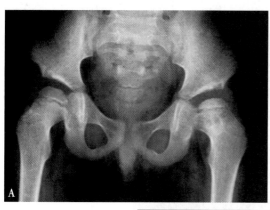
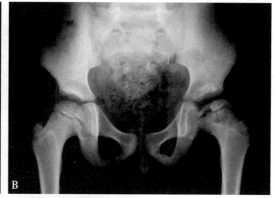
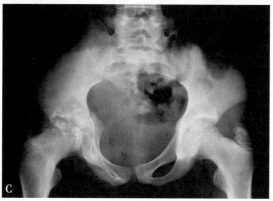

图 8-8　股骨头骨骺缺血坏死 X 线表现

A. 骨盆正位:左侧股骨头骨骺略变扁、骨骺密度略增高,股骨颈变短增宽,骺线下方密度减低区及骨质硬化;
B. 骨盆正位:左侧股骨头骨骺扁平、碎裂,骨骺密度不均匀增高,股骨颈变短增宽,骺线下方不规则密度减低区,左髋关节间隙略增宽;C. 骨盆正位:右侧股骨头骨骺变扁,呈蕈样畸形,骨骺密度高低不均,股骨颈变短增宽,右髋关节间隙变窄,继发性右髋关节骨质增生

(新月征)是早期 X 线征象之一;④干骺端改变:邻近骺线骨质内出现囊样缺损区,股骨颈粗短,骨质疏松,骺线不规则增宽。

　　(2) 进展期:①骨骺更为扁平并呈不均匀性密度增高;②坏死骨质节裂成数个小的致密性骨块;③多发大小不等的囊变区,并于囊变区周围逐渐形成数量不等的新生骨;④骨骺线不规则增宽,有时可见骨骺早期愈合;⑤关节间隙增宽或正常;⑥局限性骨质疏松、干骺部短粗和囊样变更加明显(图 8-8B)。

　　(3) 晚期(修复阶段):①如果治疗及时,股骨头骨骺密度、大小及结构可逐渐恢复正常,少数可以完全治愈。②如果治疗不当或延迟,常出现股骨头扁而宽,呈蕈样畸形;股骨颈粗短、股骨头部前下偏斜、大粗隆升高形成髋内翻和髋关节半脱位,并可引起关节间隙变窄和骨质增生,继发性退行性骨关节病(图 8-8C)。

　　2. CT 表现　CT 较 X 线清晰敏感。早期:关节囊肿胀、少量关节积液和关节内滑膜增厚,骨骺出现延迟、变小和密度均匀增高;骨骺上方或全部受压变扁,前上部边缘皮质下见新月形低密度区(新月征);干骺端邻近骺板的骨质内可见囊状、带状低密度影,周围有硬化缘;股骨颈短粗,骨质疏松。随病程进展,在高密度骨骺内出现多发、大小不等的条带状、囊状或不规则的低密度区,骨骺节裂成多个高密度硬化骨块,骺板显示不规则增宽。晚期:治疗不当或延迟时,可出现髋内翻和髋关节半脱位及股骨头各种形态的畸形。

3. MRI 表现 早期即可发现少量关节积液以及髋板软骨和骺软骨的增厚;股骨头骨骺前外侧 T_1WI 呈等低信号、T_2WI 为边缘稍模糊的高信号影,甚至可出现双线征;注入造影剂 Gd-DTPA 增强后可见局部小的无强化的死骨区。随病程进展,股骨颈粗短,骨骺变扁,呈长 T_1、短 T_2 信号;干骺端前外侧为长 T_1、长 T_2 信号的水肿带,骺软骨及髋板软骨厚薄不一;髋臼关节软骨和股骨头关节软骨明显增厚,股骨头自髋臼窝中不同程度外移;股骨头骨骺软骨下方骨内可有不规则形骨坏死灶。晚期除具有 X 线和 CT 的影像改变外,MRI 可以清楚显示关节囊内的游离体,呈长 T_1、短 T_2 信号。

(三) 鉴别诊断

1. 髋关节结核 股骨头骨骺局限性骨质破坏,进行性加重,甚至骨骺完全消失。骨破坏周围较少有硬化带,可见明显的死骨形成。股骨颈外形无明显变化,髋臼受累破坏,关节间隙早期即可变窄,无明显骺板和干骺端增宽,关节周围软组织内多伴发冷脓肿,晚期可见纤维性强直。

2. 先天性髋关节脱位 病史明确,髋外翻,髋臼小,股骨颈不增粗,脱位较明显,治疗不及时,数年后可发生缺血性坏死。

3. 化脓性髋关节炎 发病急、症状重,股骨头的关节软骨和关节面首先发生改变,关节间隙早期增宽,继而变窄或消失,骨质破坏迅速,骨增生明显,晚期常有关节骨性强直。

二、椎体髋板缺血坏死

椎体髋板缺血坏死又称 Scheuermann-May 病、椎骺炎、青年驼背症等,是一种常见的缺血性坏死。首选 X 线检查,CT、MRI 检查作为 X 线检查的补充。

(一) 临床与病理

临床表现:好发年龄为 14~16 岁,男性多于女性。多发生于负重大的中下胸段至上腰段,常为多个椎体,有时可仅发病于一个椎体。临床表现主要是腰背疲劳和疼痛,长久站立可使疼痛加重,卧位休息后可使疼痛缓解或消失。脊椎呈典型的圆驼状,可伴有侧凸或后凸畸形。

病理改变:主要是椎体髋板缺血坏死和软骨疝。椎体髋板软骨先天性发育薄弱或缺损,在负重、外伤的情况下,椎间盘的薄弱处出现碎裂,髓核穿过椎间软骨板进入邻近椎体形成软骨疝。椎体发生楔形变,形成脊柱后凸或侧凸畸形,椎间盘髓核疝入邻近椎体形成 Schmorl 结节。

(二) 影像学表现

1. X 线和 CT 表现 早期:椎体上下缘,尤其是前部呈不规则毛糙或凹迹;椎体 Schmorl 结节形成,边缘有硬化缘,多位于椎体前中部;椎体髋板出现延迟并分节、疏松或密度增高、轮廓不清晰、形态不规则。随病程进展,椎体楔形变合并椎间隙逐渐变窄,多个椎体楔形变使脊柱呈典型的圆驼状后凸及侧凸(图 8-9)。恢复期:椎体结

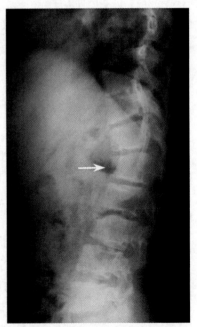

图 8-9 椎体髋板缺血坏死 X 线表现

T_{12} 椎体前下缘及 L_1、L_3 椎的椎体外上缘毛糙、密度增高,T_{12}~L_1 及 L_{1-2} 椎间隙变窄,L_1 椎体楔形变(白箭头),脊柱呈圆驼状后凸

构与外形可趋于正常,但脊柱侧凸及后凸不变。晚期:邻近椎体前缘可以相互融合,导致椎间隙完全消失。

2. MRI表现 椎体呈楔状变形,病椎前缘可不规整,其上下缘可局限性凹陷呈阶梯状变形。脊柱生理曲度形成典型的圆驼状后凸,同时可伴有侧凸。椎间隙变窄或正常,Schmorl结节呈长T_1、长T_2信号,亦可为长T_1、短T_2,边缘围绕线环样低信号影。

(三)鉴别诊断

脊柱结核:椎体及椎体附件骨质破坏,有不规则硬化带,伴死骨形成;椎间隙变窄,椎旁寒性脓肿形成。

三、胫骨结节缺血坏死

胫骨结节(骨骺)缺血坏死又称Osgood-Schlatter病,首选X线检查,CT检查作为X线检查的补充,MRI可诊断早期病变。

(一)临床与病理

临床表现:好发于10~15岁爱好体育运动的男孩,少数发病于10岁以下者,则多见于女孩。常单侧多发,右侧多见,也可双侧发病。临床上可有膝关节外伤史和/或髌韧带损伤病史。局部疼痛、肿胀,尤其在股四头肌用力收缩时疼痛剧烈。胫骨结节明显肿大、突出并有压痛。本病有自愈性,自愈周期一般约2年。

病理改变:胫骨结节在11岁左右骨化,大约在18岁时与骨干结合,在与骨干结合前主要由髌韧带供血。当剧烈运动或外伤时,由于髌韧带及骨骺被过度牵拉而引起部分结节剥离,从而影响血液供应,引起胫骨结节骨骺坏死。髌韧带牵拉亦可刺激胫骨结节处的成骨细胞增生骨化,因此晚期胫骨结节常增大。

(二)影像学表现

1. X线表现 早期:局部软组织肿胀,以髌韧带肥厚、增大为主;髌韧带下多个骨碎片,随后髌韧带远端出现游离的圆形、类圆形、不规则形骨化影;胫骨结节骨骺密度不均匀增高、碎裂,并与骨干分离,可伴有向上移位(图8-10);骨骺下方有囊状透光区,胫骨干骺端前缘呈骨缺损区。骨骺修复后期:胫骨结节骨质可恢复正常或骨性突起明显,碎裂骨块可存留在髌韧带内,形成游离体。

2. CT表现 与X线表现相似。早期:髌韧带增粗,韧带下多个碎骨片;髌韧带内见游离的类圆形或三角形钙化影;胫骨结节骨骺密度增高、不规则增大或节裂,形成形态不一、大小不等的骨块影,常常向胫骨结节上方移位;胫骨干骺端前缘可见较大的骨缺损区。修复后期:胫骨结节可恢复正常;移位的骨骺与胫骨结节愈合形成较大的骨性隆起,碎裂骨块形成游离体。

3. MRI表现 ①早期:胫骨结节呈长T_1、长T_2信号改变;②二次骨化中心的部分撕脱,晚期部分撕脱的二次骨化中心完全分离,形成游离体;③大部分患者撕裂分离的二次骨化中心出现骨性愈合,胫骨结节骨质恢复正常。

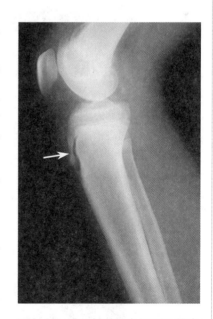

图8-10 胫骨结节缺血坏死X线表现:胫骨结节骨密度不均匀,其前方可见小碎骨片,胫骨结节下方与骨干分离(白箭头)

笔记栏

（三）鉴别诊断

1. 正常胫骨结节骨骺变异 正常的胫骨结节骨骺变异很大，可出现多个骨化中心，形态各异。诊断时应结合临床病史及体征仔细分析加以鉴别。

2. 撕脱性骨折 有明确的外伤史，局部剧痛及肿胀明显，撕脱骨块部分边缘毛糙不齐并可出现明显移位。

四、腕月骨缺血坏死

腕月骨缺血坏死，又称月骨骨软化症、损伤性骨炎、慢性骨炎等，腕月骨是上肢发生缺血坏死的最常见部位。

（一）临床与病理

临床表现：本病好发于 20~30 岁的手工劳动者，如电钻工人、纺织工人、风镐手等，男性发病率高于女性，右侧多见。起病缓慢，一般以腕部疼痛、无力为主，休息后缓解。之后，症状逐渐加重，腕部活动受限，局部压痛及肿胀明显。

病理改变：月骨血供主要由掌侧腕前韧带而来，当损伤累及主要供应血管时，容易引起月骨缺血坏死；另外，在腕骨中，月骨最小、活动度最大、稳定性最差，月骨受到的压力最大，因而也容易导致缺血坏死的发生。

（二）影像学表现

1. X 线表现 早期无明显异常改变，月骨外形正常，月骨的骨小梁出现弥漫性硬化改变；随后月骨骨质密度增高，并出现小囊变区，周边骨质硬化（图 8-11A）；随着病程进展，月骨密度显著增高，外形变扁平、不规则，并有裂隙，严重者出现骨质塌陷（图 8-11B）；治疗及时或

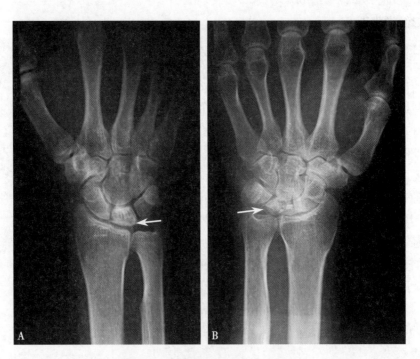

图 8-11 腕月骨缺血坏死 X 线表现

A. 腕关节正位：腕月骨骨小梁结构模糊，呈明显不均匀高密度（白箭头），周围关节间隙未见明显狭窄；B. 腕关节正位：腕月骨新月形轮廓变形，出现裂隙及塌陷（白箭头），月骨骨质密度增高，周围关节间隙明显狭窄

病情好转时,以上征象可消失,若治疗不及时或不当,可引起退行性关节病。

2. CT 表现　CT 能较好地显示月骨囊变区及骨小梁硬化改变,在显示腕骨关节间隙及月骨骨质裂隙方面优于 X 线片。

3. MRI 表现　早期:腕关节内仅可见少量积液,呈长 T_1、长 T_2 信号;月骨在 T_1WI 可见局灶性或弥漫性低信号影,STIR 可见高信号。随着病程进展,月骨不规则变形,周围间隙增大,病灶呈混杂信号,甚至出现囊变,呈长 T_1、长 T_2 信号,还可见舟骨的旋转性半脱位。晚期:病灶呈弥漫性低信号,月骨塌陷更明显或完全碎裂,同时可见退行性骨关节病。

(三) 鉴别诊断

1. 二分舟骨　为先天变异,可双侧发生,骨块边缘光滑、规整,骨小梁正常,无局部压痛及肿胀等临床症状。

2. 月骨结核　以骨质破坏为主,常累及腕关节及其他腕骨,临床上常有结核中毒症状。

五、剥脱性骨软骨炎

剥脱性骨软骨炎(osteochondritis dissecans),是以骨骺或骨端局限性缺血性坏死为主,关节面碎裂,伴或不伴碎片分离为特征的一种疾病。病因未明,但研究表明与外伤、内分泌、动脉栓塞、关节过度使用及遗传等因素相关。

(一) 临床与病理

临床表现:青少年至中年均可发病,15~25 岁最多见。男性居多,单发病变多见,少数也可多发。好发部位为膝关节、肘关节、踝关节、髋关节及肩关节等。多数病变关节可有局部疼痛,活动后加重,可出现关节活动受限、关节内异物感、弹响、交锁、积液及关节肿胀等。

病理改变:组织学检查在骨坏死区域有带状充血区,将其与正常骨组织分隔,随后充血区机化,死骨表面被吸收。关节软骨或关节下骨质碎裂剥脱,剥脱骨软骨片可以与骨床相连,也可完全游离,甚至形成关节游离体。病变反复刺激,可造成关节肿胀、滑膜肥厚、继发性退行性骨关节病等。

(二) 影像学表现

1. X 线表现　早期:可无异常表现,典型表现为碎骨片完全剥脱时,碎骨片呈一个或多个圆形或卵圆形高密度骨块,边缘锐利,周围环绕有透明环,碎骨片位于相应的骨性凹陷窝内,可有明显的硬化环(图 8-12)。后期:碎骨片脱落,在关节腔内形成游离体,关节面可呈不规则骨质缺损,缺损边缘常有骨质密度增高;严重者继发退行性骨关节病;如果病变在游离体形成之前停止发展,透亮缺损区可因新骨形成而逐渐消失,病变可恢复正常。

2. CT 表现　CT 扫描对发现早期病变及特殊部位病变与 X 线检查比较,具有明显优势。CT 可以进行矢状位、冠状位及三维重组。主要表现为:①能发现骨端的小碎骨片及关节内的小游离体;②显示周围骨质密度减低、关节面下透亮缺损区、骨性凹陷窝及周边硬化改变更敏感。

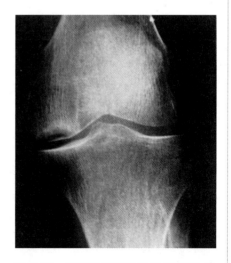

图 8-12　剥脱性骨软骨炎 X 线表现:股骨内髁关节面下长条形低密度区,周边可见骨质增生硬化

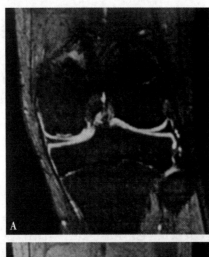
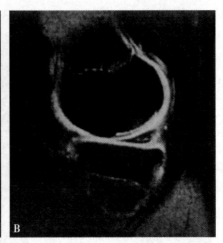

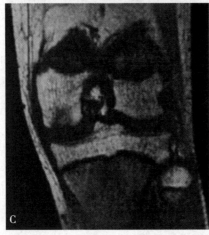

图 8-13 剥脱性骨软骨炎 MRI 表现
A. MRI 冠状位脂肪抑制像、B. MRI 矢状位脂肪抑制像:股骨内髁软骨下条形低信号及条形低信号与骨床之间有条形液样高信号;C. MRI 冠状位 T_1WI:股骨内髁软骨下条形低信号

3. MRI 表现 MRI 可多角度扫描,能够显示 X 线片和 CT 无法显示或显示不清的病灶。①能更清晰显示软骨的断裂、不完全缺损和剥脱;②剥脱的骨软骨碎片呈圆形或卵圆形,T_1WI 呈低信号、混杂信号,少数呈等信号;③T_2WI 及 STIR 呈不均匀高信号或混杂信号改变(图 8-13);④增强扫描肉芽组织带呈条带状强化,骨质增生硬化带呈低信号不强化,骨髓水肿呈片状长 T_1、长 T_2 信号,可有轻度强化。

MRI 在判定是否手术或保守治疗方面有明显优势。如果剥脱骨软骨碎片与骨床之间有液体样长 T_2 信号显示,提示病灶不稳定;若两者之间信号不高,则提示病灶比较稳定或已愈合。如果 MRI 显示碎裂的骨软骨碎片与骨床之间连接比较紧密,则可以先保守治疗,促进其愈合;如果骨软骨碎片已游离或病灶范围较大也提示病灶不稳定,则需考虑手术治疗。

(三)鉴别诊断

1. 关节结核 关节骨质破坏缺损区以关节面的边缘部位为主,早期因关节内有积液,关节间隙增宽,晚期关节间隙变窄和关节囊肿胀。

2. 外伤性游离体 有明确外伤史,同时可见明确骨折线存在。

第三节 骨 梗 死

骨梗死(bone infarction)是指发生于骨干和干骺端的骨细胞及骨髓细胞因缺血而引起的

骨组织坏死。好发于四肢长管状骨,以股骨、胫骨最多见。常双侧发病,但以一侧较重而另一侧相对较轻。常见于潜水作业人员,故以往称之为潜水减压病。但很多患者发病原因不明,部分可见大量应用激素和免疫抑制剂,此外,酗酒、外伤、胰腺炎、脂肪代谢紊乱、镰状细胞贫血和动脉硬化等亦可导致骨梗死。病变早期 X 线片和 CT 可无异常表现,MRI 对骨梗死的诊断具有较高的敏感性和特异性,是诊断早期骨梗死最理想的检查方法。

一、临床与病理

临床表现:本病男女发病率无明显差别,可发生于任何年龄,以 20~60 岁多见,常双侧发病。急性骨梗死临床主要表现为患侧肢体肌肉关节骤然剧痛,活动障碍。慢性骨梗死为患侧肢体酸痛、软弱无力,可伴有轻度活动受限。累及关节时可出现关节疼痛、畸形,严重者出现关节强直。但也有部分患者没有任何临床症状,只有影像学改变。

病理改变:病变引起骨内血管痉挛、血栓、气栓、压迫等改变,进而导致骨质局灶性坏死。骨梗死容易累及四肢长管状骨的骨松质部分,病变大小范围不一,可为数毫米或延伸至骨干的大部。典型的骨梗死灶中央区为梗死的骨组织,周围是缺血的骨髓及骨构成的活动性充血水肿带;病灶修复时梗死边缘的正常骨组织生成血管和肉芽组织迂曲包绕梗死区,并逐渐纤维化,部分可钙化。长期慢性缺血可导致骨内外膜增生成骨。

二、影像学表现

(一) X 线表现

早期 X 线片上无明显异常表现。随病情进展可以出现以下 X 线表现:①囊状、分叶状透光区:单发或多发,多围以 10~30mm 厚的硬化缘(图 8-14A、图 8-14B);②绒毛状骨纹:多见于儿童干骺端或成人长骨骨端;③硬化斑块影、条带状钙化骨化影:呈密度均匀的圆形、类圆形或不规则形,边缘较锐利;④骨内膜钙化或骨化:沿骨皮质内缘平行延伸的条状致密影;⑤骨外膜增生:早期表现为层状,晚期可与骨皮质相融合,导致骨皮质增厚及骨干增粗;⑥终末期:骨髓腔内宽约 15~20mm 的条带状高密度钙化影。

(二) CT 表现

病变早期 CT 上也可无异常表现。随病情进展可以出现以下 CT 表现:①骨质稀疏逐渐明显,骨髓腔内见片状异常低密度,边界模糊,死骨密度逐渐增高(图 8-14C、图 8-14D);②晚期:病变骨质内出现囊变、坏死、硬化和骨质稀疏共存,表现为多个圆形、类圆形低密度影,中央区呈软组织密度影,边缘呈条状、斑片状异常高密度影,边界较清晰。

(三) MRI 表现

骨梗死的 MRI 表现具有典型特征性改变,典型的骨梗死病灶在骨干、髓腔、干骺端或骨骺内呈现地图样表现,形态不规则、大小不一(图 8-14E、图 8-14F);同时,MRI 是诊断骨梗死最敏感的非创性检查,可以及时发现早期病变,尤其是 STIR 序列能反映出骨髓腔内的早期水肿和坏死。主要表现为:①早期:骨梗死灶中央区呈斑点状或斑片状 T_1WI 等信号或略低信号、T_2WI 略高或高信号;②骨梗死灶边缘充血水肿表现为迂曲的线带样长 T_1、长 T_2 信号;③后期:骨梗死灶边缘纤维化或钙化表现为迂曲的线带样长 T_1、短 T_2 信号;④关节面下骨梗死,可造成关节面下骨质破坏,并出现关节腔积液;⑤骨外形结构一般无明显改变,周围软组织一般不肿胀。

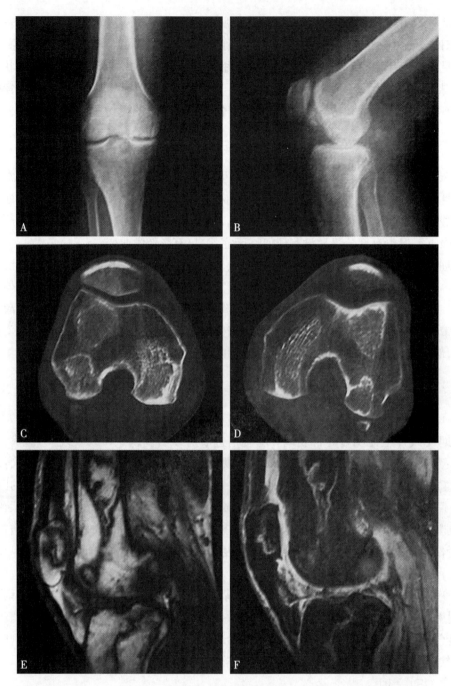

图 8-14 骨梗死影像表现

A. X 线正位；B. X 线侧位：右股骨内髁骨质塌陷，可见不规则硬化缘；C. CT 横轴位；D. CT 横轴位：双侧股骨髁及右侧髌骨内可见片状异常高密度区；E. MRI 矢状位 T_1WI；F. MRI 矢状位 T_2WI：股骨、胫骨及髌骨内不规则形地图样异常信号区

三、鉴别诊断

1. **血液病** 白血病等血液系统疾病侵犯骨髓时,MRI 可显示广泛、多发异常信号改变。T_1WI 上为均匀一致低信号,与正常高信号的骨髓界限分明;T_2WI 及 STIR 序列上为均匀一致高信号,缺乏骨梗死典型的地图样影像改变。

2. **软骨瘤** 软骨瘤髓腔内钙化往往呈类圆形,而骨梗死钙化多呈沿髓腔纵向走行,二者均呈多发密集斑点样钙化,边缘均不规则,结合病史及临床资料,容易进行二者的鉴别诊断。

●（杜凤丽）

复习思考题

1. 试述股骨头缺血性坏死 MRI 检查的优势及其主要表现。

2. 试述椎体骺板缺血坏死的 X 线表现。

3. 骨梗死有哪些典型的 CT 表现?

扫一扫
测一测

第九章

慢性骨关节疾病

📝 学习目标

1. 掌握和熟悉四肢退行性骨关节病的 X 线表现；手、腕等关节类风湿关节炎的 X 线及 MRI 表现；强直性脊柱炎的 X 线、CT 及 MRI 表现。

2. 了解髌骨软化症及滑膜骨软骨瘤病的影像学诊断与鉴别诊断，类风湿关节炎、强直性脊柱炎的临床表现及鉴别诊断要点。

慢性骨关节疾病为临床常见病，是骨伤科临床研究和治疗的重点内容之一。由于大多数病因不明确，其分类各家学说存在某些差异，本章主要介绍几种常见的慢性骨关节疾病。

🔍 知识链接

骨关节病影像研究进展

X 线片检查目前仍为首选的、最基本的检查方法，常用来了解病变的进展情况及疗效评价。可显示关节间隙狭窄、软骨下骨密度增高和骨赘形成、关节面下囊变、关节游离体及晚期的关节畸形和半脱位等改变。

CT 软组织分辨率高，可显示较 X 线片更细微的变化，能显示较复杂及深部的关节结构。同时，多层螺旋 CT 各向同性扫描，三维重组图像可用于假体的计算机辅助设计和制作，为关节置换术提供重要信息。X 线片及 CT 检查，主要显示软骨病损后骨质增生等继发改变。

MRI 是能直接显示关节软骨的无创性手段，随着技术的发展，其对关节软骨的评价已经从形态学发展为功能学，即形态与功能关系的评价，可早期发现病变。MRI 评价软骨损伤的依据是软骨损伤的深度、损伤处残留软骨组织的量及软骨下骨损伤的程度。

按照 MRI 上软骨表面是否光滑、软骨丢失程度，可将软骨损伤分为 5 级。0 级：正常关节软骨；Ⅰ 级：软骨分层结构消失，软骨内出现局灶性信号异常变化区，软骨表面光滑；Ⅱ 级：软骨表面轮廓轻中度不规则，但软骨缺损深度未及全层厚度的 50%；Ⅲ 级：软骨表面轮廓中重度不规则，软骨缺损深度超过全层厚度的 50%，但未完全脱落；Ⅳ 级：软骨全层缺损，软骨下骨质暴露伴或不伴软骨下骨内信号异常。磁共振三维双重回波稳态序列、稳态自由进动序列等对软骨的分辨率及对比度高，能清晰地显示软骨厚度，可用于对软骨厚度、体积进行定量或定半量分析。

第一节　四肢退行性骨关节病

退行性骨关节病（degenerative osteoarthropathy，DOA）也称骨性关节炎（osteoarthritis），是以关节软骨退变、关节面和其边缘骨质增生为特征的一组非炎症性病变。人体的生理性老化、关节外伤、先天畸形、感染、地方病等因素影响关节软骨的新陈代谢，使其变性、坏死，最终引发退行性骨关节病。

一、临床与病理

临床表现：本病分为原发性和继发性两类。原发性者多见，以承重大关节易受累，主要累及髋、膝、脊柱等关节，其次为肩关节及指间关节。起病缓慢，关节活动时有僵硬感，逐渐为关节钝痛、刺痛，活动受限。继发性者多见于炎症和外伤等，可出现在原患病的任何关节，原发病控制或愈合后，会遗留程度不同症状和体征。多见于 40 岁以上，男性多于女性。常见症状有局部疼痛、运动受限和关节变形，但无全身症状，症状的轻重与病变的程度也常不一致。

病理改变：原发性 DOA 为各种原因致关节软骨营养障碍，使软骨变性、坏死，关节面骨质吸收及坏死，关节囊内压力增高，关节面上出现缺损和裂隙，滑液流入后形成关节面下和骨内的假囊肿；坏死的软骨碎片脱落骨化后形成关节游离体；关节构成骨边缘、关节面下或囊腔周围骨质发生增生硬化。关节边缘的骨赘和关节面增厚、硬化，使骨端变形。继发性 DOA 是原发病损伤关节软骨后，关节自身修复产生上述病理变化，既有原发病遗留的病理改变，又有关节修复的表现。

二、影像学表现

（一）X 线表现

1. 关节间隙变窄　关节间隙呈不匀称狭窄，为退行性骨关节病最常见的早期 X 线征象。

2. 骨赘形成　为关节面周缘的骨刺状骨性突起，呈唇样或鸟嘴样（图 9-1）。

3. 关节软骨下反应性硬化　为关节软骨下广泛密度增高带。

4. 关节软骨下囊变　可见单个或数个圆形、类圆形透光区，边缘清楚。

5. 关节游离体　关节内的圆形或椭圆形结节，大小不等，边缘光滑锐利。

6. 晚期　关节畸形（图 9-2）。

（二）CT 表现

CT 能更清楚地显示关节面不光整、关节面硬化、骨刺、关节游离体，尤其是对于结构复杂、受重叠影响较大的关节病变。当引起关节积液时，CT 比 X 线片敏感，表现为关节囊扩张，内为均匀液性密度影（图 9-3）。

（三）MRI 表现

MRI 能显示关节软骨的变性变薄，早期发现软骨下的水肿、小囊变与骨硬化，骨质增生硬化在 T_1WI、T_2WI 上均为稍低信号。囊性病灶在 T_1WI 呈低信号、在 T_2WI 呈高信号，边缘骨质增生呈低信号（图 9-4）。

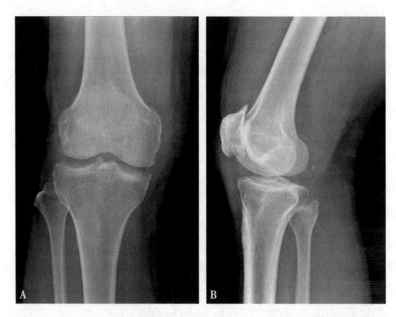

图 9-1 膝关节退行性骨关节病 X 线表现(一):膝关节胫骨髁间嵴增生、肥大,关节面周缘骨质呈唇样或鸟嘴样增生,关节面硬化
A. 正位片;B. 侧位片

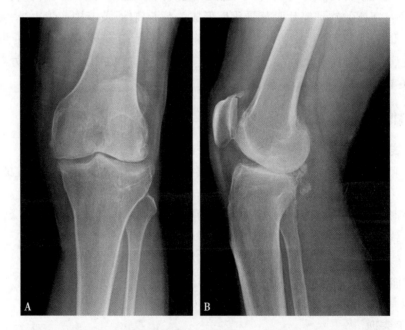

图 9-2 膝关节退行性骨关节病 X 线表现(二):膝关节间隙变窄,胫骨关节面硬化,髌骨后上角骨赘形成,膝关节后方见骨性游离体
A. 正位片;B. 侧位片

三、鉴别诊断

(一)类风湿关节炎

类风湿关节炎发病年龄一般在40岁以下,女性多见。好发于手、腕关节,病变多发,呈游走性,常双侧对称。关节周围软组织肿胀,关节面下小囊变及骨质疏松较明显,最终可进展为纤维性或骨性强直,常伴有肌肉萎缩,类风湿因子阳性。

(二)银屑病关节炎

银屑病关节炎多累及远端指(趾)间关节,常不对称,受累关节远端骨质增生膨大;近端吸收变细,骨干边缘骨质增生。患者有原发银屑病。

(三)痛风性关节炎

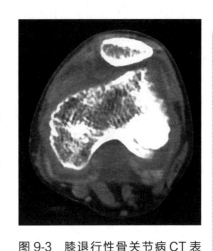

图9-3　膝退行性骨关节病CT表现(CT横断位):膝关节囊肿胀,囊腔扩大,内为液性密度影

痛风多累及手足小关节,关节软组织肿胀、穿凿性骨破坏从关节边缘开始。患者有发作性疼痛,血尿酸增高。

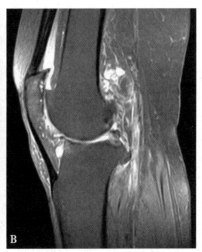

图9-4　膝退行性骨关节病MRI表现:膝关节软骨局部不均匀变薄、消失,软骨下片状及小囊状 T_1WI 低信号、 T_2WI 高信号影,关节边缘骨质增生呈低信号,关节少量积液

A.矢状面 T_1WI ;B.矢状面 T_2WI

第二节　类风湿关节炎

类风湿关节炎(rheumatoid arthritis,RA)是一种常见的以慢性、多发性、侵蚀性关节炎为主要表现的自身免疫性疾病。以呈对称性、进行性关节病变为主要特征,可侵犯全身多个关节,反复发作,导致不同程度的关节功能障碍。还可侵犯身体其他组织,如韧带、肌腱、心包、心肌、心内膜及胸膜等。

知识链接

类风湿关节炎治疗进展

目前,治疗类风湿关节炎的目的主要是缓解关节症状、延缓病情进展、减少残疾发生、尽可能维护关节功能、改善患者的生活质量。

1. 常规药物治疗 常规药物有非甾体抗炎药、慢作用抗风湿药、糖皮质激素免疫调节剂等。美国风湿病学会推荐缓解病情的抗风湿药为羟氯喹、柳氮磺吡啶、甲氨蝶呤三联方案。此外,口服小剂量糖皮质激素(<10mg/d 或等效剂量的其他药物),以及局部注射糖皮质激素,对缓解活动期类风湿关节炎患者症状非常有效。

2. 中医中药治疗 中药抗类风湿关节炎的活性成分种类繁多,研究发现中医中药具有抗炎、镇痛、免疫调节等多方面作用,治疗 RA 疗效确切、安全、副作用少,显示了一定的临床潜力和独特优势。常用的药物有雷公藤多苷、青藤总苷等。中医针刺疗法、蜂针疗法治疗 RA 也有一定疗效。

3. 外科治疗 RA 患者若经过正规的内科治疗病情仍不能控制,或已到了关节功能严重障碍的晚期,为了改善患者生活质量,防止病情进一步发展,可考虑采用外科治疗。常用的方法有滑膜切除、软组织松解修复术、关节成形、人工关节置换等。人工关节置换术以髋、膝关节开展最多,技术成熟,术后 10 年以上成功率达 90%,对改善关节功能、提高生活质量有非常明确的作用。关节镜下进行关节成形、滑膜切除、软组织松解修复术,创伤更小,术后恢复快,且可重复手术,疗效确切。

4. 新技术治疗 生物制剂、造血干细胞移植、基因治疗,以及光动力学疗法等,近年来也在治疗 RA 方面有了不同程度的研究和应用,呈现出良好的应用前景。

一、临床与病理

临床表现:多见于中年妇女,好发于 25~50 岁。可侵犯四肢任何关节,如手、足小关节,腕、肘、膝、踝关节等,多呈对称性发病;中轴骨较少受累,以颈椎寰枢关节受累和半脱位最为常见。大多数患者发病隐匿,在数周或数月内逐渐出现症状,少数患者为急性发病,常伴有低热。主要症状为关节肿痛、僵硬等;发病时伴有身体乏力、食欲减退、体重减轻等。晚期出现关节半脱位、畸形及周围肌肉萎缩等。实验室检查:类风湿因子(rheumatoid factor,RF) 70%~80%患者呈阳性反应。活动期,红细胞沉降率增快,C 反应蛋白升高。

病理改变:RA 病因不明,一般认为是多种因素诱发机体自身免疫反应,导致关节炎性病变;大量免疫复合物沉积于关节腔内,引起水解酶释放,破坏关节滑膜,引起关节滑膜炎。大量增生的纤维组织、新生的血管和炎症细胞形成血管翳,侵蚀关节软骨、软骨下骨质与周围组织,骨质呈虫蚀状、穿凿样缺损。常有滑膜炎、肌腱炎和腱鞘炎。最后破坏关节,导致关节纤维性或骨性强直,关节半脱位畸形。

二、影像学表现

(一)X 线表现

1. 手足小关节 是最早、最常受累的部位,常侵犯近端指间关节和掌指关节。①早期关节周围软组织梭形肿胀,骨端骨质疏松;②关节面模糊、中断,关节面下小囊状骨破坏(图9-5);③对称性关节间隙变窄;④晚期肌肉萎缩,关节半脱位、纤维强直或骨性强直。

2. 腕关节 ①尺骨远端软组织肿胀;②尺骨茎突见小囊状骨质破坏,严重者可导致茎突完全消失;③桡骨远端、腕骨关节面下亦可见小囊状骨质破坏,关节间隙逐渐狭窄;④晚期腕关节骨性强直(图9-6)。

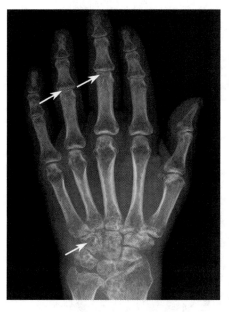

图9-5 类风湿关节炎X线表现(一):近端指间关节间隙变窄,指骨、掌骨近端及腕骨关节面下小囊状骨破坏(白箭头)

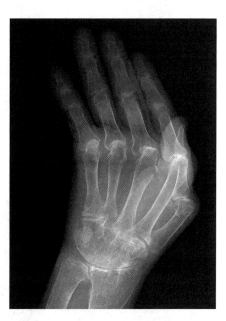

图9-6 类风湿关节炎X线表现(二):手掌指关节、近端指间关节间隙明显变窄,掌指关节半脱位,腕关节间隙消失,骨性强直

3. 肘关节 肘部脂肪肿胀为早期常见征象,并可出现肘关节积液或滑膜增厚,肘部脂肪垫阳性征。如无外伤史,肘部脂肪垫阳性征常见类风湿关节炎。继而出现关节邻近骨质疏松,关节间隙变窄及骨质侵蚀、破坏。晚期常见关节半脱位和骨性强直。

4. 膝关节 早期关节囊和关节周围肿胀,关节积液使髌上囊膨隆。继而出现骨性关节面下囊状骨破坏及关节间隙狭窄等改变(图9-7)。

(二) CT表现

CT可清晰显示关节周围软组织肿胀及关节积液,发现关节面下小的骨质破坏。矢状位或冠状位重建图像,可显示关节间隙变窄。晚期可显示关节脱位与强直(图9-8)。

(三) MRI表现

早期,MRI显示关节囊肿胀,滑膜增厚,关节积液,关节软骨破坏。关节积液呈长T_1、长T_2信号;血管翳T_1WI为低信号,T_2WI为高信号,增强扫描血管翳、滑膜可明显强化;关节软骨破坏后,可出现软骨面毛糙、软骨和软骨下T_1WI低信号、T_2WI高信号区(图9-9);骨端软骨下骨缺损显示骨皮质不完整;腱鞘滑膜炎:表现为液性腱鞘膨隆或滑膜增厚,可继发肌腱变细或断裂。

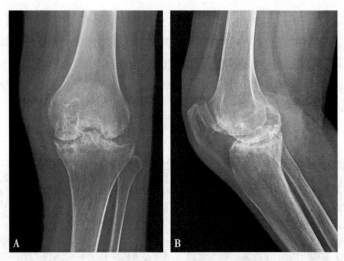

图 9-7 膝关节类风湿关节炎 X 线表现：膝关节间隙变窄，骨性关节面下囊状骨破坏，关节周围软组织肿胀，髌上囊膨隆

A. 正位片；B. 侧位片

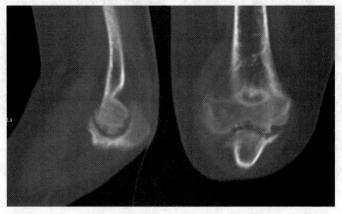

图 9-8 肘关节类风湿关节炎 CT 表现（右肘关节矢状位、冠状位重建图像）：关节面下多发骨质侵蚀破坏区，关节间隙变窄

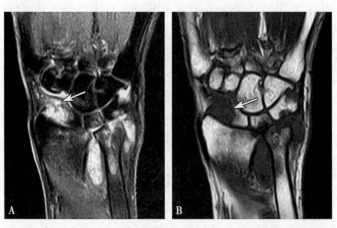

图 9-9 腕关节类风湿关节炎 MRI 表现：多处增生滑膜血管翳侵蚀破坏左腕关节构成骨，T_2WI 呈较高信号，T_1WI 呈低信号（白箭头）

A. 冠状面 T_2WI；B. 冠状面 T_1WI

三、鉴别诊断

(一) 关节结核

关节结核多累及单个大关节,出现关节软骨破坏、骨破坏及关节间隙变窄,常比类风湿关节炎进展迅速且严重。

(二) 银屑病关节炎

多有皮肤银屑病病史,好发于手足的远侧指(趾)间关节。以病变不对称和指(趾)骨的肌腱、韧带附着部骨质增生为特征。

(三) 痛风性关节炎

本病呈间歇性发作,以男性多见,痛风多累及手足小关节,半数以上先侵犯第 1 跖趾关节,关节边缘呈穿凿性骨破坏,周围软组织肿胀。早期关节间隙不变窄,发作高峰期以高尿酸血症为特点,晚期形成痛风结节。

第三节 强直性脊柱炎

强直性脊柱炎(ankylosing spondylitis,AS)属于慢性非特异性炎性疾病,以侵犯中轴关节和进行性脊柱强直为特征,可不同程度地累及全身各器官。AS 病因不明,目前普遍认为是一种自身免疫性疾病。流行病学研究认为,导致发病的重要因素有环境因素与遗传特性。

📖 知识链接

强直性脊柱炎的治疗研究进展

对强直性脊柱炎的治疗大致可分为西医、中医、中西医结合和心理辅助治疗几个方面。

西医治疗主要有药物、理疗和手术三种。传统治疗药物有非甾体抗炎药、慢作用抗风湿药及肾上腺皮质激素抗风湿药三类。多数医生主张联合用药,以一种非甾体类药物配合一至两种慢作用抗风湿类药物,或再联合使用肾上腺皮质激素。在发病早期采取积极的治疗措施,可提高疾病缓解率。选择性环氧化酶 -2 抑制剂、肿瘤坏死因子 -α、沙利度胺等新药,在 AS 的治疗中也发挥了关键作用。理疗是指通过电、光、热、声、磁或放射线等物理因子作用于人体,改变机体的内环境,引起相关生物效应,从而达到疾病防治、加快机体康复的一类方法。该方法可作为治疗 AS 的辅助疗法,具有缓解症状、改善功能和防止畸形等功效,包括热疗、磁疗、放疗、激光疗法、电离子中频疗法、超声波疗法等。手术治疗有迷走神经微创术、外科矫形术、全髋人工关节置换术、多孔隧道腰背筋膜松解术以及血浆置换疗法等,可根据患者的病情进展选择性使用。

中医把 AS 的病因归为内因和外因两个方面,治疗也有内治法和外治法两类。内治法有分型论治、分期论治、专方加减施治和中成药治疗等;外治法包括推拿按摩治疗、针灸治疗、中药熏蒸治疗、中药药浴治疗和功能锻炼等。

针对强直性脊柱炎,中国中西医结合学会风湿类疾病专业委员会提出了"抓好早期治疗、控制中期发展、改善晚期症状,矫治障碍关节"的原则。根据患者病情差异,采用不同的中西医结合方法进行治疗,中医辨证治疗和西医针对性治疗相结合。通过合理使用中西药物,达到协同作用,从而最大限度地发挥药物作用,提高临床疗效;通过中药调理以减轻或消除西药的毒副作用,扩大不同药物的治疗范围;促进药物的吸收,加速药物起效时间;减少副作用较大的中药或西药用量;缩短疗程,提高生活质量;等等。

因目前对强直性脊柱炎还不能完全根治,随着病情迁延,脊柱及外周关节慢性炎症损伤逐渐加重,患者生活质量严重降低,身心遭受巨大痛苦。在药物、康复训练的同时,心理辅助治疗从社会心理因素进行相关的心理干预,有助于减轻或消除患者的抑郁情绪,提高生活质量。

一、临床与病理

临床表现:本病好发于 10~40 岁,20 岁左右为发病高峰年龄,男性多发,女性发病常较缓慢,且病情较轻。早期偶有腰背或骶髂关节部疼痛,僵硬感;疼痛可由单侧发展至双侧,由间歇性发展至持续性,可逐渐加重。数月或数年后发展为进行性脊柱活动受限,脊柱畸形。实验室检查:活动期患者红细胞沉降率增快,血清 C 反应蛋白增高,约 90% HLA-B27 阳性,但正常人群中也有 4%~8% HLA-B27 为阳性。类风湿因子多为阴性。

病理改变:AS 常首先发病于骶髂关节,逐渐开始向上发展,侵犯腰椎、胸椎和颈椎,也可跳跃性侵犯,可累及髋关节等部位。基本病理变化包括非特异性炎症、增生修复、骨化和钙化。这些病理改变常发生于肌腱附着点、滑膜和软骨关节处。受累骨组织可同时发生破坏和增生硬化,相邻关节囊、韧带和肌腱肥大钙化,脊柱呈竹节样改变。

二、影像学表现

(一) X 线表现

1. 骶髂关节改变　骶髂关节最先受累,以双侧对称性发病为特征,是诊断的主要依据。早期,病变从骶髂关节下 1/3 处开始,关节面模糊,关节面下可见小囊变。继而关节面骨破坏伴有增生硬化,关节间隙变窄或消失。晚期,骨性强直(图 9-10)。

2. 脊柱改变　骶髂关节发病后,逐步上行依次侵犯腰椎、胸椎和颈椎,也可跳跃性向上侵犯。开始病变侵犯椎体前缘上、下角及骨突关节,逐渐发展使椎体前面的凹面变平直,甚至凸起,形成方形椎;椎小关节面破坏,椎间韧

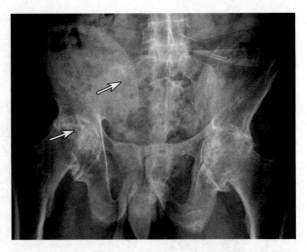

图 9-10　强直性脊柱炎 X 线表现(一):双侧骶髂关节变窄、消失,关节面模糊伴有增生硬化,并累及双髋关节(白箭头)

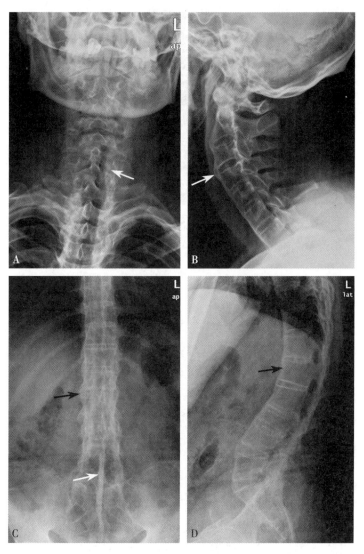

图 9-11 强直性脊柱炎 X 线表现(二):A、B、C、D 片示同一患者,
颈椎、腰椎广泛受累,椎体前缘增生硬化,椎小关节面模糊,椎间韧
带骨化(白箭头),椎体呈方形椎,脊柱呈竹节状改变(黑箭头)

带骨化形成脊柱竹节样改变。晚期,黄韧带、骨突关节囊、棘间和棘上韧带均可出现广泛的骨化,可使脊柱强直(图 9-11)。

3. 髋关节改变 髋关节是最常受累的周围关节,多双侧发病,对称性分布,关节间隙变窄,关节面骨侵蚀样破坏,关节面下囊变、反应性骨硬化,髋臼缘唇样骨质增生。晚期髋关节骨性强直。

(二) CT 表现

CT 检查对显示早期骶髂关节和脊柱关节突关节的骨质侵蚀、破坏,较 X 线更为敏感。早期骶髂关节炎 CT 表现为关节面模糊毛糙,关节面骨质侵蚀、破坏,进而出现关节面增生、硬化,关节间隙狭窄、消失,纤维性及骨性强直。CT 能清晰显示关节软骨钙化及韧带的骨化(图 9-12)。

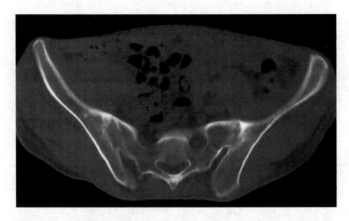

图 9-12 强直性脊柱炎骶髂关节 CT 表现(CT 横断位):双侧
骶髂关节间隙变窄,前 1/3 关节面硬化,呈锯齿样改变

(三) MRI 表现

MRI 检查对强直性脊柱炎早期病变较 X 线和 CT 更为敏感,其表现如下:早期,关节软骨炎性水肿 T_1WI 呈低信号、T_2WI 呈高信号;关节积液呈长 T_1、长 T_2 信号;关节软骨破坏,T_1WI 呈低信号、T_2WI 呈高信号,信号常不均匀,滑膜增生增强扫描可见强化;关节面下出现脂肪沉积,T_1WI 和 T_2WI 均呈带状高信号,脂肪抑制呈低信号。中晚期,关节间隙变窄,甚至消失,出现不同程度的骨性强直,T_1WI 和 T_2WI 均呈低信号。

三、鉴别诊断

(一) 类风湿关节炎

类风湿关节炎发病年龄一般在 40 岁以下,女性多见,好发于手、腕关节,病变呈游走性、多发性,常双侧对称,晚期关节间隙变窄,可发生纤维性或骨性强直,常伴有肌肉萎缩。类风湿关节炎晚期可累及骶髂关节,单侧受累多见,伴广泛性骨质疏松,血清类风湿因子阳性。

(二) 致密性骨炎

致密性骨炎骶髂关节间隙正常,髂骨侧骨质增生硬化,无骨质破坏,骶骨侧无骨质破坏。

第四节 髌股关节对合关系异常

髌股关节对合关系异常,既往称为髌骨软化症(patellar chondromalacia)。主要是各种原因引起髌股关节顺列的生物力学关系紊乱,膝关节屈伸过程中髌骨在股骨髁间沟中上下滑动的对合关系异常,导致髌软骨变性和并发改变。

一、临床与病理

临床表现:患者主要是由于局部外伤和劳损导致本病。常有膝关节半蹲位受伤史,半蹲位时疼痛为本病特征。膝部疼痛或酸软无力,逐渐加重,特别是在活动后加重,有时在活动时髌骨下出现响声,部分患者有髌股关节面摩擦音。髌骨及其周围可有压痛。

病理改变:膝关节反复屈伸、扭转,导致髌骨与股骨的相应关节面相互摩擦、撞击,造成关节软骨面局部磨损。在关节软骨磨损过程中,软骨细胞被挤压,造成软骨水肿变性,软骨表层裂开、坏死、脱落及基质石棉样变。纤维结缔组织和血管侵入邻近滑膜的石棉样变表层,在软骨边缘出现关节滑膜、脂肪垫充血肥厚及骨赘形成。软骨脱落,软骨下骨质裸露、增生硬化,最终形成髌股关节骨性关节炎。

二、影像学表现

(一) X 线表现

早期可无异常表现,晚期髌股关节面出现软骨下骨质不规则改变,关节面边缘有骨赘形成(图 9-13);膝关节在屈伸活动时,退行性变的髌骨可导致股骨骨干远端的前面、股骨髁的上方形成扇形皮质糜烂凹陷区;膝关节完全伸直时,髌骨恰好嵌在股骨下端的糜烂凹陷中;股骨干外侧受侵蚀较深且广泛,而股骨干内侧受侵蚀较浅且较轻,侧位片可见股骨干远端前面出现双重皮质边缘;膝关节股胫关节无显著改变。

(二) CT 表现

早期 CT 检查无异常表现,软骨下骨缺损容易被 CT 检出。

(三) MRI 表现

MRI 是髌股关节对合关系异常早期诊断的首选方法,横轴位或矢状位 T_1WI、T_2WI 均可显示关节软骨损伤、变薄、破坏、表面毛糙和软骨下骨的囊性缺损。主要表现为:①早期关节软骨局部肿胀隆起,T_2WI 信号增高;

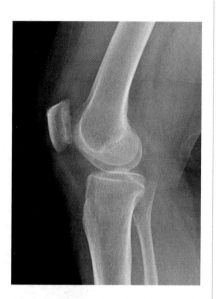

图 9-13 髌骨软化症 X 线表现:髌骨关节面不光整,软骨下结节样骨质密度减低,关节面边缘骨赘样骨质增生

②晚期关节面不光整,轮廓不规则,软骨厚度局部变薄,T_1WI、T_2WI 均呈低信号;③局部或全层软骨缺如,骨质暴露,软骨下骨硬化和囊性变,关节腔内液体增多。

第五节 滑膜软骨瘤病

滑膜软骨瘤病(synovial chondromatosis)又称滑膜软骨化生,是一种少见的良性病变,主要发生于关节滑膜,亦可发生于具有滑膜组织的滑囊和腱鞘。特征表现为关节、滑膜囊或腱鞘滑膜单发或多发的游离体。

一、临床与病理

临床表现:本病男性多见,男女比率约为 2:1,发病年龄为 30~60 岁。膝关节为最好发部位,其次依次为髋、肩与肘关节,颞下颌关节、掌指和指间关节滑囊及腱鞘偶有发生。多为单侧发病,罕见多关节受累。常表现为关节疼痛、关节积液、关节交锁、运动受限与软组织肿块。

病理改变:滑膜增生肥厚,表面分布大小不等的软骨或骨软骨体的结节样结构。结节样结构带蒂生长,向关节腔内突出,称为悬垂体。亦可脱落进入关节腔内,形成游离体。游离体大小不一,数目可从数粒到数百粒,也可单发,单粒的较大。后期可发生钙化或骨化,引起软骨变性坏死,关节间隙变窄,关节边缘骨质增生等改变。

二、影像学表现

(一) X 线表现

①早期:关节周围软组织肿胀。②典型表现:在关节腔、滑囊内及腱鞘处见多发圆形、类圆形大小不等的钙化或骨化小结节样影。密度可均匀一致增高,也可周边环状高密度钙化,中心密度低,呈"石榴籽"样改变(图 9-14)。游离体直径可由数毫米至数厘米,数目可从数粒到数百粒不等。③晚期:常继发骨性关节炎,表现为关节间隙变窄,关节构成骨边缘骨质增生,关节面下小囊状破坏区。

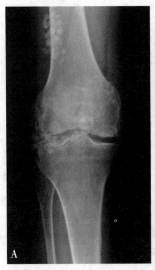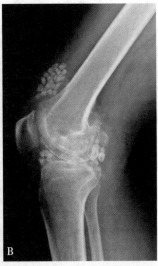

图 9-14　滑膜软骨瘤病 X 线表现:膝关节腔、滑囊内多发大小不等骨化小结节影,多为周边环状钙化而中心透亮,呈"石榴籽"样。膝关节间隙变窄,关节构成骨边缘骨质增生
A. 正位片;B. 侧位片

(二) CT 表现

CT 能更加清楚地显示病灶的分布和 X 线片不易显示的游离体,并可显示游离体中心及周边密度的改变;CT 可显示关节腔内少量积液、关节软骨变性、纤维组织增生、滑膜增厚与钙化等。

(三) MRI 表现

MRI 可清晰显示滑膜增厚,关节少量积液;关节内及关节周围游离体(包括骨性游离体)在 T_1WI 和 T_2WI 通常显示为低信号结节影;滑膜增生、关节囊肿大常表现为液性及实性的混合团块影,液性部分呈长 T_1、长 T_2 信号改变。

三、鉴别诊断

(一) 骨性关节病

坏死软骨脱落所形成的关节游离体较小,亦无硬化环围绕。

（二）色素沉着绒毛结节性滑膜炎

本病以女性多见,好发于踝、膝关节。X线摄片可无明显骨骼异常,可见无钙化的软组织肿块。MRI对诊断本病有较特征性改变,能清晰显示增厚的滑膜绒毛或结节状隆起及关节积液;显示关节间隙周围的软组织肿块,因软组织肿块内有含铁血黄素沉积,所以在 T_1WI 和 T_2WI 均呈低信号的特征性改变;MRI对部分病例早期的骨质缺损显示清晰。

（三）剥脱性骨软骨炎

剥脱性骨软骨炎关节边缘骨质呈局限性缺血性坏死,坏死的骨软骨碎片完全剥离后脱落至关节腔形成游离体,多为单个,同时关节面有局限性的骨缺损区。

（樊树峰）

复习思考题

1. 四肢退行性骨关节病的X线诊断要点是什么?

2. 类风湿关节炎主要X线表现的共性是什么?类风湿关节炎手及腕关节软骨损伤的MRI特点有哪些?

3. MRI对诊断早期强直性脊柱炎有何优势?

扫一扫
测一测

第十章

脊柱病变

📝 **学习目标**

1. 掌握脊椎退行性变 X 线表现;椎间盘退行性变的 CT 和 MRI 表现。
2. 熟悉椎管狭窄的影像表现。
3. 了解颈椎病影像诊断要点及脊柱病变影像检查方法的优选原则。

脊柱病变包括脊椎退行性变、椎间盘退行性变、椎管狭窄、脊柱和脊髓的创伤、脊椎滑脱、脊柱肿瘤、椎管内肿瘤、脊柱结核、化脓性脊柱炎、小儿先天性畸形等疾病,本章只讲授脊椎退行性变、椎间盘退行性变及椎管狭窄。

第一节　脊椎退行性变

脊椎退行性变在骨关节退行性疾病中较为常见,多为生理性老化过程,尤其是活动度较大的下颈椎、下胸椎和腰椎。X 线检查为首选检查方法,可以全面了解椎体、椎间关节及椎间隙改变,起到良好的筛查作用。CT 能清晰显示关节面下的骨质改变,并可做三维重组图像,是 X 线检查的补充。MRI 可以筛查早期病变,在显示软组织病变及椎管内改变方面优于 X 线和 CT。

一、临床与病理

早期临床上可无明显症状,当椎体及椎间关节增生、椎间盘突出及韧带增厚、钙化明显时可压迫脊髓、神经根和血管,引起相应的临床症状和体征。

脊椎退行性变的病理改变包括椎间盘、椎间关节、脊椎周围韧带和椎体骨质的退行性变。

二、影像学表现

(一) X 线表现

1. 椎体边缘骨质增生肥大、硬化或骨赘形成,椎体形态呈扁长方形。骨赘自椎体垂直向外,在椎间隙两面形成唇样改变,严重者彼此连接成骨桥。

2. 椎间盘真空征表现为椎间盘内见低密度气体影;髓核钙化表现为髓核区内点状、圆形、类圆形高密度钙化影;Schmorl 结节表现为椎体缘局限性弧形凹陷,周边常有薄层高密度硬化影。

3. 椎间隙及椎间关节间隙变窄,关节面硬化,关节面下囊变,关节突变尖。

4. 韧带钙化,前纵韧带、后纵韧带、黄韧带及棘间韧带可见斑片状、条形高密度钙化影。

5. 脊柱生理弯曲变直、后凸、侧弯,脊椎不稳,甚至出现滑脱(图 10-1)。

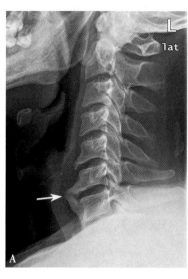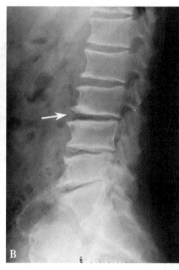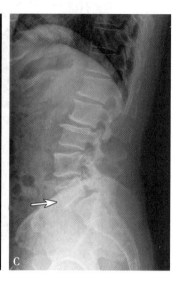

图 10-1　脊椎退行性变 X 线表现

A. 颈椎侧位片:$C_{6~7}$ 椎体边缘骨质增生肥大,骨桥形成(白箭头);B. 腰椎侧位片:$L_{3~4}$ 椎间盘内条形低密度气体影(白箭头),腰椎椎体边缘骨质增生肥大;C. 腰椎侧位片:$L_{1~3}$ 椎体边缘骨质增生,$L_{2~3}$ 椎间隙变窄,L_5 椎体滑脱(白箭头)

（二）CT 表现

CT 除能清楚显示 X 线平片所示表现外,还可显示椎间盘、椎间关节、韧带、硬膜囊及神经根的改变,其主要表现有:

1. 椎间盘向四周均匀膨出于椎体边缘,其后缘正中仍保持前凹的形态,外周可有弧形钙化。硬膜囊前缘及椎间孔内脂肪可受压,脊髓可有或无受压移位,椎间盘出现真空征和髓核钙化,以及 Schmorl 结节形成。

2. 椎间关节间隙变窄,关节面增生、硬化、变形,骨性关节面下方可见囊性变,关节突变尖及椎间关节内积气(图 10-2)。

3. 黄韧带肥厚、钙化,表现为椎板内侧高密度影,硬膜囊侧后缘受压、移位;后纵韧带肥厚、钙化或骨化可发生于一个节段,也可累及多个节段,表现为椎管前壁椎体后缘的圆形或不规则形高密度影。

4. 椎体骨结构改变多表现为椎体边缘唇样增生、硬化。

5. 椎管、椎间孔及侧隐窝的继发性狭窄,脊椎前、后移位或异常旋转。

（三）MRI 表现

1. 椎间盘膨出　表现为低信号纤维环影向四周均匀膨隆,硬膜囊前缘和两侧椎间孔脂肪呈对称、光滑弧形压迹,高信号的髓核仍位于纤维环之内。

2. 椎间盘变性　T_2WI 及 STIR 上椎间盘由正常高信号变为稍低或低信号,失去正常结

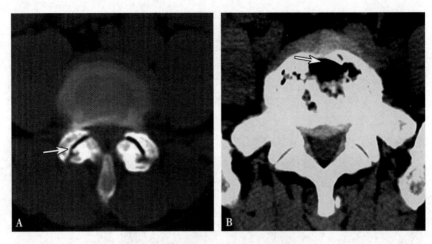

图 10-2　脊椎退行性变 CT 表现

A. 腰椎 CT 横断位：椎间关节突增生，双侧椎间关节内可见条形气体影（白箭头）；
B. 腰椎 CT 横断位：腰椎间盘向椎管内突入，硬膜囊受压，椎间盘可见真空征（白箭头）

构；椎间盘内钙化和积气在 T_1WI 及 T_2WI 上均呈低信号或无信号区；椎间盘变性导致椎间隙变窄。

3. 椎体骨质增生、骨赘形成　椎体边缘部骨质呈唇样、三角形增生，边缘皮质一般呈长 T_1、短 T_2 信号。

4. 韧带钙化或骨化　后纵韧带、黄韧带的钙化或骨化均表现为长 T_1、短 T_2 信号，有时与周围骨结构不易区分。

5. 椎间关节退变　椎间关节面毛糙，关节面边缘部骨质增生或骨赘形成，椎间关节间隙变窄；关节面下囊变及椎间关节间隙内积液呈长 T_1、长 T_2 信号；椎间关节间隙内积气为无信号区。

6. 椎体终板及终板相邻的骨髓信号改变　按 Modic 法可分为三型。Modic-Ⅰ型：表现为长 T_1、长 T_2 信号，为椎板裂隙形成和纤维组织生成，病变区血管组织增生（图 10-3A、图 10-3B）；Modic-Ⅱ型：表现为短 T_1、长 T_2 信号，为黄骨髓成分增多，沉积于椎体终板下（图 10-3C、图 10-3D）；Modic-Ⅲ型：表现为长 T_1、短 T_2 信号，为椎体终板的骨质增生、硬化（图 10-3E、图 10-3F）。

脊椎退行性变中，颈椎退行性变比较常见，颈椎退行性变致使其周围的脊髓、神经根、交感神经及椎动脉等重要组织受累，呈现相应的临床症状者称为颈椎病。颈椎病临床基本分为四型：神经根型、脊髓型、交感神经型、椎动脉型。颈椎病好发部位为颈 5、6 椎体，其次为颈 6、7 及颈 3、4 椎体。

附：颈椎病的影像学诊断

1. X 线表现　①颈椎生理曲度变直或反向弯曲；②椎间隙变窄或出现前窄后宽（图 10-4A）；③椎体前后缘骨赘形成，特别是后缘增生的骨赘对诊断更有意义；④椎间孔变小：斜位片显示椎间孔失去正常的椭圆形，而呈哑铃形或不规则形；⑤椎间关节及钩椎关节退行性变：钩椎关节及椎间关节边缘变尖、增生硬化，椎间关节脱位、间隙狭窄（图 10-4B）；⑥椎体不稳，1~2 个椎体可不同程度旋转，侧位片椎体后缘出现双突、双边征；⑦项韧带、前纵韧带及后纵韧带钙化与骨化。

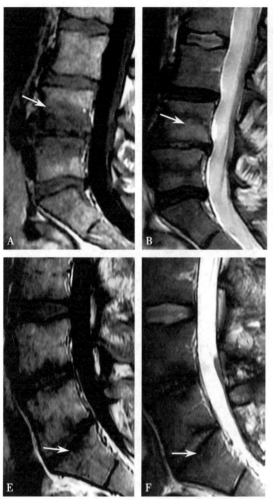

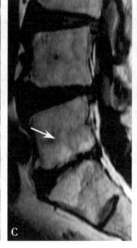

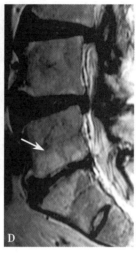

图 10-3 椎体终板退行性变 MRI 表现

A. 腰椎矢状位 T_1WI;B. 腰椎矢状位 T_2WI:L_4 椎体下缘及 L_5 椎体上缘终板呈条带状长 T_1、长 T_2 信号（白箭头）;C. 腰椎矢状位 T_1WI;D. 腰椎矢状位 T_2WI:L_5 椎体下缘及 S_1 椎体上缘终板呈条带状短 T_1、长 T_2 信号（白箭头）;E. 腰椎 MRI 矢状位 T_1WI;F. 腰椎 MRI 矢状位 T_2WI:L_4 椎体下缘、L_5 椎体上缘，以及 L_5 椎体下缘、S_1 椎体上缘终板呈条带状长 T_1、短 T_2 信号（白箭头）

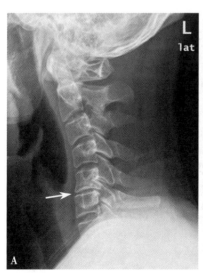

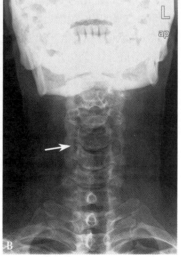

图 10-4 颈椎退行性骨关节病 X 线表现

A. 颈椎侧位片:颈椎生理曲度以 C_4 椎体为中心向后成角,$C_{5\sim6}$ 椎体后缘骨质呈唇样增生,$C_{5\sim6}$ 椎间隙变窄（白箭头）;B. 颈椎正位片:钩椎关节边缘变尖（白箭头）、增生硬化,$C_{5\sim6}$ 椎间隙明显变窄

2. CT 表现 ①椎体骨质唇样增生;②钩突骨质增生,出现骨赘、骨唇等;③颈椎间盘病变:椎间盘膨出、突出、脱出,硬膜囊受压致椎管狭窄,侧隐窝狭窄压迫神经根;④颈椎韧带增厚并钙化:黄韧带以颈段最薄,向下逐渐增厚,颈椎黄韧带的正常厚度为 2~3mm,当厚度大于 3mm 应诊断为黄韧带肥厚、前纵韧带及后纵韧带钙化;⑤Schmorl 结节:椎体上下缘凹陷性骨缺损、边缘硬化;⑥椎间盘真空征:椎间盘区不规则透亮气体影(图 10-5A)。

3. MRI 表现 MRI 对脊髓和脊神经根受压显示最佳,脊髓水肿在 T_1WI 和 STIR 上表现为局灶性、线条形高信号(图 10-5B);椎间盘变性,在 T_1WI 和 T_2WI 上纤维环和髓核均显示为低信号颈椎间盘膨出、突出、脱出,硬膜囊受压致椎管狭窄或侧隐窝狭窄压迫神经根;颈椎黄韧带增厚并钙化。

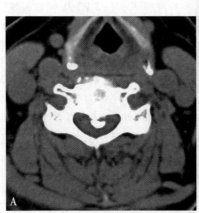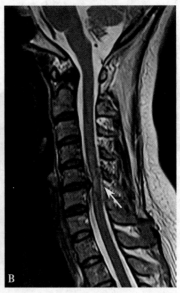

图 10-5 颈椎退行性骨关节病 CT、MRI 表现
A. 颈椎 CT 横断位:颈椎后纵韧带钙化,脊髓受压,椎管前后径变窄;B. 颈椎 MRI 矢状位 T_2WI:$C_{5~6}$ 节段椎管狭窄,脊髓受压,$C_{6~7}$ 节段脊髓内条形脊髓水肿高信号(白箭头)

三、鉴别诊断

脊椎退行性变需与强直性脊柱炎相鉴别,强直性脊柱炎多见于青年男性,骶髂关节为最早受累关节,常双侧对称性发病。影像表现为关节间隙变窄、关节面侵蚀、关节面下囊变、反应性骨硬化。随后逐渐上行侵及脊柱,椎体呈方形,韧带钙化、骨化,脊柱强直,呈竹节样改变。

第二节 椎间盘退行性变

椎间盘退行性变应包括髓核退行性变、透明软骨终板退行性变和纤维环退行性变。可发生于脊柱的任何部位,以活动度较大的部位多见,其中腰椎间盘退行性变较多见,尤其腰4~5及腰5骶1最常见;其次为颈椎间盘退行性变,其中颈4~5、颈5~6及颈6~7多见;胸椎间盘退行性变少见。椎间盘退行性变大多为慢性损伤所致,急性外伤也可导致椎间盘突出,加剧临床症状。本病诊断主要依靠CT或MRI检查,X线片诊断价值有限。CT或MRI可直接显示椎间盘突出的形态、部位、程度及硬膜囊受压情况。MRI在显示脊髓受压改变及髓核退行性变等方面优于CT,当怀疑椎间盘突出时应首选MRI检查。

一、临床与病理

临床表现:椎间盘退行性变在脊柱退变中发生率最高,且易造成椎间盘膨出、突出或脱出及脊椎滑脱等继发性改变而引起症状。当出现椎间盘膨出或突出时,多有局部不适伴上肢或下肢麻木、放射性疼痛、感觉障碍等。

病理改变:椎间盘由纤维环、髓核和软骨板组成,纤维环包绕于髓核的四周,前部较厚,退变时纤维环出现网状变性和玻璃样变性,失去原来的的层次和韧性,产生裂痕。椎间盘髓核退变多在骨关节和纤维环退变的基础上发生,髓核水分丢失,发生碎裂。脊柱负荷量加大的时候,椎间盘变性加速,纤维环松弛,形成椎间盘膨出;当纤维环破裂时,髓核沿着裂隙突出,为椎间盘突出;与原椎间盘分离形成碎块时,称为椎间盘脱出。椎间盘的软骨终板会随年龄的增加而变薄、钙化、囊变和坏死,椎体的软骨板破裂,髓核可经相邻上下椎体透明软骨终板的薄弱区突入椎体骨松质内,形成Schmorl结节,又称软骨结节。

二、影像学表现

(一)X线表现

X线片出现以下征象时,可提示椎间盘退行性变的诊断:①侧位片显示椎间隙变窄或前窄后宽,脊柱生理前突消失、变直,甚至后弓;②正位片显示脊柱侧弯;③Schmorl结节形成,在椎体骨质内逐渐形成圆形或半圆形凹陷缺损,可发生在相邻椎体的上、下面(图10-6);

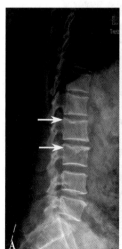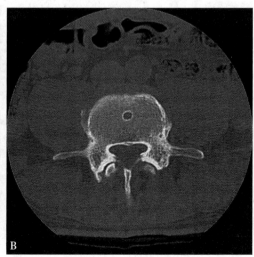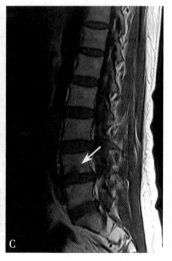

图 10-6　Schmorl 结节影像表现

A.腰椎X线侧位片:L_1椎体下缘及$L_{2,3}$椎体上缘半圆形凹陷缺损,外周呈高密度硬化缘(白箭头);B.腰椎CT横断位:椎体可见局限性圆形低密度压迹,外周呈高密度骨硬化带;C.腰椎MRI矢状位T_1WI:L_3椎体上缘半圆形压迹,其内容与椎间盘信号相同(白箭头)

④椎体缘后翘和椎体骨质唇样增生肥大、骨桥形成或游离骨块;⑤脊柱不稳,脊柱椎体前、后轻微移位。

(二) CT 表现

CT 为检查椎间盘退变的主要和常用方法。

1. 直接征象　①椎间盘膨出:表现为椎体边缘之外出现对称性、边缘光滑、规则的环形软组织影,外周可有钙化。腰 1~ 腰 5 椎间盘后缘正常是向前凹陷,与椎体后缘一致。椎间盘膨出时,其后缘正中仍保持前凹状态。腰 5 骶 1 椎间盘可轻度后突(图 10-7A)。②椎间盘突出:表现为椎间盘向周围呈局限性突出弧形软组织密度影,致椎间盘外缘曲线的连续性中断,突出处密度与相应椎间盘一致,边缘规则或不规则(图 10-7B)。③突出或脱出的椎间盘可有大小、形态不一的钙化,多与椎间盘相连。④髓核游离:表现为硬膜外游离碎片影,密度与椎间盘密度相同,但高于相邻神经根鞘或硬膜囊密度(图 10-7C)。⑤Schmorl 结节形成:表现为椎体上或下缘、边缘清楚的圆形或半圆形压迹,其中心密度低,为突出的髓核及软骨板,外周为反应性骨硬化带(图 10-6B)。⑥颈椎间盘突出以中央型多见,表现为椎间盘后缘正中突出的软组织影,一般为半圆形,轮廓比较规则(图 10-7D)。

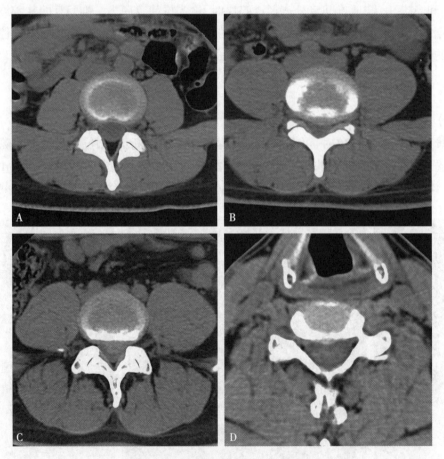

图 10-7　椎间盘退行性变 CT 表现

A. 腰椎 CT 横断位:椎体边缘之外出现对称性环形软组织影,其后缘正中仍保持前凹状态;B. 腰椎 CT 横断轴位:椎间盘局限性向后突出,硬膜囊受压;C. 腰椎 CT 横断位:椎间盘突入椎管内,硬膜囊受压变形;D. 颈椎 CT 横断位:椎间盘后缘正中半圆形软组织影向椎管内突出

2. 间接征象　①硬膜囊前缘及椎间孔内脂肪间隙移位、变窄,甚至消失;②硬脊膜囊、脊髓或马尾神经及神经根受压移位;③椎间盘真空征和髓核钙化;④椎体边缘骨质可见唇样增生、硬化。

（三）MRI 表现

1. 直接征象　①椎间盘膨出:显示为纤维环信号影向四周均匀膨隆,硬膜囊前缘和两侧椎间孔脂肪呈光滑、对称弧形压迹,高信号的髓核仍位于纤维环之内。②髓核突出及脱出:表现为突出于低信号纤维环之外,呈扁平形、圆形或不规则形信号影(图 10-8A)。髓核信号一般呈等 T_1、中长 T_2 信号,变性明显者呈长 T_1、短 T_2 信号。髓核脱出与未脱出部分之间常常由一"窄颈"相连(图 10-8B、图 10-9A)。③髓核游离:表现为髓核部分游离于低信号的纤

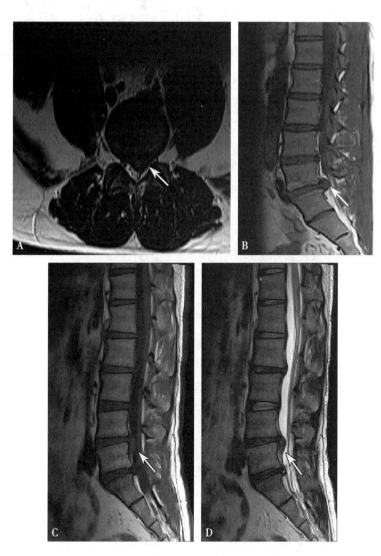

图 10-8　腰椎间盘退行性变 MRI 表现

A. 腰椎 MRI 横轴位 T_2WI:椎间盘向椎管内突入,硬膜囊受压(白箭头);
B. 腰椎 MRI 矢状位 T_1WI:L_{4-5} 椎间盘脱出髓核与未脱出部分之间以"窄颈"相连(白箭头);C. 腰椎 MRI 矢状位 T_1WI:L_{4-5} 椎间盘脱出并游离于 L_5 椎体后方,呈稍低信号(白箭头);D. 腰椎 MRI 矢状位 T_2WI:L_{4-5} 椎间盘脱出并游离于 L_5 椎体后方,呈低信号(白箭头)

维环之外,游离部分与髓核本体分离。游离部分可位于椎间盘水平,也可移位于椎间盘上或下方的椎管内(图 10-8C、图 10-8D)。④ Schmorl 结节:是一种特殊类型的椎间盘突出,表现为椎体上和 / 或下缘半圆形或圆形压迹,其内容与同水平椎间盘信号相同,周边多环绕窄带样长 T_1、短 T_2 低信号带。

2. 间接征象　①硬膜囊、脊髓或神经根受压移位:显示为局部硬膜外脂肪变窄或消失,硬膜囊、脊髓或神经根出现局限性弧形压迹;②脊髓水肿或缺血:受压节段脊髓内可见条形、斑片状长 T_1、长 T_2 异常信号,STIR 呈高信号(图 10-9B);③椎间盘积气和髓核钙化表现为长 T_1、短 T_2 低信号或无信号区;④椎体边缘骨质增生硬化、骨赘形成:表现为椎体终板前后缘异常外突的稍长 T_1 和稍短 T_2 信号;⑤硬膜外静脉丛迂曲、受压:表现为椎间盘后缘与硬膜囊之间出现条形高信号。

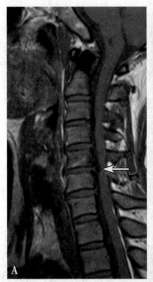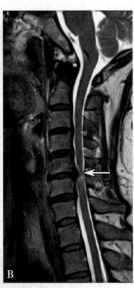

图 10-9　颈椎间盘退行性变 MRI 表现

A. 颈椎 MRI 矢状位 T_1WI:C_{4-5} 椎间盘脱出髓核与未脱出部分之间以 "窄颈" 相连(白箭头),呈等信号;B. 颈椎 MRI 矢状位 T_2WI:C_{4-5} 椎间盘脱出髓核呈低信号,脊髓受压变形,C_{4-5} 节段脊髓内可见条形脊髓水肿高信号(白箭头)

三、鉴别诊断

本病在临床表现以及影像学表现方面具有一定的特征性,诊断不难,但有时不典型的椎间盘突出症需与椎管内硬膜外肿瘤鉴别:后者无论肿瘤的部位,还是形态方面,多与椎间盘突出不同,且与椎间盘无联系,常伴有邻近椎体的骨质破坏、椎管或椎间孔扩大,增强扫描多有强化。

髓核游离型椎间盘突出应与硬膜外肿瘤鉴别:髓核游离型椎间盘突出 CT 表现为髓核可游离于硬膜外间隙内,密度高于相邻神经根鞘或硬膜囊,少数可以发生钙化。增强 CT 或 MRI 扫描游离髓核可无强化或呈环形强化,而硬膜外肿瘤性病变均有不同程度强化,以此可以进行鉴别。

第三节　椎 管 狭 窄

椎管狭窄(spinal stenosis)是指构成椎管的骨质与软组织发生异常改变,使椎管有效容积缩小,压迫脊髓、神经根等结构并引起相应临床症状及体征。根据狭窄的部位,可分为椎管、侧隐窝、椎间孔狭窄等;根据椎管狭窄原因,可分为先天性、获得性和混合性。X 线平片可作为骨性椎管狭窄筛查的主要检查方法;CT 不仅能显示骨与软组织改变,还能在多方位上成像,并做出三维重建影像;MRI 可多体位显示椎管解剖结构细节情况,并能清晰显示脊髓与软组织病变,对于诊断椎管狭窄更具有价值。

一、临床与病理

临床表现:椎管狭窄发病多缓慢而隐匿,病史可长达数月至数年,多在50~60岁出现症状,男性多于女性。根据狭窄部位不同,临床上表现也各不相同。一般以腰椎和颈椎管狭窄多见。颈椎管狭窄表现为颈部不适,上肢无力并有放射痛、肩背部痛,双下肢无力,可有踩棉花感、大小便失禁等;胸椎管狭窄改变相对较少见,多表现为下肢无力、麻木,严重者可出现脊髓损伤表现;腰椎管发生狭窄时,表现为腰背部痛、脊柱侧弯、间歇性跛行、下肢活动障碍及放射痛等。

椎管狭窄分类及病理:

1. 先天性椎管狭窄 常见于先天性畸形或表现为椎管发育缺陷,椎管呈普遍性狭窄。主要病理变化是由于软骨内化骨异常及骨骺过早联合所致。并且,骨膜性成骨使椎体横径增宽,椎体呈短粗状。椎体与椎弓根过早骨化,形成短粗的椎弓根,椎板增宽、增厚、椎体后凹陷,以致椎间盘明显向椎管内突入,椎管腔隙变小。

2. 获得性椎管狭窄 常由于椎管壁增厚,椎管周围软组织或新生物向椎管内突出等原因造成。其病理改变为椎体后缘骨质增生、椎间关节退变、椎间盘膨出或突出、韧带(后纵韧带、黄韧带)肥厚或钙化等。

3. 混合性椎管狭窄 是指在先天性异常基础上合并获得性疾患所致。

二、影像学表现

(一) X线表现

根据径线测量,可以确定椎管狭窄。生理情况下,颈椎管矢状径大于13mm,若小于10mm考虑狭窄;正常腰椎矢状径应大于18mm,小于15mm应考虑狭窄。

1. 先天性椎管狭窄 表现为椎弓根变短、增粗,椎板增厚,椎管前后径(侧位片椎体后缘至棘突前缘之间的距离)变短和椎弓根间距(正位片双侧椎弓根内缘间距)变小。

2. 获得性椎管狭窄 表现为脊椎退行性变、脊柱不稳、椎体后缘骨赘、后纵韧带钙化或骨化、椎间关节增生硬化、椎间孔失去正常形态。

(二) CT表现

1. CT显示椎弓短小、椎弓板增厚、椎体边缘部骨质增生、硬化、椎间盘膨出或突出、椎间关节增生、后纵韧带及黄韧带肥厚和钙化。

2. 椎管变形及狭窄,胸段和上腰段椎管呈三叶形改变。

3. 硬膜外脂肪线受压、消失,侧隐窝狭窄及硬膜囊、脊髓受压(图10-10)。

4. CT三维重组图像对判定椎管狭窄有很大帮助。

5. CT扫描层面需平行于椎间盘及椎体层面。①侧隐窝矢状径≤2mm为狭窄;②椎间孔宽度<2mm为狭窄;③颈椎椎管前后径<10mm时即可诊断为颈椎管狭窄;④腰椎椎管前后径<11.5mm时可诊断为腰椎管狭窄;⑤当腰段椎管横断面积<1.45cm^{2}时,可诊断为椎管狭窄,这种方法对诊断椎管狭窄更为准确。

(三) MRI表现

1. 先天性椎管狭窄可累及一个或多个平面的骨性椎管。矢状位和冠状位显示椎管向心性狭窄;横断面显示椎弓短粗,走行趋向平行。

2. 获得性椎管狭窄显示椎体、椎间关节增生,及黄韧带、后纵韧带肥厚、钙化或骨化,使椎管、椎间孔及侧隐窝狭窄、变形。

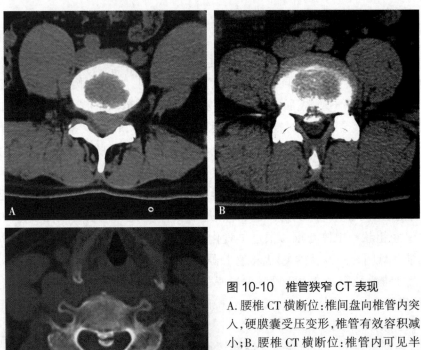

图 10-10 椎管狭窄 CT 表现

A. 腰椎 CT 横断位:椎间盘向椎管内突入,硬膜囊受压变形,椎管有效容积减小;B. 腰椎 CT 横断位:椎管内可见半圆形软组织影及钙化影;C. 颈椎 CT 横断位:后纵韧带钙化,椎管前后径狭窄

3. 椎间盘膨出或突出使硬膜外脂肪受压、变形或消失。

4. 硬膜囊、脊髓前缘或侧后缘受压、变形、移位,严重者可出现脊髓水肿、缺血及囊变,表现为脊髓内等或稍长 T_1、长 T_2 信号,STIR 呈高信号(图 10-11)。

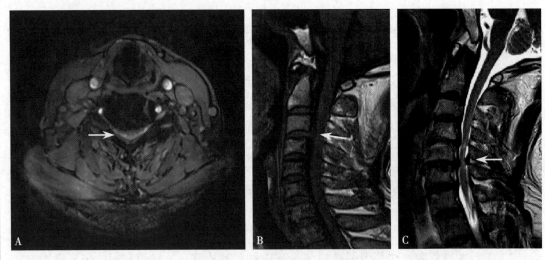

图 10-11 椎管狭窄 MRI 表现

A. 颈椎 MRI 横轴位增强扫描:脱出椎间盘及脊髓可见强化,脊髓明显受压变形,椎管有效容积减小(白箭头);B. 颈椎 MRI 矢状位 T_1WI:C_{3-4} 椎间盘脱出并向上位于 C_3 椎体后缘(白箭头),C_{3-4} 节段椎管狭窄;C. 颈椎 MRI 矢状位 T_2WI:多节段椎间盘突出及脱出,同时可见黄韧带肥厚(白箭头)、脊髓水肿及椎管狭窄

5. 椎管内占位性病变或邻近病变侵入椎管内,造成椎管有效容积减小。

三、鉴别诊断

引起椎管狭窄的因素较多,影像学检查可以清晰显示椎管的形态、大小,以及构成椎管结构的椎体骨质增生、韧带肥厚及钙化或骨化、椎间关节退行性变、先天性椎弓发育异常、椎间盘膨出或突出等表现。特别是 MRI,还可明确显示硬膜囊、脊髓和神经根受压移位及脊髓水肿、囊变等改变,因此,结合临床症状和体征,一般不需要与其他疾病进行鉴别诊断。

（叶成斌）

复习思考题

1. 试述脊椎退行性变的诊断要点。
2. 试述椎间盘退行性变的 CT 及 MRI 表现。
3. 试述椎间盘膨出、突出、脱出及游离的 CT 及 MRI 表现。
4. 引起椎管狭窄的因素有哪些？其各自影像学表现如何？

扫一扫
测一测

213

第十一章

营养及代谢障碍性骨疾病

学习目标

1. 掌握骨质疏松症、痛风的影像学表现;
2. 熟悉维生素 D 缺乏性佝偻病、骨软化症、肾性骨病的影像学表现;
3. 对常见的营养及代谢障碍性骨疾病有初步了解。

营养及代谢障碍性骨疾病是指机体因先天性或后天性因素破坏或干扰了正常骨代谢和生化状态,导致骨生化代谢障碍而发生的骨疾患。

第一节　骨质疏松症

骨质疏松症是一种以骨量降低和骨组织微结构破坏为特征,导致骨脆性增加和易于骨折的代谢性骨病。按病因可分为原发性和继发性两类。继发性骨质疏松症的原发病因明确,常由内分泌代谢性疾病(如性腺功能减退症、甲状腺功能亢进症、甲状旁腺功能亢进症、库欣综合征、1 型糖尿病等)或全身性疾病引起。Ⅰ型原发性骨质疏松症即绝经后骨质疏松症,发生于绝经后女性;Ⅱ型原发性骨质疏松症即老年性骨质疏松症,见于老年人。

知识链接

骨质疏松症的发病机制与治疗进展

骨质疏松症(osteoporosis,OP)是一种代谢性骨疾病。现代社会,OP 及其引发的骨折得到了广泛关注,现将近年来相关的研究进展报道如下。

1. 发病机制　既往研究报道,OP 的发生与雌激素、降钙素、甲状旁腺激素、细胞因子、信号通路及遗传等各种因素均有关。

雌激素缺乏已经成为公认的 OP 初始发病机制,雌激素的缺乏,打破了成骨细胞和破骨细胞的动态平衡,使得骨吸收作用增强,骨代谢出现负平衡,并最终导致骨量丢失。对于绝经后的 OP 患者,其体内的降钙素储备更低,增加了其原发性骨质疏松的发生率。甲状旁腺激素对骨的作用主要表现在两个方面:其一,提高破骨细胞活性,促进骨吸收;其二,在破骨细胞活性增强的同时,增加成骨细胞,并增加成骨细胞对于骨生长因子的释放作用,从而促进骨形成,提升骨量。巨噬细胞集落刺激因子、NF-κB 受体

活化剂 κB 配体在破骨细胞前体细胞转化为成熟的破骨细胞过程中扮演重要角色;绝经后白介素 -1(interleukin-1,IL-1)、IL-6、肿瘤坏死因子 -α 和 M-CSF 表达增加,与骨丢失密切相关。Wnt 信号通路是目前研究中对于骨重建起到调节作用的重要通路,是骨质疏松症发生发展的重要基础。目前还有一些基因被发现与 OP 的发生发展有关,主要有护骨素(OPG)、雌激素受体 α(ER-α)和雌激素受体 β(ER-β)、IL-6、Ⅰ型胶原蛋白 A1(COL1A1)、维生素 D 受体等。

2. 治疗进展　OP 治疗的主要目的是预防骨折。钙和维生素 D 作为一个联合治疗方法往往被同时应用到 OP 的诊疗方案中。双膦酸盐是目前临床防止 OP 的一线药物,可诱导破骨细胞凋亡,降低破骨细胞骨吸收活性,使得骨密度提高。雌激素治疗会降低群体骨折风险。甲状旁腺激素能短暂增加骨的转复速率,也能逐步增加骨密度。中医药方面,许多研究已经证实补肾中药能够使骨质疏松患者的骨量丢失。以上为目前主流的治疗方法,大多治疗的短期疗效值得肯定,但对于各类药物 3~5 年后的远期疗效观察,仍需要日后更多的临床研究验证。同时对于一些药物长期应用的安全性研究,仍需要大样本的数据支持。

一、临床与病理

临床表现:轻者无症状,较重患者可出现骨痛、肌无力、骨折等多种症状。骨痛通常为弥漫性,无固定部位,检查点不能发现压痛点(区)。乏力常于劳累或活动后加重,负重能力下降或不能负重。常因轻微活动、创伤、弯腰、负重、挤压或摔倒后发生骨折,多发部位为脊柱、髋部和前臂。驼背和胸廓畸形者常伴有胸闷、气短、呼吸困难,甚至发绀等表现。

病理改变:患骨中骨小梁间隙扩大,皮质变薄,皮质内哈弗斯管和福尔克曼管的间隙都扩大,单位骨组织内钙质含量下降,骨质变松脆。病理研究也证明,单位体积的骨质中,骨有机质和无机钙质含量同时减少,表现为在单位重量的骨组织中,钙质含量并不减少。骨质疏松一般认为是成骨减少所致,但是在一些病例中,同时伴有破骨的减少。

二、影像学表现

(一)X 线表现

根据骨质疏松程度,X 线上的表现各不相同,早期可以没有明显异常,晚期常伴发骨折等征象。骨质疏松在 X 线上可分为轻度、中度及重度三种:

1. 轻度骨质疏松　主要征象在于骨端,可见薄层透亮带,骨端的骨小梁变细,稀疏,骨质密度减低,骨皮质可以出现轻度外层的骨质吸收表现。

2. 中度骨质疏松　骨端的骨小梁明显减少,甚至出现小片状或带状无骨小梁的透亮区,关节面下方较常见带状透亮区,骨皮质可出现明显的皮质厚度变薄,有时可见筛孔样或纵行透亮线状影。

3. 重度骨质疏松　松质骨内可见大范围骨小梁模糊或缺损区,形似骨质破坏区,周围骨质普遍明显稀疏,骨皮质变薄、密度减低(图 11-1)。

在脊椎,椎体内结构呈纵行条纹,皮质变薄,骨密度减低(图 11-2)。严重时,椎体内上下缘凹陷,椎间隙呈楔形,椎体有时可发生压缩骨折,呈楔状变形。

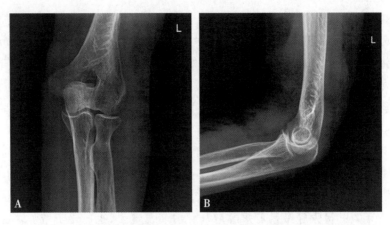

图 11-1　左肘关节骨质疏松 X 线表现：左肘关节骨质密度减低，皮质变薄，骨小梁稀疏

A. 正位片；B. 侧位片

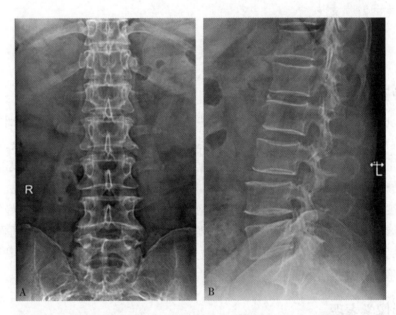

图 11-2　腰椎骨质疏松 X 线表现：椎体骨质密度减低，骨小梁稀疏，可见椎体边缘骨质唇样变

A. 正位片；B. 侧位片

（二）CT 表现

CT 上骨质疏松的表现与 X 线摄片所见是相似的，主要表现为骨皮质变薄和骨松质的骨小梁变细、稀疏、减少。CT 上骨小梁减少、稀疏的程度与骨质疏松的程度成正比。严重的骨质疏松患者，CT 上可见局限性没有骨小梁的区域，测量 CT 值呈脂肪密度。CT 具有直接测量单位体积骨质密度的功能，因此对骨质疏松症的诊断具有重要作用。

（三）MRI 表现

骨质疏松症时，骨小梁变细、变少，增宽的骨小梁间隙中被过多的脂肪、造血组织所充填，黄骨髓量明显增多，骨髓呈短 T_1 和中长 T_2 信号。骨皮质疏松，其表现为低信号的皮质中出现异常信号区。

三、鉴别诊断

骨质疏松症主要需与老年性局限性椎体脂肪变、多发性骨髓瘤等相鉴别,后两种疾病都是骨骼的部分组织出现骨小梁缺损区,在严重骨质疏松症患者可能出现形似的征象。但是后两者病变的相对正常部位骨质呈正常表现,骨质疏松症呈弥漫性改变,两者应该能够鉴别。

第二节 骨 软 化 症

骨软化症(osteomalacia)为发生于成人的维生素 D 缺乏导致的骨骼疾病,因骨骺已愈合,发生维生素 D 严重缺乏后,大量骨组织不能及时吸收钙质和骨化。

一、临床与病理

临床表现:主要为骨痛、肌无力和骨压痛,其中脊柱和股骨最为明显。血钙降低,可出现抽搐。骨骼畸形为本病的重要特征,可出现膝关节、髋关节、距小腿关节内翻或外翻畸形。

病理改变:显示原有的骨小梁逐渐变细,密度减低;也可出现新的骨样组织不断增生,但无法形成成熟的骨组织,导致骨质变软,骨骼组织的强度逐渐减低,骨骼不同程度变形。

二、影像学表现

X 线主要表现为骨密度普遍减低,以腰椎和骨盆最为明显;与骨质疏松不同的是,骨小梁和骨皮质边缘模糊,系骨组织内含有大量未经钙化的骨样组织所致;由于骨质软化,承重骨骼常发生各种变形,如三叶草样骨盆等;可见假骨折线(pseudofracture line),表现为宽 1~2mm 的透明线,与骨皮质垂直,边缘稍致密,好发于耻骨支、肱骨、股骨上段和胫骨等(图11-3)。

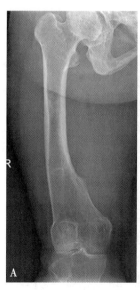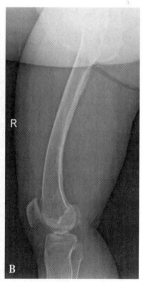

图 11-3 股骨骨软化症 X 线表现:右侧股骨下段弯曲,增粗,皮质变薄

三、鉴别诊断

骨软化症主要需与肾性骨病鉴别,骨骼上的表现相似,后者主要在临床上有长期的肾小球功能减退,继发肾性骨营养不良,钙质丢失,血液中磷含量增高。X 线上,后者可同时有继发的纤维性骨炎、成骨过程活跃导致的骨质硬化改变等。

第三节 维生素 D 缺乏性佝偻病

维生素 D 缺乏性佝偻病(vitamin D deficiency rickets)是婴幼儿维生素 D 不足引起钙磷代谢障碍,使骨生长中的骨样组织缺乏钙盐沉积所致,是全身性骨疾病。骨质变化主要发生在生长活跃的骨骺和干骺端。由于骨样组织钙化不足而发生骨化异常、骨质软化和变形。维生素 D 缺乏主要包括围生期维生素 D 不足,日照不足,食物中维生素 D 缺乏,生长过速,或消化道疾患影响维生素 D 吸收等。

一、临床与病理

临床表现:本病多见于 3 岁以下婴幼儿,以 6 个月至 1 岁最多见。早期表现为睡眠不安、夜惊及多汗等,以后出现肌肉松弛、肝大、出牙晚。前囟闭合延迟、方形颅、串珠肋、鸡胸、O 形腿或 X 形腿畸形等。血钙、磷降低和碱性磷酸酶增高等。

病理改变:佝偻病的一般病理变化是全身骨骼由于软骨基质钙化不足和骨样组织不能钙化,而大量堆积于骺软骨处,使之向四周膨大,再加上骨质脱钙和原有的骨结构被吸收而发生普遍性骨质软化,骨小梁软化,骨小梁稀少、粗糙、骨皮质变薄。

二、影像学表现

佝偻病以幼儿发育较快的长骨干骺端的表现最为典型,尤其是尺桡骨远端、胫骨、肱骨上端、股骨下端和肋骨的前端等,X 线表现分为三个期。

(一)早期表现

1. 由于骺板软骨基质不足,临时钙化带模糊、不规则,骨骺和干骺端距离增宽,干骺端横径轻度增大,骨小梁呈毛刺状。

2. 骨化中心按时出现或出现略晚,但因钙化不足而密度淡、边缘模糊。

3. 骨干普遍性骨质软化。

(二)进展期表现

1. 长骨临时钙化带变薄以至消失,干骺端向两侧增宽,中央呈杯口状凹陷,其边缘因骨样组织不规则变化而呈毛刷状(图 11-4)。骨化中心模糊、消失或不出现。骨干密度减低,骨皮质变薄,骨小梁模糊,少数可发生青枝骨折和假性骨折。下肢骨因承受体重弯曲呈 O 形或 X 形。

2. 肋骨骨质明显稀疏,肋骨前端呈杯口状内凹和扩展,膨大如串珠状改变,压迫肺组织出现局限性肺不张。

3. 脊柱呈普遍骨质稀疏,椎体变扁,以胸腰段为中心后突或侧弯。

4. 颅骨囟门闭合延迟,头颅呈方形,常有缝间骨出现。

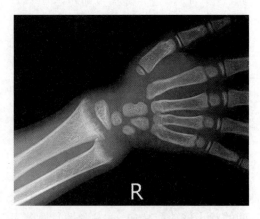

图 11-4 右腕关节佝偻病 X 线表现:右尺桡骨远端干骺端向两侧增宽,中央杯口状凹陷,边缘呈毛刷状

5. 骨盆因受体重的压力而变扁平,骶骨岬前移,髋臼内陷,晚期显示髋臼增宽及髋内翻。

6. 肩胛骨下角边缘由清楚变模糊,随之下角凸缘内凹,呈毛刷状。

（三）愈合期表现

佝偻病愈合的 X 线表现为干骺端临时钙化带再出现,其杯口样凹陷及毛刷状边缘渐变整齐,密度增高。干骺端与骨干的距离缩短。干骺端膨大及新骨化的致密带需延续几个月才能恢复。骨膜下骨样组织钙化呈层状增生,随后与骨皮质融合。下肢骨弯曲畸形可长期存在(图 11-5)。

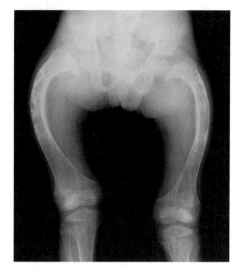

图 11-5　双股骨干佝偻病 X 线表现:双股骨干向外弯曲呈弧形,远端干骺端膨大,边缘模糊

三、鉴别诊断

（一）抗维生素 D 型佝偻病

抗维生素 D 型佝偻病是一种家属遗传性疾病,患儿很早即出现骨质生长障碍和骨骼发育异常,临床上的症状和体征都与维生素 D 缺乏性佝偻病相仿,但是常规剂量的维生素 D 治疗无效,X 线表现除骨骼改变和压力畸形更为严重外,还可有骨骼发育障碍。

（二）低磷酸酶血症

低磷酸酶血症也是一种遗传性疾病,先天性的血清碱性磷酸酶活性减低,维生素 D 和磷代谢没有异常,尿中可检出磷氧乙醇胺。病理上骨样组织和软骨组织持续增生,但钙化、骨化障碍,X 线表现与佝偻病难以区别,鉴别主要依靠临床血液学检测。

第四节　痛　风

痛风(gout)是嘌呤代谢紊乱和 / 或尿酸排泄障碍所致的一组异质性疾病,其临床特征为血清尿酸升高、反复发作性急性关节炎、痛风石及关节畸形、尿酸性肾结石、肾小球、肾小管、肾间质及血管性肾脏病变等。本病可分为原发性、继发性和特征性 3 类,原发性痛风占绝大多数。本病见于世界各地,由于受地域、民族、饮食习惯的影响,痛风患病率差异较大,并随年龄及血清尿酸浓度升高和持续时间增加。

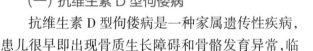

知识链接

痛风的发病机制与治疗进展

1. 痛风的发病机制　痛风为多基因遗传性疾病,其准确病因和具体发病机制目前仍不清楚。研究结果显示,痛风发病与患者代谢、炎症和免疫有关。嘌呤代谢的终产物是尿酸,而血尿酸增高被认为是痛风发作的基础。人体内 80% 以上的尿酸源于内源性嘌呤代谢,先天性酶的缺陷是原发性血尿酸生成增多的主要原因;肾小球的滤过减少、肾小管分泌减少和重吸收的增多,以及尿酸盐结晶的沉积,尤其是肾小管分泌的减少,

可导致尿酸排泄障碍而引起高尿酸血症。痛风炎症反应的实质是单钠尿酸盐沉积于骨关节、肾脏及皮下组织等,从而引发组织损害和炎症发作,炎症的发展决定于单钠尿酸盐晶体表面蛋白的多寡变化,炎症的反复发作取决于单钠尿酸盐晶体介导所激发的固有免疫应答。长期反复的尿酸盐沉积导致单核细胞、上皮细胞和巨大细胞浸润而形成痛风石。

2. 痛风的治疗 对痛风急性期患者的治疗宜早,进行高效止痛治疗以尽快控制痛风发作,减轻患者痛苦;对合并肾衰竭的患者可适当使用激素进行治疗,对关节肿胀严重的患者可抽取关节液。痛风急性期患者,除正在服降尿酸药物的患者外,一般不建议进行降尿酸治疗。对痛风发作缓解期及慢性期患者的治疗,着重于控制其血尿酸水平。高血压、高血脂、肥胖症、2 型糖尿病等均可增加患者发生痛风的风险,在治疗痛风的同时应重视伴发疾病的治疗。对出现明显骨关节畸形、痛风石的痛风患者,可选择外科矫形手术治疗。目前,痛风尚无法根治,治疗痛风的目的在于控制患者高尿酸血症,预防其急性关节炎发作,溶解其体内尿酸盐结晶并预防新的晶体形成及尿酸盐沉积,防止患者尿酸盐结石形成、关节发生畸形和出现肾功能损害。

一、临床与病理

临床表现:多见于 40 岁以上男性,女性多在更年期后发病,近年发病有年轻化趋势,常有家族遗传史。表现为高尿酸血症、反复发作的急性关节炎、痛风石及慢性关节炎、尿酸性肾结石、痛风性肾病、急性肾功能衰竭。常伴有肥胖、高脂血症、高血压、糖耐量异常或 2 型糖尿病和冠心病等。

病理改变:痛风可以累及全身各部位或脏器,但以构成关节的软骨、骨组织最易受累,基本病理改变基本相同。痛风累及关节时,关节软骨和滑膜上有尿酸盐沉着,进一步导致滑膜增厚、血管翳增生和肉芽组织形成,继发关节软骨破坏、关节面下骨质破坏,关节面粗糙、不整、缺损等。关节的严重病变,可导致关节间隙狭窄、纤维组织、骨质增生,最终导致纤维性强直、骨性强直,功能丧失。

二、影像学表现

(一)X 线表现

早期以软组织炎症为主,影像学上可无任何发现。累及关节时,关节肿胀,无骨质破坏。继而累及组成关节的骨骼和软组织。多见于第 1 跖趾关节,在关节面下或近关节的骨骼中,骨质呈小片状破坏改变,边缘锐利、清楚,虫咬状或穿凿样,一般没有骨质增生或骨膜反应。邻近软组织可同时见到密度略高于周围软组织的痛风结节影。病变可侵犯关节,关节间隙变窄,关节面骨质破坏,关节边缘骨质增生和骨刺形成。严重时关节脱位、半脱位(图 11-6)。

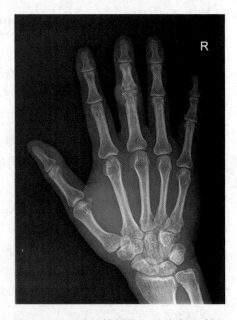

图 11-6 手痛风性关节炎 X 线表现:第 2 指间关节骨质破坏,关节间隙变窄,周围软组织肿胀,见结节状密度增高影

（二）CT 表现

CT 在受累部位可见不均匀斑点状高密度痛风石影像；双能 CT 能特异性地识别尿酸盐结晶，可作为影像学筛查手段之一，辅助诊断痛风，但应注意假阳性。

（三）MRI 表现

MRI 的 T_1 和 T_2 加权图像呈斑点状低信号。

三、鉴别诊断

主要需与类风湿关节炎相鉴别。具体内容见第九章第二节类风湿关节炎。

第五节 肾 性 骨 病

肾性骨病（renal osteopathy），泛指继发于肾脏疾病的代谢性骨病，分为广义肾性骨病与狭义肾性骨病两类。广义的肾性骨病是指一切和肾脏有关的骨病，如患肾病综合征时发生的骨病、肾小管酸中毒伴发的软骨病等；狭义的肾病骨病也称肾性骨营养不良（renal osteodystrophy，ROD），即慢性肾脏病矿物质和骨代谢紊乱（chronic kidney disease-mineral and bone disorder，CKD-MBD），是慢性肾功能衰竭时由于钙、磷及维生素 D 代谢障碍，继发甲状旁腺功能亢进，酸碱平衡紊乱等因素而引起的骨病，可由肾小球功能衰竭和肾小管功能障碍引起。在儿童期称为肾性佝偻病，在成人期称为肾性软骨病。

一、肾小球性骨病

（一）临床与病理

1. **临床表现** 肾小球性骨病表现与肾脏原发疾病及发病时间有关，包括全身症状及骨骼症状。全身症状包括浮肿、少尿、血压增高、腹水和酸中毒等；骨骼症状有颅骨软化、脚腕肿大、串珠肋、驼背、鸡胸、膝内/外翻等。

2. **病理改变** 发病机制目前尚有争议，一般认为与肾脏病变引起的磷潴留、维生素 D 代谢障碍、继发性甲状旁腺功能亢进症（又称甲旁亢）、酸中毒等因素有关。

（二）影像学表现

影像学检查主要靠 X 线片，包括以下几种表现：

1. **骨质疏松** 肾功能衰竭早期即可出现。

2. **骨质软化/佝偻病** 发生于成人表现为骨质密度减低、骨小梁模糊及骨骼变形，脊柱侧弯或后突畸形，椎体呈鱼椎样改变，骨盆可呈三角形；发生于儿童则表现为佝偻病。

3. **继发性甲旁亢性改变** 骨膜下骨吸收是继发性甲旁亢引起骨质改变最常见的早期特征性表现，常见部位是中位指骨桡侧缘及指骨末端粗隆、锁骨外侧、胫骨上 1/3、下颌骨磨牙区等。若骨吸收发生于颅骨，则表现为板障增厚、密度减低，内外板分界不清，散在颗粒样低密度缺损，呈磨玻璃样或镶嵌样改变。

4. **骨质硬化** 多见于病程较长的患者，纤维骨小梁增粗密集、骨密度增高，皮髓质分界不清，骨结构消失，可发生于全身骨骼，以脊椎和颅底为著。椎体表现为上下缘硬化明显、密度增高，而中央密度减低，呈夹心饼干改变，多见于腰椎，也可以表现为皮质、轮廓模糊，呈磨玻璃样改变。

5. **骨骺滑脱** 多见于双侧股骨近端，系骺区骨质吸收，使骺板软骨骨折、移位所致。

6. 软组织钙化　血浆内磷酸盐增高超过一定限度时,就会引起软组织和血管内的异位沉积。软组织钙化常发生在髋关节周围,后期可跨越关节;血管内钙化多位于颈部小血管及腹主动脉。

（三）鉴别诊断

肾性骨病的影像学表现多种多样,需要与原发性甲状旁腺亢进、骨质疏松、骨软化、转移瘤、多发性骨髓瘤、氟骨病、畸形性骨炎鉴别。临床应密切结合患者病史、临床症状及实验室检查,同时综合影像学表现,则诊断相对不难。

二、肾小管性骨病

肾小管性骨病多见于先天性肾小管功能异常,包括肾近曲小管和／或远曲小管病变。

（一）临床与病理

1. 抗维生素 D 型佝偻病　为一种少见的 X 染色体显性遗传疾病,多见于儿童。主要原因为肾近曲小管对磷再吸收障碍所引起。临床有血磷减低,尿磷增高,骨骼疼痛,肌肉无力,侏儒等。骨骼改变主要为骨质软化。

2. 抗维生素 D 型佝偻病伴糖尿病　为一种少见的先天性疾病,主要原因为肾小管对磷和葡萄糖再吸收障碍,导致低血磷和糖尿病。骨骼改变主要为骨质软化。

3. Fanconi 综合征　为常染色体隐性遗传疾病,主要原因为肾近曲小管功能缺陷,对磷、葡萄糖和氨基酸再吸收障碍。骨骼病变类似于佝偻病。

4. 肾小管性酸中毒　多为先天性遗传疾病,也可由后天性疾病或中毒等引起。主要原因为肾近曲小管和／或远曲小管病变导致肾内酸碱平衡失调。骨骼变化主要为骨质软化和骨质疏松。

（二）影像学表现

影像学检查主要靠 X 线,但缺乏特异性,表现为骨质密度普遍降低,骨关节畸形、假骨折线等骨质软化表现。

（三）鉴别诊断

本病与其他类型肾性骨病在影像学上不易鉴别,需依靠临床及实验室检查。

（郑运松）

扫一扫
测一测

复习思考题

1. 骨质疏松症 X 线诊断的要点有哪些?

2. 维生素 D 缺乏可导致哪些疾病?其 X 线表现的主要特点是什么?

3. 痛风的病因是什么?影像学表现有哪些特征?与类风湿关节炎如何鉴别?

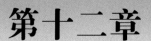

第十二章

内分泌性骨病

人体内分泌腺体如脑垂体、甲状腺、甲状旁腺、肾上腺、胰腺和性腺等分泌着具有生理活性的物质——激素,对维持生命至关重要。当这些内分泌腺功能出现异常时,可引起内分泌性疾病。内分泌性疾病导致骨关节生长发育异常,骨质吸收、骨生长障碍等改变,称为内分泌性骨病。

第一节 巨人症和肢端肥大症

一、巨人症

腺垂体嗜酸性粒细胞功能亢进发生在骨骺联合之前,则发生巨人症(gigantism)。单纯巨人症少见,半数以上继发肢端肥大症,以男性居多。

(一) 临床与病理

临床表现:本病分为形成期及退化期。形成期开始于初生婴儿,躯干、内脏生长迅速,至10 岁左右已有成人之高,肌肉发达,臂力过人,性器官发育较早。当患者成长达最高峰后,就开始衰老,而进入退化期。此时,精神不振,肌肉松弛,无力,毛发脱落,性欲衰退,智力迟钝,退化期历时 4~5 年,患者一般早年夭折。

病理改变:巨人症是腺垂体分泌过量生长激素。巨人症骨骼改变为全身骨骼普遍性增大。

(二) 影像学表现

1. X 线表现 巨人症表现为全身骨骼均匀性增长、变粗,骨骺向长的方向生长迅速,骨质结构正常。骨骺愈合及二次骨化中心出现延迟。四肢异常生长,躯干与四肢相比,相对短缩。手、足的指及趾表现纤细,指(趾)骨末端无粗糙现象。

2. CT 表现 常可见蝶鞍增大,表现为前床突上翘、后床突及鞍背移位,鞍底下陷或呈双边征。

3. MRI 表现　骨骼改变一般不用 MRI 检查,但可用于显示垂体异常。

(三) 鉴别诊断

巨人症发病初期需与家族性身材高大相鉴别,后者全身各部发育匀称,身材高大具有遗传性,无异常内分泌症状。

二、肢端肥大症

肢端肥大症(acromegaly)为腺垂体嗜酸性粒细胞增生或腺瘤产生过多的生长激素所致。若发生在骨骺闭合后,成年期发病则形成肢端肥大症。

(一) 临床与病理

临床表现:肢端肥大症男女的发病率相等,半数患者发病于 30 岁以下。部分患者常有血糖升高和糖尿,常多饮、多尿、多食。如为腺瘤,可有头痛、头晕和压迫视交叉及视束,而出现视野缩小和偏盲。主要表现为头颅增大,前额、颞部及下颌增大,四肢粗大,尤其是末端,肌肉肥大无力,身材一般不高。皮肤增厚,口唇增厚,舌、鼻、耳增大,语言不清。

病理改变:病理上,垂体病变多为前叶嗜酸性粒细胞增生或垂体生长激素腺瘤。当成年期骨骼已发育完成,生长激素过多时,因骨骺板已愈合,骨纵径不能增大,只能使骨膜下骨质增生和关节软骨进行有限的骨化,使短骨与扁骨过度生长。

(二) 影像学表现

1. X 线表现

(1) 颅面骨:颅骨增大、颅板增厚,以板障、眶嵴部及枕骨粗隆部明显,蝶鞍增大,鞍底下陷。鼻窦、乳突过度发育。下颌骨增大、升支伸长,下颌角增大(图 12-1)。

(2) 四肢长骨:变粗,增大,指骨末节呈丛状增大、变宽,而骨干则相对变细。

(3) 关节:掌指关节和髋关节间隙可增宽。髋关节常见明显的退行性改变。

(4) 软组织:全身皮肤增厚,跟垫增厚(>23mm)。

2. CT 表现　四肢骨粗大,皮质增厚,骨小梁增粗。鞍区 CT 检查,可显示垂体瘤表现。

3. MRI 表现　骨骼改变一般不用 MRI 检查,但可用于显示垂体异常。

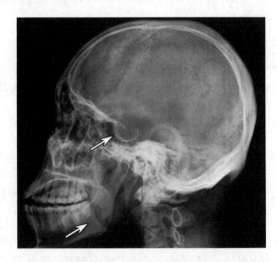

图 12-1　肢端肥大症 X 线表现(头颅侧位片):颅骨增大、颅板增厚,蝶鞍增大,下颌骨变长增宽,下颌角增大(白箭头)

(三) 鉴别诊断

1. 畸形性骨炎　易见于老年人,且其颅骨较颜面骨受累的机会多,此外还可依靠受累骨有弯曲变形及骨骼非对称性的变化,与肢端肥大症相鉴别。

2. 巨脑畸形　婴儿期生长速度超常,但 5 岁后即停止发展,头颅增大、手足粗大并智力低下,动作不协调,眼距增宽,血清生长激素水平正常。

第二节 糖尿病性骨病

糖尿病是一种以血浆葡萄糖水平增高为特征的内分泌代谢疾病,主要是绝对或相对胰岛素分泌不足和胰高血糖素活性增高所引起的代谢紊乱。糖尿病患者因代谢紊乱及其血管、神经并发症等导致的骨关节病变称为糖尿病性骨病。常表现为全身的骨质疏松,还可引发糖尿病足、糖尿病性 Charcot 关节病及骨髓炎。

知识链接

糖尿病足的影像诊断

1. 定义　糖尿病患者因下肢远端神经异常和不同程度的血管病变导致的足部感染、溃疡和 / 或深层组织破坏。

2. 临床表现　间歇性跛行,夜间痛,足下垂时缓解;肢端发凉,脉搏减弱或消失,下肢抬高后皮肤苍白,足皮肤萎缩,毛发脱落,趾甲增厚,生长缓慢,常合并真菌感染,严重时出现足部溃疡,坏疽。

3. 影像学表现

X 线表现:①骨质疏松及骨干萎缩,表现为足部弥漫性骨质密度减低,骨小梁变细,骨皮质变薄,跖趾骨干变细 / 萎缩,出现纵行或圆形透光区;②骨质破坏吸收;③退行性骨关节病变。

CT 表现:CT 用于评估骨与软组织感染范围,决定清创和截肢范围。CTA 可发现下肢动脉病变、钙化、斑块及侧支循环形成,观察下肢动脉病变范围,狭窄和闭塞程度。

MRI 表现:糖尿病足骨髓炎时,T_1WI 骨髓信号减低;软组织脓肿及蜂窝织炎,呈 T_1WI 低信号、T_2WI 高信号影;也可见感染灶向骨组织延伸,形成骨髓炎或骨脓肿,骨病变及骨髓腔呈斑片状 T_1WI 低信号,T_2WI 骨髓呈明显高信号;可继发肌腱滑膜炎,T_2WI 呈高信号;软组织感染形成窦道,表现为直线或弯曲的 T_2WI 高信号影,连接缺损骨皮质和皮下软组织;MRA 可显示外周动脉病变。

DSA 表现:DSA 是糖尿病下肢动脉病变诊断的"金标准"。股动脉壁可见多发斑块并不同程度管腔狭窄,狭窄程度达 40%~90%,甚至完全闭塞;合并坏疽者腘动脉狭窄可达 90%;严重坏疽者,足动脉不显影。

4. 鉴别诊断

(1) 血管闭塞性脉管炎:干性坏疽为主。

(2) 骨髓炎:骨膜反应。

(3) 痛风:痛风石形成,血尿酸增高。

(4) 麻风、梅毒:有特殊病史,首先破坏关节。

一、临床与病理

临床表现:本病具有典型的糖尿病症状,如多饮、多食、多尿、烦渴、消瘦等。可伴有皮肤瘙痒,干燥,无汗,皮肤色素沉着,多见于足部。肢体感觉异常,表现为感觉迟钝或消失,走路间歇性跛行。肢端动脉搏动减弱或消失,受累部位发红、肿胀,深部溃疡合并感染,足部坏疽或坏死改变。关节受侵可出现 Charcot 关节的症状。

病理改变:糖尿病患者由于机体的蛋白质被利用转化为糖,而导致构成骨基质的材料——蛋白质的缺乏,造成骨组织重量减少,出现骨质疏松。最早出现在躯干骨,可见骨小梁变细变少,骨皮质松化、分层状。糖尿病足的病理基础是神经血管病变,加之感染使病变加重。糖尿病性周围神经病变使局部保护性感觉消失,造成足部溃疡。糖尿病性周围血管病变常使胫前、胫后及腓静脉分支受累,造成骨坏死。糖尿病性神经炎可使疼痛和局部肢体感觉神经感受器传入冲动受阻,而肢体运动功能正常,在没有感觉时,关节易受到损伤,导致神经性关节病。由于动脉粥样硬化后血栓形成或溃疡斑块脱落栓塞造成足部坏疽的发生。

二、影像学表现

X 线表现可分为萎缩型和增生型,两种类型可单独存在或共同存在。糖尿病骨关节病都出现在下肢及躯干,多发于足部的跖骨和趾骨。

（一）萎缩型

1. 骨质疏松 骨质疏松可呈弥漫性和局限性。弥漫性骨质疏松发生于全身多骨,以脊柱、骨盆多见且明显,表现为骨质密度减低,骨小梁变细变少,骨皮质变薄,可出现椎体压缩性骨折。局限性骨质疏松常见于足部第 1 趾骨,表现为内侧局部骨质疏松成小斑点状。

2. 关节骨皮质缺损 多见于跖、趾骨头,表现为边缘小骨性缺损,界限清楚。

3. 骨端骨破坏与骨吸收 多见于跖趾关节,也可见于趾骨末节。关节软骨及关节面下骨破坏,关节间隙变窄或消失。骨皮质及松质骨见不规则溶骨性骨破坏。有时骨端变细呈锥状改变。趾骨骨干对称性变细（图 12-2）。

（二）增生型

1. Charcot 关节 好发于足部、踝关节。可见关节面下骨质碎裂,其内及关节周围见大小不等骨性游离体、碎骨片及斑片状钙化影,伴有骨溶解吸收。关节结构紊乱,伴有关节半脱位。

2. 骨质增生硬化 为骨质出现修复,见于骨吸收区周围或骨干。

3. 骨膜反应 沿着骨干分布,多伴有骨关节的其他改变。

（三）软组织改变

1. 急性软组织感染 软组织肿胀,局部密度增高。伴有产气杆菌感染时,皮下及肌肉间可见低密度的不规则透亮影。

2. 足部深溃疡伴感染 可见软组织、皮肤不规则缺损及凹陷。

三、鉴别诊断

1. 类风湿关节炎 为多发小关节病变,好发于指间关节、掌指关节及腕关节等部位。骨破坏开始于骨性关节面及关节边缘,为囊状骨质破坏缺损。

2. 痛风 有间歇发病史,血尿酸增高,为边缘性、穿凿性骨端骨破坏。

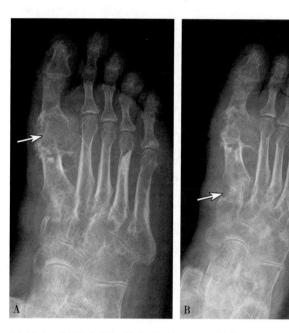

图 12-2 糖尿病足 X 线表现：第 1 趾骨基底部、第 1 跖骨近端及远端见囊性骨质破坏区，边缘有硬化，第 1 跖趾关节骨破坏伴半脱位，周围软组织明显肿胀（白箭头）；第 4 跖骨骨干骨质增生硬化（黑箭头）

A. 正位片；B. 斜位片

3. 化脓性骨髓炎 糖尿病性骨病骨端溶骨破坏及其伴发软组织感染，故易误诊为化脓性骨髓炎。根据骨端较骨干受累机会更多，治愈后不遗留广泛骨硬化或骨性强直，可与骨髓炎相鉴别。结合病史和各项实验室检查，可明确诊断。

第三节 甲状旁腺功能亢进症

甲状旁腺功能亢进症（hyperparathyroidism），为甲状旁腺分泌过多的甲状旁腺激素，引起体内钙、磷代谢失常所致，具有多种临床表现。

一、临床与病理

临床表现：甲旁亢分为原发性和继发性。原发者多见（占 80%~90%），以甲状旁腺腺瘤为主；继发者多见于慢性肾疾病、佝偻病等。本病以 30~50 岁多见，女性发病率约为男性的 3 倍。症状为全身骨关节疼痛、畸形、病理性骨折。神经肌肉兴奋性降低，肌肉张力低，乏力、疲倦，体重减轻，便秘。常有肾结石、肾绞痛及血尿等，并发肾功能不全及尿毒症。实验室检查对本病的诊断有重要意义，血甲状旁腺激素（PTH）、血钙、尿钙升高，血磷减低，碱性磷酸酶升高。

病理改变：当机体受过量分泌的甲状旁腺激素刺激，破骨细胞活动增强，促使钙从骨中脱出进入血液，骨质有不同程度骨吸收，吸收区伴有新骨形成，继发黏液性变和出血，导致纤维囊性骨炎，因其富含含铁血黄素而成棕红色，又称为棕色瘤。甲状旁腺激素分泌过多抑制肾小管对磷的重吸收,导致血磷降低、血钙升高、尿钙增多,肾结石形成;血钙升高,可抑制维生素 D 代谢,导致类骨质内矿物质沉积不足,形成佝偻病或软骨病。

二、影像学表现

(一) X 线表现

1. 全身广泛性骨质疏松 以脊椎、扁骨、掌指骨及肋骨明显,其中以颅骨改变较有特征性。颅骨内、外板边缘模糊,密度减低,呈毛玻璃样或伴有颗粒样骨吸收区。椎体骨质明显疏松,表现为双凹变形或变扁。长骨疏松时,骨皮质呈线条状,髓腔骨松质几乎消失。骨的形状一般正常。

2. 骨质吸收 骨膜下骨吸收为甲旁亢特征性 X 线表现,多见于第 2、3 中节指骨的桡侧,骨皮质外侧呈花边状、虫蚀状改变,末节指骨远端吸收,并可在肋骨、齿槽骨硬板(齿周白线)见到。软骨下骨吸收多见于锁骨肩峰端、耻骨联合及骶髂关节形成软骨下骨质缺损。

3. 纤维囊性骨炎 以长骨、下颌骨、扁骨及肋骨多见,为单发或多发大小不等的囊状破坏区,称为棕色瘤,骨皮质异常菲薄而膨胀,可并发自发性骨折(图 12-3)。

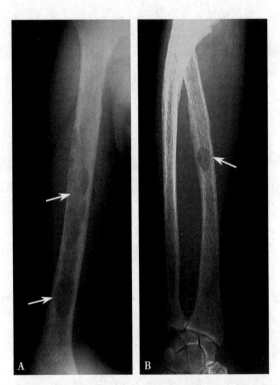

图 12-3 甲状旁腺功能亢进症纤维囊性骨炎 X 线表现:右肱骨及尺、桡骨多发大小不等囊状破坏区,骨皮质膨胀变薄(白箭头)

4. 骨质软化 骨盆畸形常伴有假骨折线,儿童患者干骺端类似佝偻病改变。

5. 骨质硬化 主要见于慢性肾衰竭引起的继发性甲状旁腺功能亢进症患者。

6. 关节软骨钙化 主要见于原发性甲状旁腺功能亢进症,好发于肩、膝及腕部三角软骨处。

7. 软组织钙化 多见于继发性甲状旁腺功能亢进症,好发于关节周围。

8. 尿路结石　双侧肾盂多发,呈鹿角形或斑块状致密影。

（二）CT 表现

除显示骨质疏松、骨吸收、囊变等表现外,还可发现甲状旁腺腺瘤。腺瘤多位于甲状腺后下方、气管与食管旁沟内,呈圆形等密度结节,有明显强化。腺瘤也可异位于纵隔内。

（三）MRI 表现

显示骨骼改变不如 X 线片和 CT,但出现囊状骨质破坏时,MRI 上呈明显 T_1WI 低信号,T_2WI 高信号。MRI 还可检出甲状旁腺腺瘤。

三、鉴别诊断

1. 骨纤维异常增殖症　多骨发病,病变局限,未受累骨骼正常。病变局部扩张呈囊状变形,密度呈毛玻璃样或丝瓜瓤样,骨皮质变薄。血尿生化检查正常。

2. 骨质软化　多见于妊娠及哺乳期妇女,主要表现为骨骼弯曲变形,假骨折,无骨膜下骨吸收。血清钙低,无甲状旁腺腺瘤。

3. 肾性骨病　出现继发性甲状旁腺功能亢进症,骨骼改变与甲状旁腺功能亢进症类似,但以儿童多见。

4. 畸形性骨炎　多骨发病,但不累及全身骨骼。病变骨干增粗、变形,骨小梁粗疏。病变常累及颅骨,呈进行性增大,颅板增厚,常有棉团样骨质硬化。碱性磷酸酶明显升高。

5. 多发性骨髓瘤　多见于老年人,多骨发病,但多发生于躯干部和四肢长骨近端,呈点状或圆形溶骨性破坏,无骨膜下骨吸收。颅骨可见弥漫多发圆形、虫噬样破坏,边界清楚。尿中可有本 - 周蛋白。

第四节　甲状旁腺功能减退症

甲状旁腺功能减退症（hypoparathyroidism）多由于甲状腺手术误切甲状旁腺,甲状旁腺发育不良或放射治疗甲状腺功能亢进所致。原发性甲状旁腺功能减退症罕见。

一、临床与病理

临床表现:早期以四肢麻木、疼痛为主,由于低血钙所致手足搐搦为特征,无骨骼畸形。重者可出现喉头喘鸣及全身惊厥,还常有情绪不稳、易激动或抑郁等精神病症状。实验室检查:血钙明显降低,血磷明显增高。

病理改变:由于甲状旁腺分泌的减少,可使骨质吸收减低,骨质钙沉积增加;肾小管对磷的重吸收增多,尿排磷量减少,血中磷的浓度增高并以磷酸钙的形式沉积于骨,使骨硬化,血钙减低。

二、影像学表现

（一）X 线表现

全身骨质多属正常,颅骨 X 线摄片可见颅内异常钙化,少数可见内外骨板厚。髋关节间隙可变窄,股骨头和髋臼骨增生硬化,骶髂关节硬化。长骨干骺端带状骨密度增高,骨骺线可早期闭合,掌骨或趾骨发育较短,皮下组织、韧带和关节周围可发生钙化。

笔记栏

扫一扫
测一测

（二）CT 表现

CT 平扫可见颅内基底节、大脑半球及小脑齿状核处的多发钙化,常为对称分布的不规则斑块状钙化,以基底节钙化为著,颅骨增厚。

（三）MRI 表现

MRI 对钙化不敏感,对诊断帮助不大。

（刘连生）

复习思考题

1. 简述糖尿病性骨病的影像学表现。

2. 甲状旁腺功能亢进症的影像学特征是什么?

第十三章

地方性骨病

学习目标

1. 掌握与熟悉大骨节病的 X 线表现。
2. 了解氟中毒的病理特点及 X 线表现。

　　人类在不同生态环境中生活,地球化学生态环境中与生命有关元素的异常,如缺乏、过剩、失衡、低效等形成的特殊变化,影响人类健康并导致的疾病,称为地方病。由地方病引起的骨关节损伤称为地方性骨病。在我国,危害人民最大、发病率最高的的三大地方性骨病是氟中毒、大骨节病和克汀病。由于国家对地方病的有效防治,人民生活的改善和提高,地方性骨病的流行和发病已明显减少。

第一节　大　骨　节　病

　　大骨节病(Kashin-Beck disease,KBD)是一种地方性、慢性和变形性骨关节病,主要发生于儿童管状骨干骺端闭合以前的四肢骺软骨、骺板软骨及关节软骨,致其变性和深层细胞坏死。该病好发于 5~13 岁的儿童,患病率与致残率极高,是一种特征性骺板软骨损害、关节损害,并逐步由四肢向脊柱发展的慢性变形性骨关节病。近年来,我国东部地区大骨节病一直保持在较低水平,但西部病区病情仍不容乐观。

一、临床与病理

　　临床表现:关节增粗,骺板软骨和关节软骨深层软骨细胞坏死,四肢关节疼痛、增粗、变形,活动受限,肌肉萎缩,严重者出现短指、短肢甚至矮小畸形,导致终身残疾,严重影响患者的生活质量。

　　病理改变:本病发病在儿童发育时期,软骨内成骨的骨骺发生软骨变性与坏死。在坏死灶周围存活的软骨细胞增生形成大的软骨团。关节边缘的纤维软骨、滑膜与结缔组织增生、骨化骨赘形成;坏死灶被新生的肉芽组织所吸收、清除,然后出现钙化和骨化等继发一系列修复改变。

二、影像学表现

　　1. X 线表现　大骨节病首选 X 线检查。本病为多关节受累,对称性发病,常累及四肢各关节。掌指骨改变出现早,后期以踝、膝关节变化显著。

（1）掌指骨改变：在掌指骨多累及 2~4 近侧指间关节；干骺端先期钙化带增宽、致密、凹陷；呈波状或齿状,骨骺线早闭,骨骺密度不均匀,外形不规则,严重时骨骺部分消失。骨端边缘不整,有囊性变或小碎片形成。晚期关节间隙狭窄,关节有内游离体。

（2）其他骨关节改变：共性变化有骨端增大呈扁平状,关节间隙狭窄,关节面下骨质硬化并有囊性变,关节边缘骨质增生,关节内有时可见骨性游离体。①腕关节：多累及头状骨和钩骨,腕骨边缘模糊,不规则变形；②肘关节：鹰嘴窝变深,鹰嘴突增大,桡骨小头变形；③距小腿关节：距骨变扁,密度不均匀增高,跟骨变短粗,以及扁平足等改变；④趾、跖骨的改变：与掌、指骨改变相似；⑤膝关节：可见膝内、外翻；⑥髋关节：股骨头颈变形、变短,大粗隆不规则,髋臼变深,严重者大小粗隆增大、外形不规则,股骨干短缩（图 13-1）。

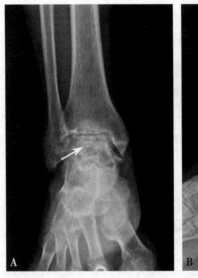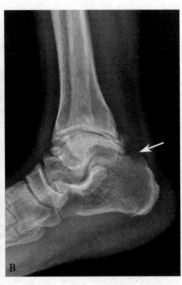

图 13-1 大骨节病 X 线表现：距小腿关节间隙变窄,距骨变扁,其中见密度不均匀的骨化影,跟骨变短（白箭头）

A. 正位片；B. 侧位片

2. CT 表现 CT 扫描能清楚地显示骨端退行性变,关节小游离体,关节面硬化、凹陷及小囊变,尤其对深部关节及脊椎的观察,是对诊断的补充。

三、鉴别诊断

根据 X 线表现和发病的地区性,临床上身材矮小,关节粗大,多发、对称性关节病变,大骨节病的影像诊断不难与佝偻病、退行性骨关节病或类风湿关节炎鉴别。

第二节 氟 中 毒

氟中毒（fluorosis）是一种全身性慢性疾病,可分为地方性和职业性两种。地方性氟中毒是在特定地理环境中,人体摄入过量氟化物引起的慢性中毒症状,是一种地球化学性疾病,主要表现为氟斑牙、氟骨症及非骨性器官的代谢功能紊乱。根据各地区摄氟途径的不同,分为饮水型、燃煤型和饮茶型三种类型,其中饮水型是世界流行范围最广的类型,主要分布在华北、西北、东北和黄淮平原地区。职业性氟中毒为某些厂矿长期接触氟化物的工人。

一、临床与病理

临床表现:氟中毒牙齿受损表现为氟斑牙,从牙釉质出现白垩色到褐色斑块,严重者并发釉质的实质缺损,如严重磨损、碎裂、折断或早脱。骨骼受损表现为氟骨症,轻者骨骼和关节疼痛,重者出现四肢变形和瘫痪,造成运动障碍。这种病理变化导致骨痛、骨僵硬,以及脊柱与四肢的畸形。

病理改变:骨矿物基质氟化可以导致碳酸羟基磷灰石转化为氟磷灰石,改变结晶度并降低骨机械强度性能,并且形成较易沉积的氟化钙,同时氟化物延迟矿化,并能改变骨晶体结构,引起一系列骨组织的病理变化。

二、影像学表现

X 线表现是诊断本症的主要方法,有以下几种表现:

1. 骨质硬化　骨质硬化是氟中毒的主要表现,为向心性骨硬化,以躯干骨为主,向四肢远端递减。早期改变为骨小梁交叉点处呈沙砾状、颗粒状密度增高;随后骨小梁呈粗网状结构或融合成骨斑。重者骨质呈象牙质样硬化,管状骨骨皮质可增厚,髓腔狭窄(图 13-2)。

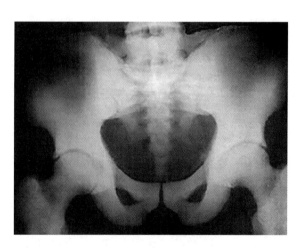

图 13-2　氟中毒骨盆骨质硬化 X 线表现:骨盆骨密度增高,呈象牙质样硬化。股骨近端骨皮质增厚,髓腔狭窄、闭塞

2. 骨质疏松　为均匀一致性的骨密度减低,骨小梁变细、变少或粗疏、紊乱、模糊。

3. 骨质软化　全身骨骼密度减低,骨皮质变薄,骨小梁变细少、模糊。椎体变扁或双凹变形,脊柱后突畸形,髋臼内陷,坐、耻骨支见假骨折线。骨质软化常与骨质疏松和骨质硬化混合存在。

4. 骨间断性生长痕　长管状骨多层致密疏松相间带与骺端平行;在骨盆处的生长痕呈同心圆形改变。

5. 骨干、骨间膜、肌腱、韧带附着处钙化或骨化。

笔记栏

6. 关节退行性改变　多见于晚期,主要累及大关节,常见于肘关节。

三、鉴别诊断

1. 成骨性骨转移　氟中毒与成骨性骨转移均有骨致密硬化改变,其为向心性骨硬化,以躯干骨为主,向四肢远端递减,骨纹增粗及骨质密度增高。但骨转移临床多有原发恶性肿瘤的症状,局部骨痛明显,骨硬化累及椎体及骨盆多见。

2. 石骨症　具体内容见第三章第三节石骨症。

●（郑运松）

扫一扫
测一测

复习思考题

1. 大骨节病 X 线表现特征是什么？如何与退行性骨关节病进行鉴别？

2. 氟中毒与成骨性骨转移的鉴别要点是什么？

第十四章

软组织疾病

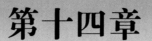 **学习目标**

　　1. 掌握和熟悉局限性骨化性肌炎的 X 线、CT 表现及鉴别诊断；脂肪瘤 CT 及 MRI 表现；血管瘤 X 线、CT 及 MRI 表现；神经源性肿瘤、纤维瘤 MRI 表现。

　　2. 了解骨化性肌炎、脂肪瘤、血管瘤、神经源性肿瘤、纤维瘤等软组织疾病的相关临床、病理表现。

　　骨关节周围的软组织结构之间密度差异小，X 线平片难以清晰显示软组织病变的细微结构。对于骨关节软组织位于浅表位置的病变宜选用超声检查，对于位于深层位置的病变宜选用 CT 或 MRI。本章主要介绍骨伤科临床较为常见的软组织非肿瘤和软组织肿瘤疾病。

第一节　骨化性肌炎

　　骨化性肌炎（myositis ossificans）是一类发生于肌组织内的异位骨形成和沉积的疾患，病因尚不明确，通常将其分为局限性骨化性肌炎和进行性骨化性肌炎。

一、局限性骨化性肌炎

　　局限性骨化性肌炎根据有无外伤史，可分为外伤性和非外伤性骨化性肌炎，其中以外伤性较常见。

（一）临床与病理

　　临床表现：本病好发于青年男性，多数患者有外伤史，以股四头肌、股内收肌及上臂肌受累多见。临床上，外伤后在受伤部位出现肿胀和疼痛，可触及肿块，邻近关节活动受限。伤后数周至数月后，肿块逐渐缩小、变硬，多无明显症状，或仅有局部活动不便。

　　病理改变：早期病变内可见大量新生血管和成纤维细胞；约 1 个月后病灶外围出现钙化，并逐渐向中心区扩展；3~5 个月后病灶逐渐骨化，外围为致密的钙斑或骨组织，中央为低密度的类骨质；最后病灶逐渐变小，形成片状或硬块样的骨块。

（二）影像学表现

　　1. X 线表现　本病不同阶段有不同表现，诊断须于软组织肿块内见到骨结构（图 14-1A）。早期可无阳性发现，表现为受累部位出现肿胀和软组织肿块。数周后病灶部可出现较淡密度的点状、絮状或片状阴影，邻近骨可出现骨膜反应。而后，病灶周缘被较致密的

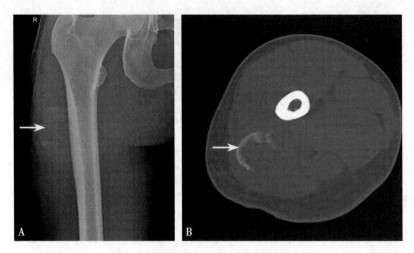

图 14-1　局限性骨化性肌炎 X 线及 CT 表现

A. 股骨中上段 X 线正位片：右股骨干旁类圆形密度增高影，密度不均，边界尚清楚（白箭头）；B. CT 横断位：右股骨干旁半环状密度增高影，边界清楚（白箭头）

骨质包绕，其内出现网状分布的密度增高影。随着时间推移，其内的骨小梁结构显示更清楚，形成大片骨质密度影，肿块可出现收缩，较前缩小。骨化肿块与邻近骨皮质或骨膜之间可见透亮间隙。

2. CT 表现　CT 分辨率较高，早于 X 线平片显示其特征性的层状钙化和软组织变化（图14-1B）。随着时间推移，病灶逐渐局限、缩小，病变边缘出现边界清晰的层状钙化，并向中心渐进性发展。病灶与骨骼相邻处及病灶中央可见相对较低密度区域，邻近骨骼常见骨质增生。

3. MRI 表现　MRI 显示骨化不如 CT 直观，但在显示骨化性肌炎软组织肿块和肿胀方面优于 CT。软组织肿块或肿胀在 T_2WI 上显示较清楚，呈弥漫长 T_2 信号影，钙化或骨化部分呈长 T_1、短 T_2 信号影。

（三）鉴别诊断

1. 骨旁型骨肉瘤　骨旁型骨肉瘤通常以中央和底部钙化较明显，与病骨间常无明确的透明带，肿瘤生长速度较快，肿块边缘不清。

2. 骨外软组织内骨肉瘤　其肿瘤骨表现为边缘不规则的块状骨影，与骨化性肌炎外围成熟、中央不成熟的层带状结构不同。

二、进行性骨化性肌炎

进行性骨化性肌炎（myositis ossificans progressiva）又称进行性骨化性纤维结构不良（fibrodysplasia ossificans progressiva），是一种少见的慢性进行性致死性疾病，是常染色体显性遗传疾病。

（一）临床与病理

临床表现：多发生于婴幼儿，男性多见。早期症状为受累部位疼痛、发热、肿胀，而后常于颈、肩、背部皮下组织内出现硬块，数周后硬块内逐渐出现钙化及骨化。病变多始于上背部肌肉，逐渐蔓延到上肢、脊柱旁及下肢等，致受累部位关节活动受限，轻微外伤常可加剧病变发展。病程中缓解与进展交替出现。本病预后不良。

病理改变：本病主要特点为自幼儿期即出现横纹肌纤维间、肌腱、腱鞘和筋膜等的进行性骨化,累及肌肉。全身肌肉除面肌、膈肌和舌咽肌外均可受累,常以骨骼肌为主。

（二）影像学表现

1. X线表现 急性期X线检查多无阳性征象,或仅为软组织肿胀。数周后出现斑点、条状或不规则形钙盐沉积,密度逐渐增高,范围扩大,形成条带或大片状致密影,沿肌束、肌腱或韧带走向分布。骨化后可见骨小梁样结构,与周围软组织界限清楚。少动及不动关节常显示骨质疏松。关节周围软组织钙化,可导致关节强直。

2. CT表现 钙化或骨化沿肌束、肌腱或韧带方向走行,断面上钙化由中央部开始逐渐向外扩展。最终,全部肌肉或肌群呈板层样骨结构,与局限性骨化性肌炎钙化方式不同。

3. MRI表现 受累肌群萎缩,骨化和钙化呈长T_1、短T_2信号影。MRI显示骨化和钙化不如CT。

（三）鉴别诊断

局限性骨化性肌炎:常有外伤史,局灶性发病,预后良好,无进行性发展病程。

第二节 软组织肿瘤

软组织肿瘤种类繁多,通常包括平滑肌、横纹肌、纤维、脂肪、滑膜血管、间皮、淋巴管及原始细胞中胚叶组织成分的肿瘤。CT及MRI的应用,使软组织肿瘤的检出率及诊断率明显提高。本节仅介绍几种常见的软组织肿瘤。

一、脂肪瘤

脂肪瘤(lipoma)是最常见的间叶组织肿瘤,是一种由成熟脂肪细胞构成的良性肿瘤,可发生于含有脂肪组织的任何部位,常见于颈、肩、背、臀及肢体的皮下组织和腹膜后,亦见于肠系膜、肾脏周围、肌肉和筋膜下。

（一）临床与病理

脂肪瘤好发于50~70岁,典型表现为生长缓慢的无痛性肿瘤,肿瘤较大者可有压迫症状。

脂肪瘤常有一薄层纤维包膜,呈扁平或分叶状,边缘清楚,质软。皮下脂肪瘤发展较缓慢,大小不一,大者可达10~20kg,表面皮色正常,基底宽,质软。

（二）影像学表现

1. X线表现 平片显示病变不够敏感,可表现为边缘规整、清楚的低密度区,多呈圆形或卵圆形。肿瘤大小不等,瘤体越大,透光度相对越强。呈浸润性生长者,其边缘多显示不清。肿瘤内可发生钙化。

2. CT表现 肿瘤呈单发或多发边缘光整的极低密度区,CT值约−65~−120HU,密度均匀,多呈分叶状。有包膜,内部可有分隔。周围组织受压。增强扫描病变无强化。

3. MRI表现 信号具有特征性,在T_1WI上呈高信号、T_2WI上呈中高信号,在所有序列中均与皮下脂肪信号相同,信号均匀,部分可含有等低信号的分隔(图14-2)。在脂肪抑制序列上,脂肪呈低信号。

（三）鉴别诊断

脂肪瘤影像学表现特殊,尤其以CT和MRI表现具有特征性,一般无须与其他病变鉴别,但与低度恶性脂肪肉瘤鉴别困难。

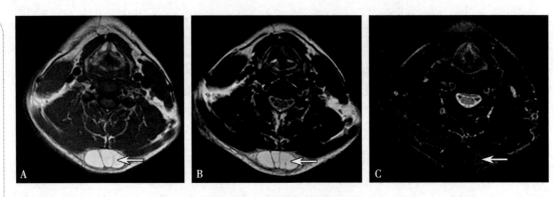

图 14-2 脂肪瘤 MRI 表现

A、B. MRI 横轴位:颈项部椭圆形肿物,T₁WI、T₂WI 呈高信号(白箭头);C. 脂肪抑制像:呈低信号,信号较均,其中见低信号分隔,边界清楚(白箭头)

二、血管瘤

血管瘤(hemangioma)为最常见的软组织良性肿瘤,由血管组织所形成,可累及皮肤、皮下组织和深部软组织。DSA 血管造影是诊断血管瘤的可靠方法。

(一)临床与病理

血管瘤多见于婴儿和儿童,女性多于男性。一般无明显自觉症状,可有间歇性疼痛、肿胀。若持续发展,可侵犯、破坏周围组织,引起肢体功能障碍、畸形,或并发感染、溃疡及出血。有时可在肿胀处触及搏动和听到血管性杂音。血管瘤常见的类型主要有:毛细血管瘤、海绵状血管瘤、静脉性血管瘤、上皮样血管瘤和肉芽肿型血管瘤。

(二)影像学表现

1. X 线表现 血管瘤体积或范围较小时,X 线片难以显示。范围较大时可见软组织肿胀或肿块,边界不清。肿块内可有多发、大小不等的圆形或椭圆形环状钙化(图 14-3)。环状钙化影内有时伴有小点状钙化,呈"按扣状"影(静脉石),为本病的特征性表现。周围骨结构多为压迫性骨质破坏。血管造影呈囊状不规则扩张的血窦或粗细不均、迂曲扩张的血管样结构(供血动脉及引流静脉),对比剂通过缓慢。有时可见静脉瘘。

2. CT 表现 软组织肿块形态不规则,边界不清。常伴有脂肪组织增生,多位于肌间或肌内,不均匀低密度。钙化及静脉石常见,为本病重要诊断依据。增强扫描有明显强化,动态增强扫描呈渐进性强化,延迟期病变的密度更均匀。CTA可进行三维重建,可以全方位观察血管瘤情况。

3. MRI 表现 多呈不均匀信号,在 T₁WI上呈等低信号,T₂WI 上呈高信号,无明显流空现象及占位效应(图 14-4)。其内的脂肪组织呈散在点状 T₁WI 高信号、T₂WI 高信号。静脉石及钙化则呈低信号。在 T₁WI 及 T₂WI 上,亚急性出血表现为不规则斑点、片状高信号;慢性反

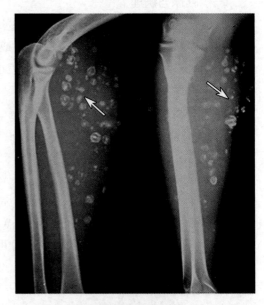

图 14-3 血管瘤 X 线表现(肘关节正侧位片):肿块内常有多发、大小不等的环状钙化(白箭头)

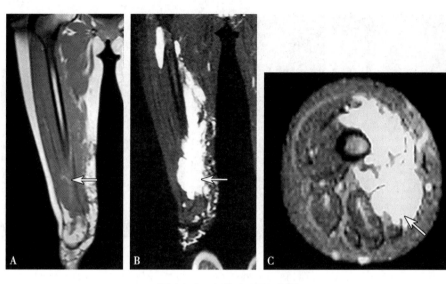

图 14-4　血管瘤 MRI 表现

A. 冠状位 T_1WI：右侧大腿软组织内团片影，部分呈迂曲血管状，呈等、稍高信号；B. 冠状位 T_2WI：呈高信号；C. 横轴位脂肪抑制像：呈高信号，边界清楚（白箭头）

复出血引起的含铁血黄素沉着在 T_2WI 上表现为低信号环。增强扫描有明显强化。

（三）鉴别诊断

本病主要与血管畸形鉴别：血管畸形在 CT 增强扫描上表现为弥漫性的病变，完全由血管组成而没有间质显影，密度不均，偶有钙化。MRI 平扫上，血管瘤通常没有明显的血管流空现象，而血管畸形多能见到这一现象。

三、周围神经源性肿瘤

周围神经源性肿瘤以良性者多见，常分为神经纤维瘤、神经鞘瘤和神经纤维瘤病，以神经纤维瘤和神经鞘瘤多见。

（一）神经纤维瘤

1. 临床与病理　神经纤维瘤（neurofibroma）临床上表现为皮下组织肿块，沿神经长轴分布，好发于下肢。好发年龄为 20~40 岁，肿块生长较缓慢，常发生于皮肤神经，极少累及较大神经。肿块较大时临床症状较明显，较小时可无明显症状。若肿块出现疼痛或增大，尤其存在多发病灶（神经纤维瘤病）时，要考虑是否有恶变的可能。神经纤维瘤由神经内衣、神经束衣和神经鞘细胞组成，含有较丰富的胶原组织。

2. 影像学表现　主要依靠 CT 和 MRI 进行诊断。

（1）X 线表现：不易清楚显示软组织肿块，对诊断帮助不大。

（2）CT 表现：平扫表现为软组织内圆形低密度灶，边界清楚，有时可见完整的包膜。肿瘤的密度较均匀，增强扫描可有轻度强化，但无特殊性改变。

（3）MRI 表现：T_1WI 上肿瘤信号与骨骼肌信号相仿，T_2WI 呈中心略低信号，周围高信号，称为靶征。病灶形态规则，边界清楚，信号均匀。增强后中心可强化。周围肌肉和血管受压移位（图 14-5）。

3. 鉴别诊断　主要与神经鞘瘤和纤维瘤鉴别。

（1）神经鞘瘤：神经纤维瘤和神经鞘瘤有相似的 CT 和 MRI 表现，两者较难区分，神经鞘

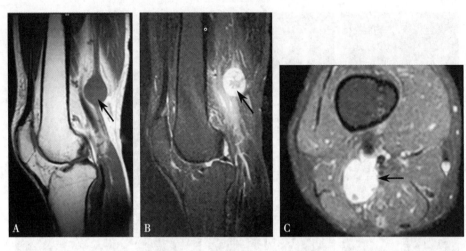

图 14-5 神经纤维瘤 MRI 表现

A. MRI 矢状位 T_1WI：大腿肌间隙内类圆形异常信号灶，边缘光滑，与肌肉信号一致；
B. MRI 矢状位脂肪抑制像：呈高信号，边缘光滑；C. MRI 横轴位：增强后病灶强化明显

瘤易囊变有助于鉴别。

(2) 纤维瘤：纤维瘤在 CT 上难以与神经纤维瘤鉴别，但在 MRI 上，前者的 T_1WI 和 T_2WI 图像均为低信号，可资鉴别。

(二) 神经鞘瘤

1. 临床与病理 神经鞘瘤（schwannoma）又称为 Schwann 细胞瘤，是起源于施万细胞的良性肿瘤。周围神经的神经鞘瘤多见于较大的神经干，好发年龄为 20~50 岁，好发部位为四肢、颈部和躯干，尤其是四肢屈侧、大神经干周围，如肘、腋窝、腘窝及腕部等。肿瘤生长缓慢，一般为无痛性，压迫神经时可伴有放射性酸胀和麻木感。

神经鞘瘤起自感觉神经的鞘细胞。单发瘤多为圆形或椭圆形，有完整包膜，表面光滑或略呈结节状。多发瘤为成串的梭形肿块，大小不等，最小者约 0.3cm，大者可达 20cm，与神经干相连。

2. 影像学表现 主要依靠 CT 和 MRI 进行诊断。

(1) X 线表现：对诊断作用不大。

(2) CT 表现：肿瘤为等或略低密度，钙化及出血少见。增强扫描明显强化。较大肿瘤由于囊变而呈不均匀强化。

(3) MRI 表现：与周围肌肉相比，T_1WI 上呈均匀等信号，T_2WI 为高信号。增强扫描肿瘤实质强化显著，出血和囊变区无明显强化（图 14-6）。部分神经鞘瘤常可见相邻肌肉沿长轴萎缩，约占 25%。

3. 鉴别诊断

(1) 神经纤维瘤：神经鞘瘤和神经纤维瘤 CT 和 MRI 表现相似，两者较难区分，神经鞘瘤易囊变有助于鉴别。

(2) 纤维瘤：纤维瘤在 MRI 图像上 T_1WI 和 T_2WI 均为低信号，可以鉴别。

四、纤维瘤

纤维瘤（fibroma）是来源于纤维结缔组织的良性肿瘤，因纤维瘤内含成分不同而有不同

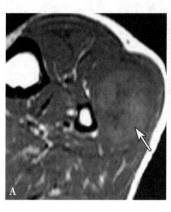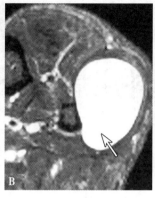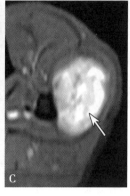

图 14-6　神经鞘瘤 MRI 表现

A. MRI 横轴位 T_1WI：小腿软组织内类圆形异常信号灶，呈等、稍高混杂信号；B. MRI 横轴位脂肪抑制像：呈均匀高信号；C. MRI 横轴位：增强后病灶强化明显

种类。可发生于体内任何部位，其中以皮肤和皮下组织最为常见，肌膜、骨膜、鼻咽腔及他处黏膜组织，以及其他器官如乳腺、卵巢、肾脏等均可发生。

（一）临床与病理

肿瘤大小不等，生长缓慢。皮下纤维瘤一般较小，边缘清楚、表面光滑、质地较硬、可以推动。若混有其他成分，则成为纤维肌瘤、纤维腺瘤、纤维脂肪瘤等。

（二）影像学表现

1. X 线表现　X 线检查无明显特征性，表现为软组织肿块。

2. MRI 表现　MRI 表现为边界清晰的软组织肿块，信号可不均匀。T_1WI 呈与骨骼肌相似的低信号，若富含黏液则呈高信号；T_2WI 信号介于骨骼肌与脂肪之间，并随胶原含量的多少而减低或增高（图 14-7）。

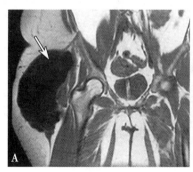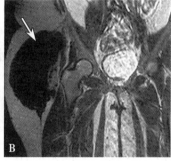

图 14-7　纤维瘤 MRI 表现：右髋软组织内较大类圆形肿块，T_1WI 及 T_2WI 均呈低信号，边界清楚

A. 冠状位 T_1WI；B. 冠状位 T_2WI

（刘连生）

复习思考题

1. 试述骨化性肌炎的概念及分类。

2. 简述血管瘤的 X 线、CT 和 MRI 表现。

第十五章

骨伤科疾病的介入诊治

学习目标

1. 掌握介入诊疗项目对椎间盘突出、椎体骨折治疗的适应证和禁忌证,以及基本的操作要点。

2. 熟悉骨伤科介入放射学的含义及其特点。

3. 对骨伤科的介入性诊治有初步的了解。

第一节 骨伤科介入放射学及其特点

一、骨伤科介入放射学概念

介入放射学(interventional radiology,IVR)是在医学影像设备的引导下,以影像诊断学和临床诊断学为基础,结合临床治疗学原理,利用导管、导丝等器材对各种疾病进行诊断及治疗的一门学科。我国卫生相关部门按学科管理,将介入放射学分为外周血管介入、骨伤科介入、心血管介入、神经介入、综合介入等类别。介入放射学在骨伤科的应用涉及外周血管介入和综合介入类别中的多种介入诊疗技术及其理论,按学科分类,命名为骨伤科介入放射学。

介入放射学具有微创、安全、有效等优势。随着介入放射学的发展,多种介入诊疗技术、器械、药品不断更新,骨伤科介入研究与应用不断得到拓展。

二、骨伤科介入放射学临床应用

血管性和非血管性介入诊疗技术均可应用于骨伤科疾病。前者包含经血管药物灌注术、经血管栓塞术、血管成形术等;后者包含经皮活检术、经皮穿刺引流术、经皮药物注射术、经皮组织切割/抽吸/填塞术等。骨伤科疾病应用血管性介入诊疗技术必须使用具有数字减影血管造影(digital subtraction angiography,DSA)功能的 X 线作为引导设备,应用非血管性介入诊疗技术除了 DSA 机(图 15-1)外,还可采用 CT、超声,甚至 MRI 设备作为引导设备。

介入诊疗项目在常见骨伤科疾病中的应用可简述如下:

1. 椎间盘突出症 有经皮椎间盘切吸术、经皮椎间孔镜下髓核摘除术、椎间盘化学溶解术、椎间盘激光消融术、椎间盘射频消融术及椎间盘内臭氧消融术等。

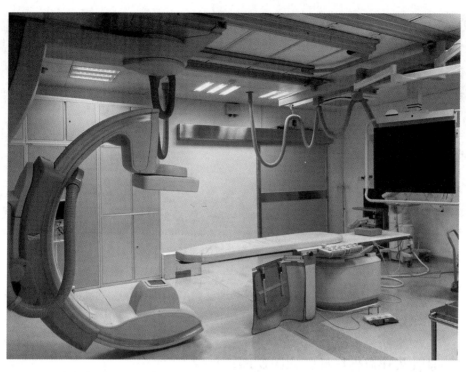

图 15-1 介入室 DSA 机房内景：机房中央安装有 C 形臂 DSA 机，配有平板探测器、压力注射器、抢救车、心电监护装置等设备

2. 骨肿瘤 血管造影术可以了解骨肿瘤的血管情况，有利于骨科手术方案评估或便于进一步介入治疗；经动脉灌注化疗及栓塞术适用于富血管性的良恶性肿瘤围手术期治疗或姑息性治疗；骨肿瘤术前栓塞还可减少手术中的出血，增加手术的安全性。

3. 骨关节创伤 骨关节创伤常合并血管损伤，可导致大出血。在此方面，微创介入治疗已经逐步取代外科手术成为首选的治疗方法。介入诊疗既能快速发现血管损伤部位，了解血流动力学情况，又能及时进行经导管栓塞、带膜支架植入等操作，实现快速止血。

4. 骨质疏松或溶骨性破坏 常用的有经皮椎体成形术和经皮椎体后凸矫形术等。

5. 其他 如股骨头坏死的药物灌注术、神经/软组织封闭治疗、关节疼痛封闭治疗、经皮肌骨活检术、钻孔减压术、关节穿刺引流术等。

第二节 股骨头缺血性坏死

股骨头缺血性坏死是指在无菌状态下，股骨头血供不足或中断而导致股骨头发生坏死，是一种常见的难治性疾病。股骨头缺血性坏死也是股骨颈骨折最常见的合并症。

一、股骨头的血供特点

股骨头的血供主要源于旋股内、外动脉（图 15-2），而到达及分布于股骨头的血管都是多级分支后的细小血管，之间虽有吻合，但仍保持各相对独立的血供区域，缺少广泛侧支循环，所以股骨头的血供比较贫乏，易发生缺血性坏死。

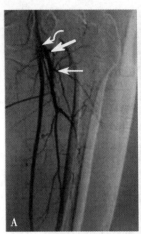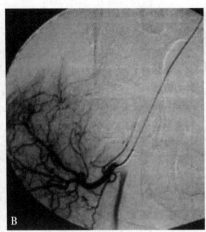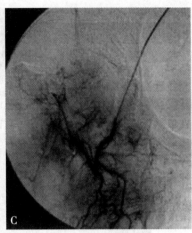

图 15-2　股深动脉的造影解剖
A. 曲箭头示股深动脉,细箭头示旋股内侧动脉,粗箭头示旋股外侧动脉;B. 旋股外侧动脉的超选择性造影;
C. 旋股内侧动脉的超选择性造影

二、股骨头缺血性坏死的病因病理

股骨头缺血性坏死的病因至今尚不明确。常由于创伤、皮质激素治疗以及酗酒引起,而放射性照射、血液系统疾病、肾移植、化疗、血管结缔组织疾病、妊娠和痛风等亦可伴发本病。

股骨头易坏死,与其解剖结构密切相关:股骨头的血供主要源于位于股骨颈基底部的旋股内动脉和旋股外动脉,此外,尚有少部分由圆韧带小动脉供血,因此,外伤、血栓形成、血管压迫等病因,常常导致股骨头血供减少,进而出现缺血性坏死。

股骨头缺血性坏死的病理改变为骨细胞变性坏死,周围软组织充血、渗出,淋巴细胞和浆细胞浸润等;修复期纤维肉芽组织沿骨小梁间隙向死骨渗透,清除死骨组织,并在其周围出现成骨活动;纤维肉芽组织吸收骨质时,因重力作用可致股骨头内形成多条微骨折线,故可见股骨头塌陷和骨质压缩,进而出现关节间隙变窄、髋关节半脱位、畸形、退行性骨关节病等。

三、股骨头缺血性坏死的介入治疗

股骨头缺血性坏死是由多种病因共同作用,引起股骨头血供中断或受损,亦即股骨头血液循环障碍是引起其坏死的核心问题,因此改善股骨头的血液循环成为介入治疗该病的理论依据。股骨头供血动脉内介入治疗的基本机制为解除血管痉挛,应用扩血管药物扩张股骨头供血动脉,继而灌注高浓度溶栓药物,溶通微血管栓子,增加供血动脉灌注,改善静脉回流,使闭塞的血管重新开放以降低骨内压,从而改善股骨头区局部血液微环境,有效促进和增强侧支循环建立,使到达股骨头的血流量增多,有利于新生骨生长、死骨修复,进而防止股骨头软骨下骨质塌陷及延缓关节退变进展。

(一) 适应证与禁忌证

1. **适应证**　年轻、病程短,骨质破坏轻的Ⅰ期、Ⅱ期患者疗效明显,疼痛症状可完全消失,坏死骨大部分吸收及新骨形成;骨质破坏严重的Ⅲ期、Ⅳ期患者疗效差。

2. 禁忌证　影像检查提示存在严重髂动脉迂曲狭窄,预期行选择性动脉插管难度极大者;严重凝血功能障碍、肝肾功能差、造影剂过敏等其他不适宜行介入诊疗的患者。

（二）器械及药物选择

具备 C 臂锥形束 CT 成像功能的大型平板数字血管造影仪;罂粟碱、尿激酶、低分子右旋糖酐、复方丹参注射液等溶栓、扩血管药物。

（三）技术操作要点

患者取仰卧位,局部麻醉下用 Seldinger 或其改良技术穿刺单侧股动脉（通常为右侧）,置入 4Fr 或 5Fr 动脉鞘,以 Cobra 导管或 RUC 导管先常规行髂内动脉和股动脉造影,根据造影结果确定股骨头的明确血供动脉,之后以导管选择插入股深动脉后,再分别选插旋股内、外动脉,造影明确后经导管缓慢注入稀释后的溶栓、扩血管药物（建议灌注时程为 20 分钟以上）;推荐总剂量为罂粟碱（30~60mg）、尿激酶（40 万 ~100 万 U）、低分子右旋糖酐（60~100ml）、复方丹参注射液（20~30ml）。双侧病变患者,先行对侧病变介入治疗,结束后将 RUC 导管或 Cobra 导管成袢,选插同侧髂内动脉及股动脉,同样行造影及超选择灌注治疗。按照股骨头造影所见的血供情况,将上述药物分配灌注。如有其他血管如闭孔动脉及臀下动脉分支供应病变区,亦应择情行超选灌注。尿激酶在灌注过程中需严密观察患者有无出血倾向。介入术后,连续 5 日每日静脉滴注低分子右旋糖酐、肝素钠,目的在于改善全身血液微循环。需重复介入治疗者每次间隔 3~4 周左右（亦有国内学者认为间隔时间为 7~15 日）。

（四）效果评价

介入治疗股骨头缺血性坏死疗效可靠、安全,患者痛苦少,为临床治疗提供了一种新的治疗方法,由于其具有操作相对简单、经济、创伤小、并发症少、疗效明显等优点,具有一定的临床价值。但是,由于股骨头缺血性坏死的骨细胞在完全缺血后 24 小时即开始发生坏死,而患者往往坏死几个月后才出现明显的临床症状,故待明确诊断时,股骨头多已出现明确坏死及组织纤维化,经动脉内灌注溶栓药物已错过最佳时期,所以该方法对于未能早期诊断的股骨头坏死患者仅作为一种辅助的治疗手段,并不能从根本上阻止病程的进展。

第三节　椎间盘突出症介入治疗

椎间盘突出症的介入治疗方法主要包括经皮椎间盘切吸术（percutaneous discectomy,PD）、经皮椎间孔镜下髓核摘除术（percutaneous transforaminal endoscopic discectomy,PTED）、椎间盘化学溶解术、椎间盘激光消融术、椎间盘射频消融术及椎间盘内臭氧消融术等。

上述几种介入治疗方法的机制有所不同,PD 和 PTED 均是机械减压,前者是在影像学设备引导下,将部分髓核组织切吸出来,使盘内压力减低,突出组织回纳,从而减轻或解除对神经根的压迫,达到治疗目的;后者则是在椎间孔镜的辅助下,直接摘除压迫神经根的突出或脱垂的髓核组织。椎间盘化学溶解术应用胶原酶溶解髓核组织,而椎间盘激光消融术和射频消融采用物理气化椎间盘内的髓核组织,从而达到降低椎间盘内压的作用,椎间盘内臭氧消融术则是利用臭氧的强氧化作用,破坏髓核内蛋白多糖和髓核细胞,使髓核体积缩小、固缩,从而解除对神经根的压迫,此外,还对髓核引起的神经根化学性炎症和疼痛有消炎和止痛作用。

　　PTED因具有直视下减压充分、安全、适应证广等优点,近年来发展迅猛。其他几种椎间盘突出症介入治疗的适应证与禁忌证、药物及器械选择、技术操作要点类似,关键技术均是经皮椎间盘穿刺术(图15-3),其中PD最具有代表性,本节以该术为例进行介绍,并简要概述经皮椎间孔镜下髓核摘除术。

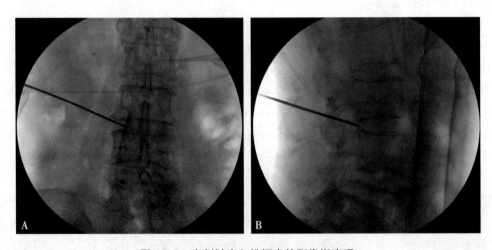

图15-3　穿刺针穿入椎间盘的影像学表现

A. $L_{3/4}$椎间盘突出,正位片示穿刺针尖位于$L_{3/4}$椎间盘平面;B.侧位片示穿刺针尖位于$L_{3/4}$椎间盘后缘

知识链接

脊柱内镜技术简介

　　随着脊柱外科技术的不断发展,临床医师认识到在尽可能减少手术创伤的基础上,保持脊柱的完整性和稳定性、减少术后并发症,是当前治疗脊柱疾病的研究方向。脊柱内镜作为一种新型的脊柱微创手术,已经成为治疗脊柱退变性疾病的主流技术,其具有术中创伤小、出血少,肌肉组织不会遭到大量破坏,不需要破坏关节突关节和椎板,减少牵拉神经根和硬脊膜囊,能够最大限度地保证脊柱手术节段的稳定性,术后患者康复快,不会在脊柱后方重要结构处留下瘢痕而导致椎管和神经的粘连等优点。脊柱内镜技术起源于1975年Hijikata在X线透视下经皮穿刺对腰椎间盘进行减压,治疗腰椎间盘突出症。2000年Yeung研制出单纯同轴脊柱内镜系统(Yeung endoscopic spine system,YESS),被认为是现代经皮脊柱内镜技术的基础。2006年Hoogland等对该系统进行改良,之后经多位医者不断更新设备以及技术的日益完善,使脊柱内镜技术不仅应用于腰椎间盘突出症,还扩展到治疗颈椎病、胸椎间盘突出症、慢性腰痛、椎管狭窄、椎间不稳以及脊柱感染等疾病。脊柱内镜技术是目前微创外科大环境在脊柱外科的延伸,也是医学发展的必然趋势。要严格掌握内镜技术的原理、适应证及禁忌证,采取个体化的治疗方案,不能盲目扩大适应证;对于同一种技术用于不同的患者,其穿刺进针点、角度、位置等应该个体化,强调靶向穿刺。我们相信随着研究的深入和技术的发展,脊柱内镜在脊柱微创手术中具有更广阔的应用前景。

一、经皮椎间盘切吸术

(一) 适应证与禁忌证

1. 适应证　明显的腰痛及坐骨神经放射痛,脊神经根受压体征阳性;病史 >2 个月,经保守治疗 >8 周无效者,或反复发作数年且疼痛较重,尤以下肢症状明显,难以行动及入睡者;经 CT/MRI 确诊为包容性或单纯性椎间盘突出,且影像学表现与临床症状体征相一致,并排除以下禁忌证。

2. 禁忌证　分为相对禁忌证和绝对禁忌证。

(1) 相对禁忌证:椎间盘突出伴明显钙化;合并马尾压迫麻痹或单根神经麻痹者;椎间隙明显狭窄;合并椎管狭窄、侧隐窝狭窄等;纤维环及后纵韧带破裂,髓核脱入椎管内游离者;突出物压迫硬膜囊 >50%;突出物致侧隐窝填塞嵌顿者;合并椎体滑脱大于 I 度者;合并椎管内肿瘤、椎体转移者。

(2) 绝对禁忌证:椎间盘穿刺通路感染;邻近椎体结核或其他感染;严重的凝血功能障碍;心、肺、肝、肾功能衰竭。

(二) 器械及药物选择

穿刺针、系列扩张套管、髓核钳、环钳、自动式切除装置、负压吸引装置。

(三) 技术操作要点

患者取患侧向上侧卧位,根据 CT 测得的穿刺点距棘突旁开距离,在体表画出穿刺点,以穿刺点为中心消毒,铺巾,沿穿刺途径做局部浸润麻醉后,取穿刺针经皮肤、侧后方肌群及上关节突旁侧穿入椎间盘中央,双向透视确定进针无误后,逐级扩张,最终置入直径 3.5~4.0mm 工作套管至椎间盘中后 1/3 处,经工作套管置入环锯,打开纤维环,并摘除部分髓核。经工作套管插入切割器反复切割抽吸髓核,直至无髓核组织吸出为止,退出切割器和套管,穿刺局部无菌敷料包扎。

(四) 效果评价

目前,国内外学者主要采用 MacNab 显效、有效和无效三级评价标准。有效率为显效与有效之和,在 75%~90% 之间,且近期疗效与远期疗效基本一致。与椎间盘镜下摘除术的长期疗效比较,疗效稍低数个百分点,但并发症和费用明显较低。

二、经皮椎间孔镜下髓核摘除术

(一) 适应证

可适用于前述 PD 的相关适应证,还可用于侧隐窝狭窄、椎管狭窄、椎间盘脱出,甚至游离于椎管等。

(二) 技术操作要点

PTED 是在 PD 基础上衍生和发展的另一种腰椎间盘介入摘除方法,是在椎间孔内镜辅助下行突出椎间盘摘除(图 15-4)。目前,临床上常用以下两种操作技术:一是 Yeung 等人提出的 YESS 技术;二是 Hoogand 等人提出的 TESSYS(transforaminal endoscopic spine system)技术。

1. YESS 技术　经 Kambin 安全三角区[由 3 部分构成,即斜边(出口神经根)、高(硬膜囊和走行神经根)和底边(下位椎体的上终板)围成的直角三角形]进入椎间盘内行髓核摘除。该系统为硬杆状多管道内镜系统,工作套管末端为斜面,通过后外侧穿刺,经 Kambin 安全三角区进入椎间盘,将生理盐水连接在通道上,在水的介质下由内向外切除椎间盘组

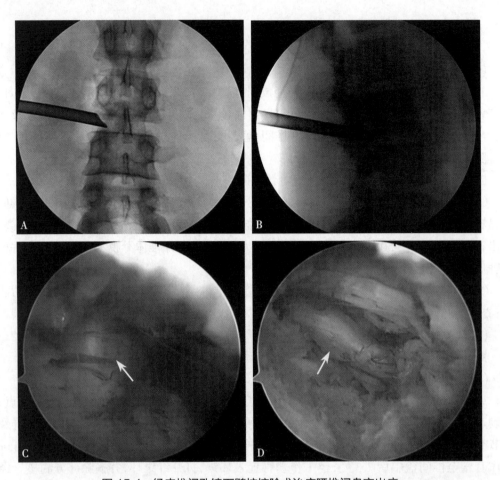

图 15-4　经皮椎间孔镜下髓核摘除术治疗腰椎间盘突出症
A. X 线正位片示工作套管位于责任椎间盘平面；B. X 线侧位片示工作套管位于责任椎间盘后
缘；C. 椎间孔镜下示探钩牵开受压神经根后显露突出的椎间盘；D. 椎间孔镜下示摘除突出椎
间盘后受压神经根复张

织,用双极射频和激光进行椎间盘髓核热凝成形。YESS 技术入路和 PD 入路相同,摘除椎
间盘内髓核后,使向后突入椎管的部分自动塌陷回缩,达到间接减压。

2. TESSYS 技术　直接摘除突入椎管内的椎间盘,从而解除神经根压迫,达到减压目的。
其穿刺路径为椎间孔入路,为了进入椎管,设计了不同直径的环锯和扩孔钻,逐级切除椎间孔
下半部,即尾侧上关节突腹侧骨质,扩大椎间孔,避免置管对出口神经根和神经节的挤压,将
工作导管插入椎管内而非椎间盘内,直接摘除突入椎管内的椎间盘组织并松解硬脊膜和神经
根。该入路也通过 Kambin 安全三角区的背侧和尾侧部分,只是与额状面夹角比 YESS 技术小。

第四节　椎体成形术

一、经皮椎体成形术

经皮椎体成形术(percutaneous vertebroplasty,PVP)是指在影像学(CT 或 DSA)引导下,

经皮通过椎弓根等部位向椎体内注入骨水泥等物质以达到增加椎体强度和稳定性,防止塌陷,消除或缓解疼痛等目的的微创治疗技术。

(一) 适应证与禁忌证

1. 适应证 主要适用于骨质疏松症等能够引起疼痛性椎体压缩骨折的疾病。创伤、椎体原发性肿瘤(如骨髓瘤、症状性血管瘤)、新鲜的椎体骨折、血液系统恶性肿瘤(骨髓瘤和淋巴瘤)以及转移性骨肿瘤等,亦可纳入适应证。

2. 禁忌证

(1) 绝对禁忌证:椎体结核、细菌感染;凝血功能严重障碍,且无法纠正者。

(2) 相对禁忌证:骨折累及椎体后壁,或肿瘤破坏椎体后缘骨质严重,椎管内结构压迫者;椎体压缩程度超过75%,不具备穿刺条件者;凝血功能障碍,有出血倾向者;身体虚弱的终末期患者。

(二) 器械及药物选择

1. 穿刺注射器材 必备适用于椎体穿刺和骨水泥注射的专用穿刺套针及注射器。穿刺针为带芯骨穿针,胸、腰椎用11~13G、颈椎用14~15G。目前常用的骨水泥注射器主要有螺旋加压注射式和推杆注射式。

2. 骨水泥 主要为低黏稠度的聚甲基丙烯酸甲酯(PMMA),内含有少量硫酸钡粉,还有少量钽粉。其有利于渗透到骨小梁中,有效阻止椎体骨折微动,同时使骨水泥与骨表面的界面强度明显提高。注射骨水泥时避免过于稀薄,否则容易发生渗漏,宜于黏稠期注射。目前还有其他类型的骨水泥可供选用。

3. 影像引导装置 一般选用可正侧位双向清晰透视的C形臂X线机,亦可在CT引导下进行。

(三) 技术操作要点

1. 准确定位 穿刺前应明确目标椎体,穿刺过程应有影像设备全程监控,保证穿刺到位。为防止骨水泥溢入椎体引流静脉,穿刺针尖应尽可能插到椎体的前1/3处。

2. 体位选择 颈椎段穿刺,患者取仰卧位为宜;胸腰椎段穿刺时,患者宜取俯卧位。

3. 谨慎注射 骨水泥溢入椎管、神经孔将引起并发症,如经静脉回流入肺,甚至可造成肺栓塞。因此,应全程监视骨水泥的注射,一旦发现骨水泥外溢达椎体后缘或椎旁静脉时,应立即停止注射。同时,应掌握骨水泥调制方法,避免在较稀薄阶段注射。

4. 注意拔针 注射完毕后将穿刺针退至骨皮质,插入针芯,旋转穿刺针,在骨水泥硬化前拔除,以免拔针困难。

(四) 效果评价

主要是观察疼痛缓解程度,可应用WHO标准或视觉模拟评分法(visual analogue scale, VAS)。骨水泥注入病变椎体后,可恢复病变椎体强度及稳定性;骨水泥聚合时产生热量,可使神经末梢变性而起到止痛作用。同时,骨水泥单体具有细胞毒性,可以部分破坏肿瘤细胞,聚合产热也可引起肿瘤细胞的坏死,从而起到局部抗肿瘤作用。多数患者在术后即刻至72小时(平均36小时)内起效,转移性骨肿瘤和骨髓瘤的疼痛缓解率为72%~85%、OVCF(骨质疏松性椎体压缩性骨折)的疼痛缓解率达78%~96%。

二、经皮椎体后凸矫形术

经皮椎体后凸矫形术(percutaneous kyphoplasty,PKP)是在PVP基础上发展而来的新技术,除了能够起到如 PVP 那样的止痛和强化椎体的效果外,还能恢复已经被压缩的椎体高度,矫正后凸畸形。

（一）适应证与禁忌证

1. 适应证　主要为老年性骨质疏松引起的无神经损伤的新鲜压缩性骨折。陈旧性压缩性骨折所引起的后凸畸形,以及椎体肿瘤所致的压缩性骨折,亦可在排除禁忌证后选用。

2. 禁忌证　无症状的椎体骨质疏松或塌陷、广泛骨质转移破坏、严重心脑血管疾病或恶病质患者,穿刺局部存在感染等,均不宜采用。

（二）器械及药物选择

球囊扩张装置为 PKP 最关键的器械,其作用是将压缩塌陷的椎体恢复高度。其他器械如穿刺套针、骨水泥等与 PVP 相同。

（三）技术操作要点

1. 简要过程（图 15-5）　患者取俯卧位,消毒、铺巾、局部麻醉;C 形臂 X 线机多向透视确认位置并设定穿刺角度和方向;穿刺针顺椎弓根逐渐进入椎体后缘,成功后置换为工作套管;透视或 CT 扫描证实工作套管位置准确后,经工作套管以手指力量拧入精细钻;拔出精细钻置入可扩张球囊,扩张球囊并使椎体高度恢复、上下终板接近正常位置时停止;抽空并拔出球囊,监视下注入骨水泥,充填球囊扩张后所形成的空腔;发现骨水泥接近椎体后 1/4 或

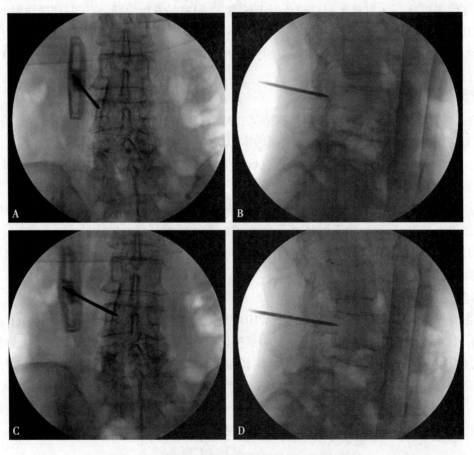

图 15-5　经皮椎体后凸矫形术治疗 L_4 压缩性骨折

A. L_4 压缩性骨折,正位片示穿刺针尖抵达椎弓根外侧缘;B. 侧位片示穿刺针位于椎弓根后缘;C. 正位片示穿刺针尖位于椎弓根内侧缘;D. 侧位片示穿刺针尖位于椎体后缘

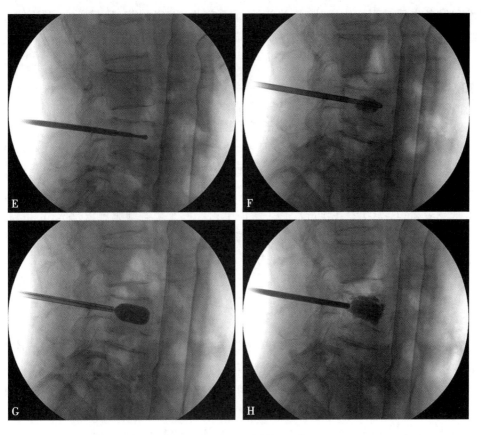

图 15-5(续)

E. 侧位片示丝锥攻丝至椎体前缘 1/3；F. 侧位片示球囊通过工作通道置入椎体内；G. 侧位片
示球囊扩张充分,压缩的椎体高度改善；H. 侧位片示骨水泥弥散充分,无渗漏

直视发现骨水泥出现椎体外渗漏时,停止骨水泥注入；带芯骨水泥推注管夯压骨水泥直至其
硬化；包扎伤口,手术结束。

2. 穿刺点的选择　胸腰椎 PKP 多采用后外侧入路,患者俯卧位,穿刺点位于棘突旁开
2~3cm,经椎弓根穿刺,穿刺点位于正位透视下的"猫眼"内,即椎弓根在 X 线的投影处。

(四) 效果评价

PKP 除了具有 PVP 的优点外,还可明显恢复被压缩的椎体高度,纠正后凸畸形。同时,
由于通过球囊等扩张器作用形成容受性空腔,撤出骨扩张器后亦很容易注入骨水泥,也使其
渗漏的风险明显降低。

第五节　关节镜下介入治疗

关节镜技术是一种微创手术方法,可用于滑膜、韧带、软骨、半月板等病变或损伤的处
理,在运动损伤领域中应用广泛。1918 年 Kenji Tagaki 首先将膀胱镜应用于观察尸体的膝
关节,随后有学者报道将腹腔镜用于膝关节检查,20 世纪 70 年代中期,随着光学、电子学和
图像技术的发展并用于关节镜,关节镜的手术水平不断提高。70 年代末及 80 年代初,关节

镜技术和设备先后被引入中国,除膝关节外,肩、髋、肘、腕等关节,甚至脊柱、颞下颌关节的关节镜技术亦开始应用并迅速发展。

知识链接

膝骨关节炎的关节镜介入治疗进展

膝关节是骨关节炎的好发部位。目前,关节镜下治疗膝骨关节炎主要针对两个方面,即清除引起症状的因素和恢复关节软骨的完整性。关节镜冲洗和清理术是以改善症状、延缓病变进展为目的的姑息性手术,应用于临床已有几十年历史,在部分患者中效果显著,但近年对于其作用产生了新的争论。间充质干细胞刺激技术,包括钻孔、微骨折和打磨成形术,可产生纤维软骨和透明样软骨的混合物,是一类创伤小、成本低廉、操作简单的术式,且对部分病例疗效满意。而新兴的关节镜下软骨或软骨细胞移植在技术上已逐渐成熟。这类手术采用更激进的外科手段以尽可能恢复受累区域软骨的完整性。尽管已有的资料显示出可喜的结果,其长期转归还有待未来的研究证实。

关节镜冲洗和清理:目前大部分学者认为的关节镜清理术应包括:冲洗,去除游离体、碎屑、可移动的软骨碎片、不稳定的撕裂的半月板,以及产生撞击的骨赘。然而,在许多关于关节镜清理术的临床研究中,同时进行的还有钻孔术、打磨成形术、微骨折术、髁间窝成形术、滑膜切除术、骨赘去除术等。正是由于缺乏标准化的术式以及统一的病例选择标准,对清理术效果的讨论尚无足以令人信服的科学依据。

关节软骨修复:包括自体骨软骨移植、自体软骨细胞移植等技术。前者主要针对局限性软骨缺损,其优点是一次性完成手术,无须依赖实验室条件进行软骨细胞培养,适用于小型至中型的关节负重面软骨缺损;缺点在于易受限于缺损的大小和位置,并且存在供区病变的风险。后者是用采集自体的健康软骨细胞经体外培养后修复全层软骨缺损的技术,这一手术适用的软骨缺损直径可达 35mm;其缺点在于手术需分两期进行,且二期手术需切开关节,同时费用十分昂贵。并发症有移植物过度增殖、骨膜与受区软骨接合不全、关节纤维化等。

作为关节镜治疗膝骨关节炎的主流术式,关节清理术仍然是一种姑息性手术,虽然多数文献报道术后大部分患者的膝关节症状和功能有所好转,但对于退行性改变为主的骨关节炎,关节清理术的效果是随着时间的推移而减弱的。间充质干细胞刺激技术虽然能够修复局部软骨缺损,但生成的纤维软骨无论是在组织学特性,还是生物学特性上,都与正常的透明软骨有较大差距。再者,尚无证据表明纤维软骨的再生与骨关节炎病情转归存在相关性。自体骨软骨移植是较新的修复局部软骨缺损的方法,受区软骨可以保持透明软骨的特性,临床效果令人欣喜,但供区及缺损部分的大小和位置是其最重要的局限因素,因此不适于重度退行性关节炎或非股骨负重区软骨缺损。软骨细胞移植是当前研究的热点,早期的结果提示这可能是一种十分有前景的治疗局部软骨缺损的方法。目前还缺乏足够的长期随访资料,证明其优于其他的术式。另外,无论是何种关节镜下的术式,目前的研究多数停留在回顾性病例研究,论证强度较低。因此,对于这些术式的作用,今后还有待更多的前瞻性对照试验说明。

一、适应证与禁忌证

(一) 适应证

关节内滑膜清扫切除;关节粘连松解;游离体摘除;关节内及关节周围韧带损伤的修复与重建;关节内骨折、软骨损伤治疗;半月板损伤切除、修补和成形等;关节炎冲洗引流及关节清理。

(二) 禁忌证

关节外部局部感染或皮肤明显污染;关节骨性强直或关节囊广泛破裂,灌注液不能进入或充盈关节腔;凝血功能障碍;全身情况差,不能耐受手术;肿瘤。

二、器械及药物选择

关节镜主要由冷光源、摄像系统、灌注系统、关节镜、镜鞘、穿刺器、刨削器等构成,根据不同关节,配置相应管径及形状的操作系统(剪刀、钩刀、半月板切刀、探针、抓钳、刮匙等)。20 世纪 90 年代开始使用钬激光和射频汽化装置,可以对组织进行切割、削磨、凝固、分离、紧缩及止血处理。

三、技术操作要点

以膝关节半月板损伤的关节镜治疗为例。

(一) 明确半月板损伤类型

半月板损伤类型包括垂直纵行(桶柄样)裂伤、半月板与关节囊交接部的损伤、水平裂伤、放射状损伤、根部撕裂、瓣状和混合型撕裂、盘状半月板损伤等。

(二) 明确手术指征及治疗策略

关节镜手术需严格遵循手术指征,结合临床症状及辅助检查结果,根据半月板损伤类型制订合适的手术策略,例如:

1. 内侧半月板后角切除术　适用于保守治疗无效的半月板后角水平撕裂、瓣状撕裂及混合撕裂。

2. 内侧半月板桶柄样撕裂修补术(图 15-6)　适用于红 - 红区或者红 - 白区的半月板桶柄样撕裂,无明显变形、变性。

3. 外侧半月板成形术　适用于儿童及成人外侧盘状半月板损伤。

(三) 谨慎治疗

1. 操作避免粗暴,关节间隙狭窄的情况下不能强行插入器械,避免损伤关节软骨。

2. 半月板损伤需尽早修复,如半月板移位状态超过 6 周,则会出现变形、变性,造成复位困难。

3. 仔细判断半月板的质量,对于儿童半月板损伤,尽量修补并保留组织,以期发育过程中改善质量,对于成人半月板损伤,需在半月板质量完全可靠的情况下进行修补。

四、效果评价

随着关节镜微创外科技术的发展和应用,关节内许多伤病的诊断和治疗均可在关节镜下完成,该操作具有手术创伤小、时间短、康复快及效果好的优势。关节镜由于可以看到关节内几乎所有的结构,比切开关节观察更全面,可显著提高关节损伤临床诊断的准确率,绝大多数关节损伤和疾病可以采用关节镜手术治疗,但其有严格的手术适应证,目前尚不能完全取代开放手术。

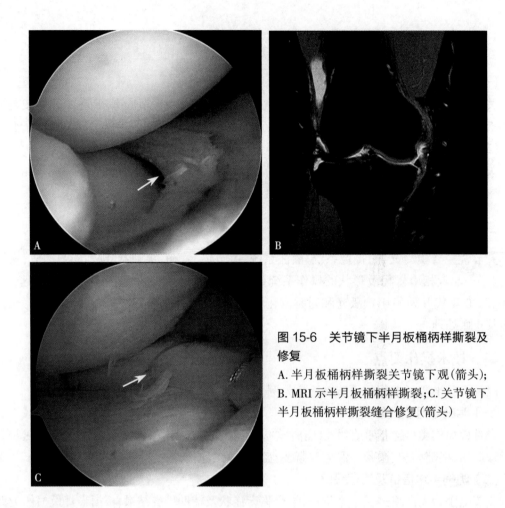

图 15-6　关节镜下半月板桶柄样撕裂及修复
A.半月板桶柄样撕裂关节镜下观(箭头);
B. MRI 示半月板桶柄样撕裂;C.关节镜下半月板桶柄样撕裂缝合修复(箭头)

第六节　肌骨超声引导下针刀治疗颈肩腰腿痛

随着国内肌骨超声诊断水平的不断提高,肌骨超声在骨伤科、运动医学、疼痛、风湿等领域得以广泛应用。由于超声具有实时、便捷、经济、无辐射等优点,使其在引导组织穿刺活检及介入治疗等方面凸显出重要价值。针刀疗法是一种传统针刺术与外科松解术相结合的治疗方法。在肌骨超声引导下进行针刀治疗,充分结合了二者的优点,使针刀疗法得到了突破性的进展。

一、适应证与禁忌证

(一)适应证

因筋膜粘连、挛缩或结疤而致颈肩腰腿等处的顽固性疼痛点,其中粘连面积小者疗效较好,粘连面积大者疗效较差;所有骨关节附近因肌肉、韧带紧张挛缩,拉应力过度引起的关节功能活动障碍、骨质增生等;各种损伤引起的滑液囊闭锁或滑液排泄障碍造成的滑囊膨胀,出现酸胀、疼痛和运动障碍等;各种腱鞘炎,尤其是狭窄性腱鞘炎;外伤性肌痉挛和肌紧张(非脑源性);骨化性肌炎初期,肌肉、韧带尚有一定弹性者;手术损伤后遗症,因腱鞘狭窄,筋膜、肌肉、韧带或关节囊挛缩、结疤、粘连而致功能障碍者;病理性损伤后遗症,如类风湿关节炎等疾病导致的筋膜挛缩、粘连而使关节屈伸受限者。

（二）禁忌证

有发热症状者；有严重内脏疾病者；施术部位有皮肤感染、溃疡或肌肉坏死者；施术部位有红肿、灼热或深部组织肌肉有脓肿者；施术部位有重要神经、血管或脏器而无法避开者；有严重心脏病、高血压、糖尿病、恶性肿瘤、血液病或出血倾向的患者；年老体弱或妇女妊娠期、月经期患者；定性、定位诊断不明确者。

二、器械及药物选择

彩色多普勒超声仪、合适的超声探头（高频或低频）、无菌探头套、型号合适的针刀、1%利多卡因、碘伏、纱布、洞巾等。

三、技术操作要点

以肩部冈上肌损伤的超声引导下针刀治疗为例。

1. 体位　患者取坐位。

2. 超声引导下定位　使用高频线阵探头进行超声引导，首先初步扫查患者肩部各组织结构，然后找到损伤的冈上肌起、止点，并行皮肤定位标记。

3. 消毒铺单　在施术部位，用碘伏消毒两遍，铺无菌洞巾。

4. 麻醉　用1%利多卡因局部浸润麻醉。

5. 针刀操作　选用Ⅰ型4号直形针刀，按四步进针刀规程在超声引导下进针刀，经皮肤、皮下组织达冈上肌起、止点后，进行纵疏横剥，直至组织粘连完全松解后拔出针刀，术后局部压迫止血3分钟，用无菌纱布覆盖针眼。

四、效果评价

经过40余年的发展，针刀疗法对颈肩腰腿痛疾病的治疗日趋成熟，尤其是在慢性软组织劳损和粘连性疾病等方面，具有疗效好、痛苦小、见效快、施术部位愈合无切口瘢痕等优势。将超声引导与针刀相结合，实现了针刀治疗的可视化，使得针刀治疗更为精准，大大提高了其疗效与安全性。但要求术者熟练掌握超声下各组织结构的正常与异常表现，并严格把握手术的适应证与禁忌证。

第七节　骨伤科肿瘤介入诊疗

一、影像导向穿刺活检

骨伤科肿瘤及肿瘤样病变种类繁多，或良性，或恶性，或为原发，或为转移，往往需要病理学检查才能够最终确诊。此外，一些非肿瘤性病变也可能与肿瘤相混淆，病理检查在鉴别诊断中常起到关键性的作用。而通过影像设备的引导，实现对病灶的精确穿刺取材，是病理活检能够得出准确结论的关键所在。影像导向下的穿刺活检术属于介入诊断学范畴。

（一）适应证与禁忌证

1. 适应证　骨伤科领域的经皮穿刺活检术意义重要，各种不明原因的肌肉、软组织或骨质病变，均可在影像设备的引导下进行穿刺活检，以明确病变性质。

2. 禁忌证　严重的心脑血管疾病、明显出血倾向者应列为禁忌;恶病质患者及精神异常者需慎用。

（二）器械及药物选择

除了影像导向设备外,活检针或活检枪是必备器械。骨组织活检针多由套管针和锯齿切割针组成,操作时先将套管针引入病变处,通过套管针插入旋切针,手动或电机旋转切割。肌肉软组织活检则可用活检枪进行切割活检,也可采用 Chiba 针等进行抽吸活检。

（三）技术操作要点

1. 穿刺路径　应根据术前的影像检查资料,设计尽量短的穿刺路径直达病灶;同时,需要避开重要脏器和正常的生理管道,最大限度地减少损伤。

2. 良好引导　以 CT 或配合电视透视引导为佳,保障精确的穿刺。对于肌肉软组织病变,也可选择无辐射危害的超声诊断仪作为导向设备。

3. 多点取材　在影像导向设备监视下,在所设定的病灶目标位置上进行两处以上的取材,以提高诊断的阳性率。

（四）效果评价

影像导向穿刺活检的最大优势就是能够实现精确定位,所以其效率很高。文献报道其良性病变诊断准确率可达 95% 以上,恶性病变诊断准确率亦在 90% 以上,因而非常有利于针对性治疗方案的制订。有影像设备的引导,活检操作更简便、安全,术后并发症的发生率也更低。

二、肿瘤血管造影诊断

骨伤科肿瘤的血管造影亦属于介入诊断学范畴。肿瘤血管造影能够非常清晰地显示肿瘤血管影像,包括其形态、位置等资料,可于外科手术前充分评估肿瘤供血模式,有利于手术方案的制订。更多的情况是作为后续介入治疗的基础步骤,以确认需要超选择插管的目标血管,从而提高疗效、规避风险。

（一）适应证与禁忌证

1. 适应证　各部位的骨与软组织肿瘤拟行经肿瘤供血动脉药物灌注术或栓塞化疗术者,均须进行血管造影诊断。骨伤科肿瘤特别是富血供骨肿瘤拟行手术治疗者,宜于术前进行血管造影诊断。

2. 禁忌证　对碘对比剂过敏,恶性肿瘤终末期、严重恶病质,或有重要脏器功能衰竭、明显出血倾向的患者禁忌采用。

（二）器械及药物选择

最好选用压力注射器(或称高压注射器)与 DSA 联机摄影,根据不同的目标血管设定多项参数(如注射流率、注射总量、保护压力、摄影速率和延迟时间等)。对比剂多选用非离子型碘水对比剂。

（三）技术操作要点

1. Seldinger 技术是实施肿瘤血管插管造影的基础技术。应根据目标血管的不同,选择合适的穿刺入路,应用穿刺针、血管鞘套装等配合完成。

2. 选择性插管和超选择性插管对介入操作者的技术要求较高,应根据术前影像学资料,熟练而轻柔地通过推送、提拉和扭控等手法并配合导丝等材料将造影导管插入目标血管。

3. 造影参数应根据目标血管的不同状况进行合理设定。插管到位后,轻柔地手推少量对比剂进行预造影（冒烟）对设定参数有指导价值。

（四）效果评价

迄今为止，血管造影特别是 DSA 仍是显示血管的最佳手段。血管造影诊断能够清晰准确地提供肿瘤供血动脉、肿瘤实质、引流静脉等图像，对鉴别良恶性肿瘤亦有帮助，是骨和软组织肿瘤外科术前非常有价值的参考资料。肿瘤介入治疗时的血管造影，能够起到进一步确定诊断、指明治疗路径、校正治疗方案以及判断治疗效果等作用，对减少非肿瘤组织及非肿瘤血管相关并发症也能提供有效的保障。

三、经动脉灌注化疗

骨伤科恶性肿瘤常常血供丰富，经动脉插管进行局部灌注化疗，可以作为主要治疗方法之一或综合治疗的重要部分。

（一）适应证与禁忌证

1. 适应证　主要适用于不宜手术治疗的原发性恶性骨与软组织肿瘤，也可应用于转移性肿瘤的治疗。手术前或手术后的经动脉灌注化疗，可起到抑制肿瘤、增强疗效、降低肿瘤恶性程度、防止复发和转移的作用，甚至可以为手术切除病灶或保留肢体创造条件。

2. 禁忌证　终末期恶性肿瘤，严重恶病质，感染发热或有严重心脑血管疾病、明显出血倾向者。

（二）器械及药物选择

骨伤科恶性肿瘤的经动脉灌注化疗应在选择性或超选择性插管成功后施行，需要用到导管导丝等血管插管器材。必要时会用到注射泵、植入式药盒等器材。化疗药物属于必备药物，最好是根据肿瘤的组织类型和药敏试验，选用肿瘤敏感且以原型发挥作用的化疗药物作为动脉内灌注化疗用药。

（三）技术操作要点

1. 将导管准确插入肿瘤供血动脉是必要的前提，化疗药物灌注前必须经血管造影确认导管位置是否合适。

2. 灌注方式

（1）一次性冲击性药物灌注，即将化疗药物一次性缓慢注入目标血管，随后即拔除导管。

（2）长期性药物灌注，适宜于按计划序贯或反复多次经导管进行灌注化疗，又有将导管留置于目标血管 48 小时以上或行药盒植入术两种方式。

3. 经动脉灌注化疗药物所引起的药物不良反应较全身化疗为轻，但仍很常见，术中应用适量昂丹司琼、地塞米松、洛赛克等，能有效地预防不良反应。

（四）效果评价

骨伤科恶性肿瘤的经动脉灌注化疗，是将化疗药物经导管直接灌注于病变局部血管，药物浓度较全身用药大大提高，因此，其疗效较全身化疗显著。另外，化疗药物经局部滤过后才进入全身血液循环，不良反应较全身化疗明显减轻，患者容易耐受。

四、经导管栓塞治疗

骨伤科恶性肿瘤特别是富血供肿瘤，经动脉插管对其供血血管进行栓塞，将有效地抑制肿瘤生长并促使其发生缺血坏死，从而起到治疗作用。经导管栓塞治疗常与经动脉灌注化疗相结合应用，成为恶性肿瘤综合治疗的重要部分。

（一）适应证与禁忌证

1. 适应证 恶性肿瘤特别是富血供的恶性肿瘤,是经导管栓塞治疗的主要适应证。外科手术前配合应用经导管栓塞术,可使肿瘤缩小、界限清晰,能有效地降低术中出血和术后转移的发生率。对于已经失去手术机会的恶性肿瘤患者,经导管栓塞治疗作为有效的姑息治疗手段,能抑制肿瘤生长、减轻疼痛、提高生活质量、延长生存期。

2. 禁忌证 参见前述的经动脉灌注化疗。此外,超选择性插管不成功者不能采用。

（二）器械及药物选择

1. 颗粒性栓塞剂 临床常用的有明胶海绵、聚乙烯醇、栓塞微粒球等,可根据目标血管管径及是否存在动静脉瘘等不同情况,选择不同型号的栓塞剂,以提高治疗效果和栓塞效率,并防止异位栓塞。

2. 液态栓塞剂 为末梢性栓塞剂,多应用超液化碘油,亦常将其与化疗药物混合成乳剂使用,能够栓塞恶性肿瘤病灶的微血管,适用于插管位置精确且不存在动静脉瘘的恶性肿瘤的姑息性治疗。

3. 弹簧钢圈 为主干性栓塞剂,用于控制血流或改变血供模式,作为手术治疗前的栓塞治疗手段比较稳妥,也可结合其他栓塞剂使用(图15-7)。

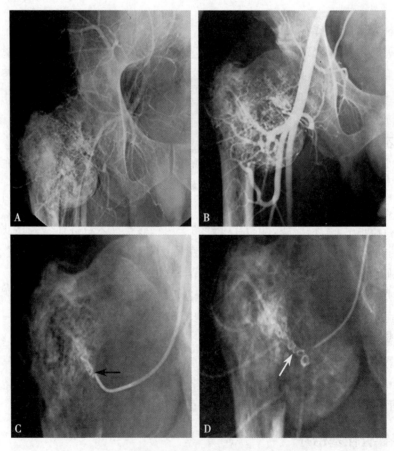

图 15-7 右股骨上段甲状腺癌骨转移介入治疗

A、B.血管造影片:右股骨颈及粗隆成骨转移,肿瘤供血动脉来源于旋股内外动脉,肿瘤染;C.图示:导管超选择供血动脉注入碘油栓塞肿瘤(黑箭头);

D.图示:经导管送入弹簧钢圈栓塞供血动脉主干(白箭头)

（三）技术操作要点

1. 插管到位 对于导管准确到位的要求比经动脉灌注化疗还要严格,即必须将导管头端准确插入病灶的目标血管,并须经血管造影证实位置合适后,才能实施栓塞。

2. 严防误栓 栓塞剂注入的全过程均应处于影像设备的密切监视下,通过流率控制等技术手段保障栓塞剂单向流入目标血管,严防栓塞剂反流进入其他血管而引起肢体缺血或器官坏死等严重不良后果。

（四）效果评价

骨伤科恶性肿瘤的供血动脉被栓塞后,肿瘤即进入缺血状态,随即发生变性坏死。因此,经导管栓塞治疗可以控制肿瘤的生长速度,或使肿瘤缩小,或为手术创造机会,甚至有可能达到治愈的目的。除了临床症状减轻如疼痛缓解外,影像学检查对于评价栓塞治疗的效果有一定帮助。治疗有效时,平片和 CT 可显示肿瘤边界较前清晰,较晚还可以见到钙化量增加,MRI 显示肿瘤周围水肿减轻,肿瘤缩小。栓塞后的血管造影复查,可以显示肿瘤血管明显减少或肿瘤染色消失。

第八节 骨关节创伤合并血管损伤的介入诊疗

骨关节创伤临床常见,而近年来合并血管损伤亦有增加趋势。在处理骨关节创伤的同时,应高度警惕重要血管的损伤。及时采取必要的介入诊疗措施,将有助于获得满意的疗效。

一、适应证与禁忌证

（一）适应证

有明确外伤史,临床症状、体征、实验室指标以及影像学检查符合血管损伤引起明显循环障碍者。如开放性伤口出血不止,闭合性损伤局部肿胀进行性加重,失血性休克表现、血红蛋白进行性下降、影像学检查提示血管破裂、离断、闭塞等。对于外伤后欲行带血管皮瓣移植病例或临床已经诊断有血管损伤,但需明确血管损伤的具体位置和程度的病例,亦属适应证。

（二）禁忌证

重要脏器功能衰竭,凝血功能障碍,碘对比剂过敏者。

二、器械及药物选择

必备常规血管穿刺插管的基本器材,如穿刺针、血管鞘、各种造影导管、导丝等。其他介入治疗器材如球囊导管、各种栓塞材料(明胶海绵颗粒、聚乙烯醇颗粒、弹簧钢圈、生物胶等)、带膜支架等。

三、技术操作要点

（一）影像诊断

骨关节创伤可疑血管损伤者建议先行 X 线平片检查,了解骨关节损伤情况,以利于判断后续血管造影重点观察位置。部分病例可考虑彩色多普勒超声检查血管形态和血流动力学情况。如遇血管损伤出血量大等危急情况,可直接行血管造影诊断。

(二) 介入诊断

即行 DSA 血管造影诊断。先根据伤情初步判断血管损伤部位,选择合适的穿刺入路,再插入合适导管于损伤部位近心段进行动脉造影,判断动脉损伤的情况、局部血流动力学改变及其远端的血供情况等。例如,人工膝关节置换术后腘动脉损伤闭塞,一般选择同侧股动脉穿刺,插入猪尾巴导管,于股动脉穿收肌管裂孔处造影,了解腘窝动脉全貌,再选择性或超选择性插管至可疑出血部位,进一步造影诊断。合并血管损伤造影常表现为损伤部位对比剂外溢、假性动脉瘤、动静脉瘘和动脉急性闭塞等。

(三) 介入治疗

DSA 诊断为血管损伤出血后,即可超选择性插管至出血的血管分支,应用颗粒型栓塞剂或弹簧钢圈进行栓塞。肢体主干动脉(股动脉、肱动脉等)损伤且不在关节部位者,可考虑置入带膜支架封堵破裂口。对于血管损伤引起的急性血栓形成闭塞,可尝试采用导丝导管进行血管开通,或插管至闭塞处的血栓内进行溶栓治疗。对于血管损伤严重、栓塞无法奏效者,可考虑将大于血管直径的球囊导管置于损伤的动脉近端,扩张球囊阻塞动脉,止血后急送手术室行血管外科手术治疗。

(四) 保持警惕

因骨关节创伤合并血管损伤患者存在大量失血、休克等危重情况,应做好各项急救准备,保障生命安全。包括急查血型并备血、药物止血、输血扩容抗休克、心电监护、吸氧、建立静脉通道等。对于不同出血血管的栓塞应分类选择栓塞剂,防止肢体缺血坏死。溶通急性闭塞的血管时,应警惕诱发大出血及严重再灌注损伤的危险。

四、效果评价

骨关节创伤合并血管损伤出血,主要表现为损伤部位出血难止、显著肿胀,以及血压下降、心率加快、四肢冰凉等失血性休克表现。特别是外伤所导致的骨盆骨折,常常合并严重的大出血,患者生命体征不稳定,外科止血难度高且不易耐受,病情十分危急。急诊介入止血成为此类大出血的首选治疗方法,栓塞止血成功后能恢复并维持患者生命体征,也为后续

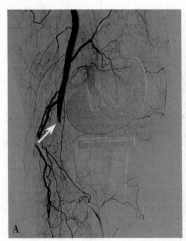
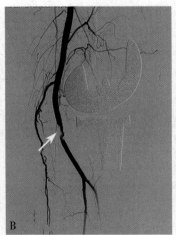
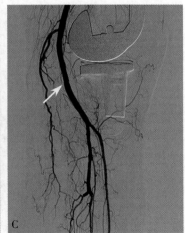

图 15-8　膝关节置换术后并发腘动脉损伤的介入诊疗
A. 腘动脉、胫前动脉、胫后动脉超选择性造影显示明显的对比剂缺如,提示腘动脉闭塞(箭头);B. 介入治疗术中导丝穿过腘动脉闭塞区域(箭头);C. 介入治疗后造影显示腘动脉通畅(箭头)

治疗创造了条件。介入诊疗对于骨关节创伤合并血管损伤者诊断清晰,疗效快捷而可靠,文献报道其有效率几近100%。部分病例栓塞后,仍有血压降低等失血表现,则应行肝、脾、肾等脏器或肢体动脉造影,寻找其他可能出血的部位,并酌情栓塞。对于介入治疗不能解决的疑难病例,介入血管造影也可为外科手术指明路径,暂时性的栓塞也可为外科手术争取到治疗时机,能够减少术中出血,降低手术风险和难度(图15-8)。

(黄　勇)

复习思考题

1. 介入诊疗在常见的骨伤科疾病中有哪些应用?

2. 股骨头坏死除了介入治疗以外,还有哪些其他的治疗方式? 相比这些治疗方法,股骨头介入治疗的优缺点是什么?

3. 椎间盘突出症的介入治疗有哪些技术方法?

4. 经皮椎体成形术及经皮椎体后凸矫形术的治疗价值有哪些?

5. 膝关节半月板损伤的类型有哪些?

6. 骨关节创伤合并血管损伤的介入诊疗有哪些适应证?

扫一扫
测一测

第十六章

肌骨超声影像学诊断

学习目标

1. 掌握肌肉撕裂与血肿、腘窝囊肿的超声声像图表现。

2. 熟悉跟腱损伤、先天性肌性斜颈、三角肌下‑肩峰下滑囊炎、四肢动脉硬化闭塞症、四肢静脉血栓的超声声像图表现。

3. 了解皮质骨折、类风湿关节炎、臂丛神经损伤、神经鞘瘤疾病的超声声像图表现。

第一节　肌肉、肌腱、韧带的超声诊断

本节主要介绍正常肌肉、肌腱和韧带的声像图所见,以及临床常见疾病的声像图表现(肌肉撕裂与血肿、跟腱损伤、先天性肌性斜颈)。

一、正常超声表现

(一)肌肉

肌束是超声可显示的最小肌肉单位,呈均匀的低回声,而肌束膜、肌外膜、肌间隔、深筋膜均为强回声。

长轴切面:肌肉整体呈梭形或束带状,内部表现为多条束带状强回声,中间隔以细线样低回声,二者相间平行排列、分布规则。由于肌束与肌外膜成一定角度,肌肉长轴切面呈现出羽状或树叶状纹理(图 16-1A)。

短轴切面:肌肉呈圆形或椭圆形,内部为低回声,可见均匀分布的点状或细线状强回声。彩色多普勒超声检查肌肉内可见稀疏血流信号,运动后血流信号增多(图 16-1B)。

(二)肌腱

肌腱是将肌肉连接在骨骼关节处的粗硬纤维状组织束,由平行致密的胶原纤维构成,主要功能是将肌肉收缩产生的应力通过止点传递到骨骼而产生运动。

长轴切面:肌腱呈条索样结构,内有多个相互平行的强回声线,之间被纤细的低回声区间隔。在肌腱的末端附着于骨骼处,常呈尖锐的鸟嘴样或笔尖样(图 16-2),一般情况下肌腱整体的回声强度略高于肌肉。

短轴切面:肌腱内部呈网状结构。不同肌腱的短轴形态各异,有圆形(如肱二头肌长头腱)、椭圆形(如跟腱)、弧形(如冈上肌腱)、扁平形(如髌腱,图 16-3)等多种形态。

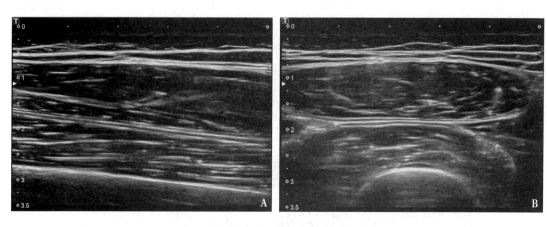

图 16-1 正常肌肉声像图

A. 长轴切面:羽状排列的线状高回声为肌束膜,间以低回声的肌束;B. 短轴切面:肌肉内肌束膜呈点状高回声

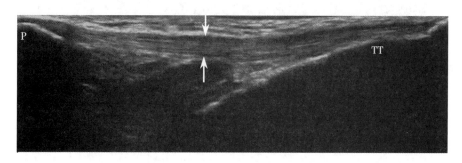

图 16-2 正常髌腱长轴声像图:箭头所示为肌腱结构,两端附着处呈鸟嘴样(髌腱)。
P:髌骨;TT:胫骨粗隆

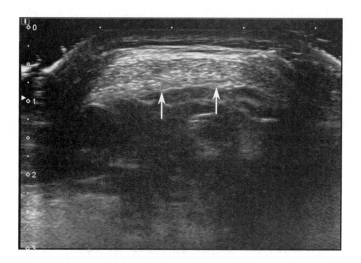

图 16-3 正常髌腱短轴声像图:箭头所示为髌腱短轴

(三)韧带

　　韧带是关节的重要辅助结构,由致密结缔组织构成,两端与骨骼相连,维持关节的稳定性并协助运动。一般均沿长轴方向扫查,韧带呈均匀一致的强回声条索样结构,两端紧紧附

着在骨表面,附着处骨皮质光滑平整。人体韧带厚度一般为 2~3mm,而长度和宽度因不同部位而异,在不同身高及体型的个体间差异很大。

长轴切面:多数韧带呈一层均匀的带状强回声,较肌腱薄,比较特殊的是,膝关节内侧副韧带声像图可见三层结构,浅层为高回声的致密结缔组织,中间层为低回声的疏松结缔组织,深层为高回声与半月板融为一体(图16-4)。

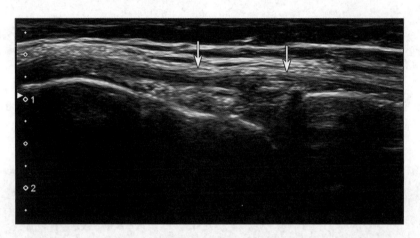

图 16-4　膝关节内侧膝胫侧副韧带声像图:箭头所示为膝胫侧副韧带

二、常见疾病的超声表现

(一)肌肉撕裂与血肿

肌肉撕裂按病因可分为直接伤和间接伤两类。直接伤是指外力直接作用于肌肉致其纤维不同程度断裂,该类损伤常发生于对抗性体育运动,亦常见于交通事故;间接伤是由于肌肉突然收缩产生的内力过大所致。田径、举重、体操等运动项目是常见诱因。

1. 临床与病理

(1)临床表现:直接损伤的临床表现为患处肿胀疼痛,损伤常致肌肉筋膜撕裂,形成血肿而不易吸收,有时形成瘢痕组织,愈合时间长,部分患者可留下骨化性肌炎等后遗症,肌肉功能不同程度丧失。好发部位有大腿股四头肌、小腿三头肌等。间接损伤痛点较为具体,临床易判断累及的具体肌肉,但撕裂的程度仍需影像检查。好发损伤的肌肉有肱二头肌、小腿三头肌、股直肌等。

(2)病理表现:肌肉撕裂主要是肌纤维断裂,一个大纤维的横断面裂成较小的碎片;其横断面或纵切面上,肌纤维部分分离,合并出血。

2. 超声表现

(1)二维切面超声

1)部分撕裂在受损肌肉内可见局部纤维中断消失,被血肿取代表现为肌腹内无回声空洞区,边缘清楚(图16-5);完全断裂,可见整块肌肉在长轴切面完全分离的两个断端,并伴以较多积血。有时断裂的一端回缩,形成包块隆起。

2)随愈合进程,空洞区逐渐减小,直至消失。若血肿太大不能完全吸收,常见团块样高回声,代表机化的凝血块。当有骨化性肌炎时,可在肌肉内探及弧形强回声伴声影,同时肌纤维紊乱不清晰。

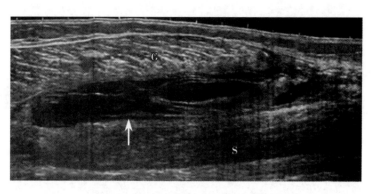

图 16-5　腓肠肌内侧头撕裂并血肿形成(箭头所示为血肿)

G:腓肠肌内侧头;S:比目鱼肌

(2) 彩色多普勒:撕裂伤合并大血管破裂时,血肿内可见搏动性血流信号,如果同时伴有筋膜间隔综合征,动脉频谱血流阻力指数增高。

3. 诊断与鉴别诊断

肌肉撕裂:声像图主要表现为肌纤维部分或完全断裂,以及裂口内常有高回声脂肪充填及无回声的积血声像,应与软组织感染相鉴别。

软组织感染:好发于皮下脂肪组织,可累及肌肉。超声表现为组织弥漫性增厚、回声不均匀、边界不清。可形成无回声或混合回声的脓肿,囊腔内出现大量分隔,呈蜂窝样改变。肌肉损伤和血肿也可有上述声像图特征,但一般局限在肌肉及其筋膜内,常可发现肌纤维的断端。鉴别困难者,可行超声引导下抽吸活检。

(二) 跟腱损伤

跟腱是人体最大的肌腱,由腓肠肌内、外侧头和比目鱼肌三块肌肉延续而成,远端止于跟骨后方,是人体最易损伤的肌腱。跟腱损伤多由运动引起,也可发生于慢性跟腱炎基础上。按损伤时间可分为急性损伤和慢性损伤;按损伤程度可分为完全性撕裂和部分性撕裂。

1. 临床与病理

(1) 临床表现:患者在运动时或运动后跟腱部疼痛,查体触及跟腱梭形肿大。若完全断裂,踝关节不能跖屈,断裂处可出现凹陷。

(2) 病理表现:急性期跟腱充血水肿,肌腱及腱围组织血管增生,跟骨滑囊积液及滑膜增生;慢性期跟腱及腱周组织增生、跟腱纤维脂肪变性或玻璃样变性,腱内动脉粥样硬化,肌腱内可有钙质沉积。

2. 超声表现

(1) 轻度拉伤:仅表现为跟腱增厚,前后径大于 6mm,腱纤维仍清晰。

(2) 急性不完全断裂:可见跟腱连续性部分中断,断端回声减低、肿大,腱周可见积液(图16-6),彩色多普勒超声显示断端血流信号丰富。

(3) 急性完全断裂:可见跟腱全层断裂,断端回缩。断端间隙内无回声填充,或为中强回声脂肪组织充填,腱周可见积液。动态试验断端无活动,或活动异常。

(4) 慢性损伤:一般跟腱纤维连续性完好,肌腱可增厚,回声增强并可出现钙化灶,有时伴跟骨滑囊内积液形成。患侧和健侧对比检查更易确认上述表现。

3. 诊断与鉴别诊断

跟腱损伤:主要表现为跟腱纤维部分或完全中断,裂口内可见脂肪组织充填(高回声)及

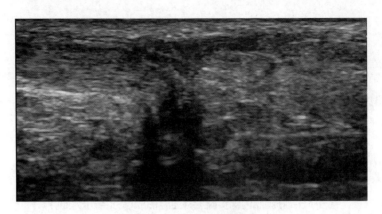

图 16-6　跟腱断裂声像图

积血(无回声),临床上应与跟腱炎相鉴别。

跟腱炎:也可有上述声像图特征,但跟腱无连续性中断。

（三）先天性肌性斜颈

先天性肌性斜颈是婴幼儿较常见的畸形,多见于左侧,婴幼儿发病率约为 0.3%~1.9%,是先天性斜颈的一种,由于单侧胸锁乳突肌纤维变性、挛缩所引起的头和颈的不对称性畸形。

1. 临床与病理

（1）临床表现:斜颈,出生后即可存在,或在出生后短期内出现。出生后 3 个月内可触及患侧胸锁乳突肌内硬且无痛性的梭形肿物,一般在出生后 2~3 周时明显,2~4 周逐渐增大,2~6 个月逐渐消失,随之出现头向患侧倾斜,面斜向健侧,颈前倾。患侧面部相对性萎缩,面部发育和两侧眼裂不对称,最后还可出现其他继发性畸形,如颈椎侧弯、椎体楔形变、斜视等。由于多数患儿可自行痊愈,因此 1 岁以内的患儿一般行观察或非手术治疗,仅少数患儿需要在 1 岁以后行手术治疗。

（2）病理表现:基本病理改变是胸锁乳突肌的肌纤维变性,间质纤维组织增生、坏死、机化,严重者肌纤维则完全破坏消失。

2. 超声表现　患侧胸锁乳突肌可呈弥漫性梭形增厚或局限性增厚,内部呈均质低回声或不均质回声,与周围组织分界清晰。病变纤维化严重时,其回声可明显增高(图 16-7)。

3. 诊断与鉴别诊断

先天性肌性斜颈:声像图表现为患侧胸锁乳突肌弥漫性梭形增厚或局限性增厚,内部呈均质低回声或不均质回声,与周围组织分界清晰。其主要与颈部囊性淋巴管瘤及颈部淋巴结肿大相鉴别。

颈部囊性淋巴管瘤:形态呈树枝状或哑铃形的无回声,囊壁光滑,内为密集光点漂浮的囊液性暗区,加压可有流动感。

颈部淋巴结肿大:淋巴结肿大可多发,呈椭圆形或类圆形,皮髓质界限清晰或不清晰,彩色多普勒可见淋巴及血流信号。

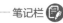

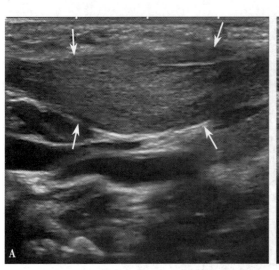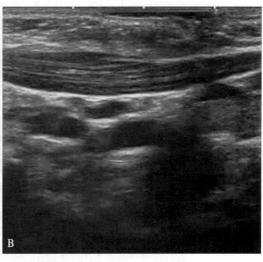

图 16-7　先天性肌性斜颈声像图

A. 胸锁乳突肌明显增厚,以中段显著(箭头所示);B. 图示为健侧胸锁乳突肌,内可见线状高回声的纤维脂肪分隔

第二节　骨、软骨及关节疾病

本节主要介绍骨、软骨及关节正常和临床常见多发病的声像图表现(皮质骨折、类风湿关节炎、三角肌下 - 肩峰下滑囊炎、腘窝囊肿)。

一、正常超声表现

(一)骨骼

超声不能穿透正常的骨骼,仅能显示为连续、光滑的线状强回声的骨皮质表面轮廓,后方有声影(图 16-8A)。

(二)软骨

透明软骨超声显示为覆盖关节面的条形无回声带,其深面为软骨下骨,呈平滑的线状强回声,后方伴声影,浅层为边界清晰的、光滑锐利的细线状高回声,为软骨与浅侧软组织之间的界面回声。纤维软骨由于纤维成分较多,其超声上呈偏高回声,如膝关节的半月板、肩关节的盂唇等(图 16-8B)。

(三)滑囊

滑囊是由疏松结缔组织组成的、在运动关节内具有衬里的囊状结构,其作用是减少肌肉与骨面之间的摩擦,便于关节和肌肉运动。滑囊为潜在的间隙,超声不能显示,或仅显示为薄层低回声裂隙,厚度不超过 2mm;若超声显示液体增多或滑膜增厚时,多为病变所致。

(四)滑膜

滑膜构成关节囊和腱鞘的内层,贴在骨表面,正常情况下超声多不能显示,与外层纤维膜不能区分,病理情况下增厚则可清晰显示。

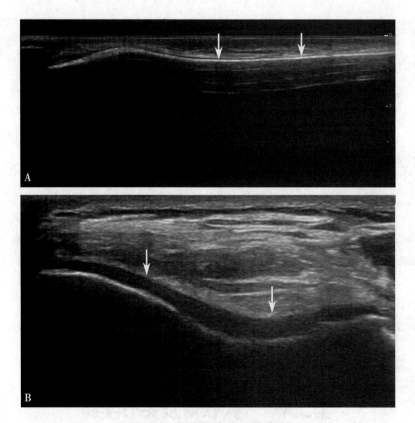

图 16-8 正常骨骼、软骨声像图

A.箭头所示为正常胫骨声像图;B.箭头所示为膝关节股骨滑车软骨声像图

二、常见疾病的超声表现

(一)皮质骨折

一些骨折病变非常微小,早期 X 线可无阳性发现,而超声则可能发现异常征象,如局部骨皮质微小的断裂、骨膜下血肿、应力性骨折所致的骨膜反应。超声显示为骨皮质连续性中断,断端可见错位或成角,而邻近的骨膜下血肿、骨膜增厚可进一步证实诊断。

1. 临床与病理

(1)临床表现:患处疼痛,肿胀。

(2)病理改变:主要为骨松质内骨小梁微骨折,局部的骨髓充血水肿。

2. 超声表现　骨折显示为骨皮质连续性中断,可见移位及骨膜下血肿等。压缩骨折时局部皮质向深方凹陷;撕脱骨折时局部骨皮质向浅方分离,分离的方向与压缩骨折相反(图16-9)。可见骨膜增厚或抬高、骨膜下低回声区,为创伤后组织水肿和 / 或血肿改变,有时可见周围软组织水肿增厚、血流信号增加;之后,骨折处骨表面可见微小钙化形成,为骨痂开始形成。上述超声表现结合相应临床表现,对于诊断隐形骨折具有较高的特异性。

3. 诊断与鉴别诊断

骨折:常表现为骨皮质连续性中断,可见移位及骨膜下血肿等。隐性骨折常伴有滑囊炎及肌腱韧带的损伤,应注意全面检查。

病理性骨折:骨皮质不规则、破坏,有时可发现肿瘤导致的占位性病变。建议采用 X 线或 CT 成像检查。

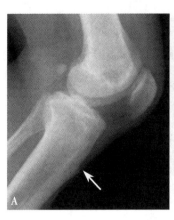
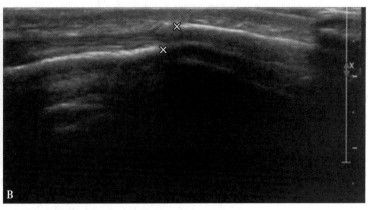

图 16-9　胫骨上段微小骨折声像图

A. X 线显示胫骨上段骨折(白箭头);B. 纵切面超声显示胫骨骨皮质连续性中断、错位

(二) 类风湿关节炎

类风湿关节炎是以关节受累为主的慢性自身免疫性疾病,早期表现为对称性多发性关节炎,以关节滑膜最先受累,继而累及关节软骨和软骨下骨,最终导致全关节破坏。

1. 临床与病理

(1) 临床表现:类风湿关节炎以青壮年女性多见,起病隐匿,双侧对称性多关节受累,以小关节为主,通常是从手指近端指间关节、掌指关节、手腕等小关节最先起病,发病初期的关节表现为关节晨僵、肿胀、疼痛等,最终可发生关节畸形并丧失关节正常的功能。红细胞沉降率加快,类风湿因子阳性。

(2) 病理改变:基本病理改变是滑膜炎,表现为滑膜微血管增生、滑膜增厚、滑膜间质炎症细胞浸润,以及血管炎、类风湿结节等。

2. 超声表现

(1) 滑膜炎:滑膜炎属类风湿关节炎早期改变。表现为滑膜不规则增厚,甚至呈绒毛状或结节状突起。增厚的滑膜表现为低回声。炎症活跃时,可见滑膜内血流信号丰富(图 16-10A)。

(2) 关节软骨损伤:早期关节软骨增厚、回声尚均匀;中期软骨回声及厚度不均匀,表面不光滑;晚期软骨回声明显增强,可见强回声钙化灶。

(3) 骨质侵蚀:表现为骨皮质不光滑、中断。在疾病晚期,关节发生强直,超声表现为关节间隙变窄。继发骨关节炎时,可见骨皮质表面强回声突起,为骨赘形成(图 16-10B)。

(4) 关节积液:表现为关节间隙内的无回声,无回声内可见不均匀的低回声、中等回声或强回声团块,为坏死组织或炎性碎片。

(5) 关节周围软组织改变:肌腱和韧带肿胀、回声减低、结构不清。腱鞘增厚,呈结节样凸起,内可见积液。腱周软组织肿胀,回声增强或减低。可见上述组织内血流信号丰富。

(6) 类风湿结节:表现为软组织内的中等或低回声结节,边界清晰。

3. 诊断与鉴别诊断

类风湿关节炎:声像图改变是非特异性的,最后诊断需结合病史、症状、体征及其他检查等综合考虑;本病须与风湿免疫性关节炎及痛风性关节炎等鉴别。

风湿免疫性关节炎:是与自身免疫系统或全身性疾病相关的一大类疾病,存在不同程度的滑膜炎、软骨破坏和骨侵蚀、关节周围软组织炎症等,超声表现和类风湿关节炎相似,并无

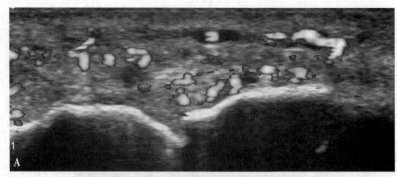

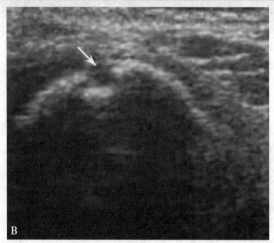

图 16-10　类风湿关节炎声像图

A.图示为腕掌关节处大量的滑膜增生并血流增多;B.箭头所示为早期类风湿
关节炎,骨侵蚀

特异性。超声的主要作用是发现上述疾病关节受累情况、评估病变的活动性,而非进行病因
学诊断。

　　痛风性关节炎:若发现关节软骨的"双线"征、滑膜增厚伴"落雪"征、痛风石形成,对该
病诊断具有提示作用。

　　(三) 三角肌下 - 肩峰下滑囊炎

　　三角肌下 - 肩峰下滑囊是人体最大的滑囊之一,其深方为肩袖,浅方为肩峰和三角肌。
正常人该滑囊内有极少量的滑液,对肩袖及肱骨头和大结节起保护作用,防止运动时肩峰与
肩袖的摩擦。肩关节尤其是肩袖急性和慢性损伤,以及运动时滑囊被反复摩擦或撞击,是造
成该滑囊炎的最常见原因。

　　1. 临床与病理

　　(1) 临床表现:疼痛、运动受限和局限性压痛是主要症状。疼痛为逐渐加重,夜间痛较著,
运动时疼痛加重,尤其在外展和外旋时(挤压滑囊)。疼痛一般位于肩部深处,涉及三角肌的
止点等部位,亦可向肩胛部、颈部和手等处放射。

　　(2) 病理改变:该病的主要病理表现为滑囊内积液、滑膜壁增厚及钙盐沉积等。

　　2. 超声表现

　　(1) 滑囊内积液、滑膜壁增厚、钙化沉积是该病的主要声像图表现,以滑囊积液最常见,
均位于三角肌的深方,滑囊壁分离前后径大于 2mm(图 16-11)。

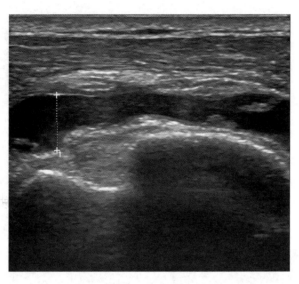

图16-11 三角肌下-肩峰下滑囊炎声像图:滑囊内积液呈无回声暗区

(2) 当肩袖全层撕裂时,可见三角肌下-肩峰下滑囊与盂肱关节腔相通,此征象也是判断肩袖全层撕裂的重要证据之一(正常情况下,该滑囊与关节腔被肩袖隔开,不相通)。

3. 诊断与鉴别诊断

三角肌下-肩峰下滑囊炎:滑囊内积液、滑膜壁增厚、钙化沉积是该病的主要声像图表现。该病与引起肩关节疼痛的其他疾病症状相似,如冈上肌腱炎、冈上肌腱撕裂等,超声检查根据其位置及特征表现,可做出相应诊断。

冈上肌腱炎:多为慢性病变,表现为肌腱肿胀、回声不均匀减低,肌腱内可见钙化强回声,后方伴或不伴声影。

冈上肌腱撕裂:部分撕裂者,肌腱内部出现不规则裂隙样低或无回声。完全撕裂者,肌腱全层断裂,三角肌与肱骨结节直接相接触。需注意的是,三角肌-肩峰下滑囊炎、冈上肌腱炎与冈上肌腱撕裂可同时存在。

(四) 腘窝囊肿

腘窝囊肿是腘窝部位滑膜囊肿的总称,常与关节腔相通,以腓肠肌内侧头-半膜肌腱囊肿最为常见,后者又称为Baker囊肿,位于膝关节后方,充满滑液的硬性肿块,是由浅侧的半膜肌腱滑囊与深侧的腓肠肌内侧头滑囊融合而成。儿童患者多为原发病变;成年人多为继发病变,如膝关节疾病,以及骨性关节炎、类风湿关节炎和关节创伤等。囊肿有完整囊壁,内衬有滑膜,腔内含有滑液。

1. 临床与病理

(1) 临床表现:囊肿大小与关节腔内病变的病程有关。主要症状为患膝内侧饱满,触痛不明显,可有轻度膝关节屈位不适症状。囊肿破裂时,患者小腿后部疼痛肿胀,临床上常难以与小腿静脉血栓鉴别。

(2) 病理改变:腘窝囊肿为充满滑液的硬性肿块,囊肿有完整囊壁,内衬有滑膜,腔内含有滑液。

2. 超声表现 腘窝囊肿二维超声显示为腘窝部可见边缘清晰光滑的圆形、椭圆形囊液性无回声暗区,无波动,合并出血或感染时,可见多发点状回声(图16-12A)。CDFI(彩色

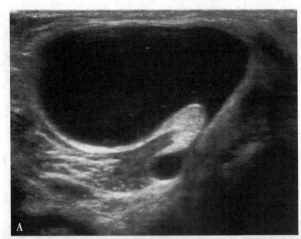

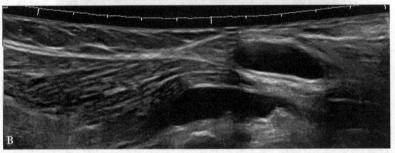

图 16-12　腘窝囊肿声像图
A. 腘窝囊肿内见多发点状回声；B. 腘窝囊肿内絮状低回声

多普勒血流成像)：其内无血流信号。长期慢性炎症时囊壁增厚，可出现绒毛状、结节状突起；囊液内亦可出现碎片状或絮状低回声(图 16-12B)。腘窝囊肿破裂时，形状不规则，囊液可向腓肠肌、比目鱼肌间隙扩散，内部多呈中等-无回声的混杂回声，此时应和静脉血栓鉴别。

3. 诊断与鉴别诊断　腘窝囊肿超声诊断显示为腘窝部可见囊液性无回声暗区；通常腘窝囊肿需与软组织肿瘤相鉴别，而软组织肿瘤多为实质性；当囊肿合并出血或感染时应与下肢静脉血栓相鉴别，而下肢静脉血栓可于静脉管腔内探及实性低回声或等回声，彩色多普勒可见血流充盈缺损。

第三节　四肢大血管及周围神经病变

本节主要介绍四肢大血管及周围神经正常和临床常见多发病的声像图表现(四肢动脉硬化闭塞症、四肢静脉血栓、臂丛神经损伤、神经鞘瘤)。

一、正常超声表现

(一)四肢动脉

1. 二维灰阶超声　正常四肢动脉左右对称，管腔清晰，自近心端至远心端逐渐变细，管壁有弹性，内膜光滑菲薄，连续性好，管腔内为无回声，无斑块或血栓栓塞，管径无局限性狭窄或扩张(图 16-13A)。纵切面:前后管壁呈两条近似平行的线状回声带,腔内呈无回声;横切面:呈圆形,有搏动性。

2. 彩色多普勒　正常四肢动脉管腔内彩色血流充盈良好,呈红色和蓝色。直行的动脉段内的血流呈层流,表现为动脉管腔的中央色彩较为浅亮,管腔的边缘色彩较深暗。动脉内的彩色血流具有搏动性(图 16-13B)。

3. 频谱多普勒　频谱多普勒静息状态下,正常四肢动脉的血流频谱呈窄频三相血流频谱,即收缩期为快速上升的正向波,舒张早期的短暂反流形成反向波,以及舒张中晚期为低速正向波,波形圆钝,速度较低(图 16-13C)。当肢体运动、感染或温度升高而出现血管扩张时,外周阻力下降,舒张早期的反向血流消失,在收缩期和舒张期均为正向血流。

(二)四肢静脉

1. 二维灰阶超声　四肢静脉内径多大于伴行动脉内径,且随呼吸运动而变化。在深吸

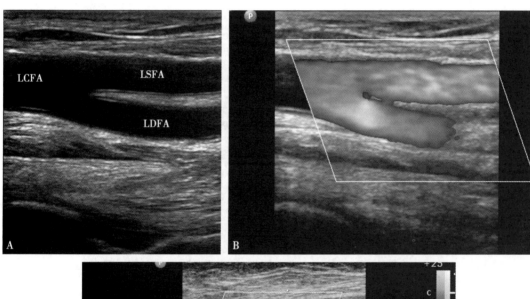

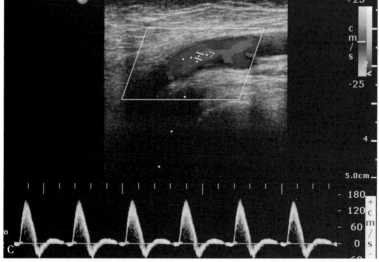

图 16-13　股总动脉分叉处纵切声像图(LCFA:左侧股总动脉;LSFA:左侧股浅动脉;LDFA:左侧股深动脉)

A.二维灰阶图;B.彩色血流多普勒;C.频谱多普勒(血流频谱呈三相波)

气或做瓦氏（Valsalva）动作（嘱患者关闭声门用力呼气，此时腹肌应是收缩的）时，静脉内径增宽。直立位时，下肢静脉内径明显增宽。正常四肢静脉具有以下特征（图16-14A）：管壁菲薄，为细线状；内膜平整、光滑；管腔内的血流呈无回声，高分辨力超声仪可显示流动的血液而呈现弱回声；探头加压可使管腔闭合；静脉管腔内可看见静脉瓣膜结构，常见于股总静脉及大隐静脉等。

2. 彩色多普勒　正常四肢静脉内显示单一方向的回心血流信号（图16-14B），挤压远端肢体时，管腔内血流信号增强，而放松后或做瓦氏动作时则血流信号立即中断或短暂反流后中断；一些正常肢体静脉（如桡、尺静脉，胫、腓静脉）可探测不到自发性血流，但人工挤压肢体远端时，管腔内可呈现血流信号；使用一定外力后静脉管腔闭合，血流信号亦随之消失。

3. 频谱多普勒　静脉随呼吸呈周期性改变的血流频谱，Valsalva试验静脉内可见短暂反向血流，随后该血流消失，呼气后正向血流突然增加（图16-14C）。

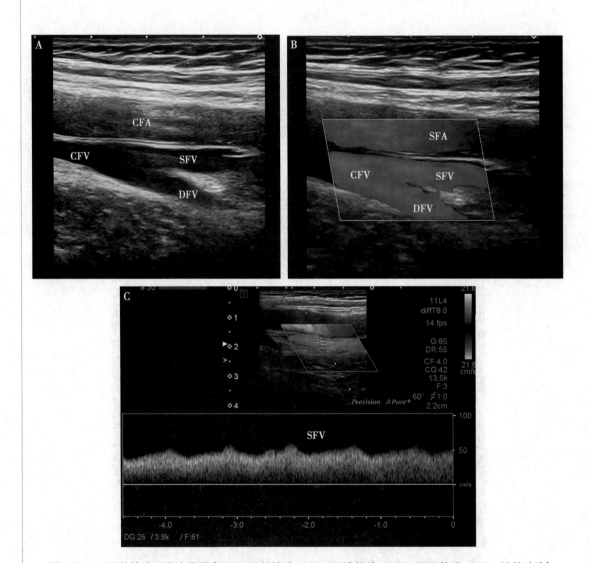

图16-14　股总静脉正常声像图（CFV：股总静脉；SFV：股浅静脉；DFV：股深静脉；CFA：股总动脉）
A. 二维灰阶图；B. 彩色血流多普勒；C. 频谱多普勒

（三）周围神经

周围神经的基本组成单位为神经纤维，许多神经纤维集合成神经束，若干神经束组成神经干。周围神经有 3 层由结缔组织构成的支持性鞘膜，分别称为神经内膜、神经束膜和神经外膜。

纵切面：正常周围神经显示为内有纤维样回声的束状结构，内部可见多条平行排列的低回声带，并以线状高回声相间隔，低回声带为神经束，在神经内纵行排列，线状高回声为神经束之间的神经束膜；横切面：周围神经呈网状结构，其中低回声的神经束呈圆形，神经干周围被高回声的神经外膜所包绕（图 16-15）。

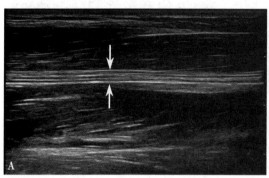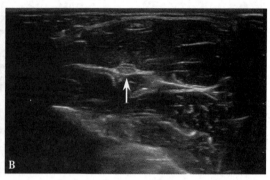

图 16-15　前臂正中神经正常声像图

A. 纵切面显示前臂正中神经呈束状结构，内可见多条低回声带；B. 横切面显示前臂正中神经呈网状，神经束膜和神经外膜呈高回声

二、常见疾病的超声表现

（一）四肢动脉硬化闭塞症

动脉粥样硬化闭塞症是由动脉粥样硬化病变引起的慢性动脉闭塞性疾病，动脉粥样硬化斑块、动脉中层变性以及继发血栓形成可导致动脉管腔狭窄以至闭塞，从而引起相应的肢体或器官缺血。超声检查可确定病变严重程度及随访疗效，是一种简便、无创的首选检查方法。

1. 临床与病理

（1）临床表现：病变常累及大、中动脉，以动脉分叉及弯曲的凸面为好发部位。临床上可引起肢体发冷、麻木、间歇性跛行、静息痛，甚至肢端溃疡或坏疽。下肢动脉病变远比上肢动脉病变多见。

（2）病理改变：早期动脉内膜因血浆脂蛋白渗透，血浆浸润、沉积，产生脂肪条纹，内膜广泛增生，出现粥样斑块。后期硬化斑块钙化，质地坚硬，体积增大，继发血栓形成，可致动脉完全闭塞。粥样斑块溃破脱落，碎片可造成远端动脉栓塞，附壁血栓可上下蔓延，加重动脉硬化闭塞程度。晚期粥样斑块机化，动脉中层弹力纤维退行性变，肌层变薄失去弹性，受血流冲击易形成动脉瘤。

2. 超声表现

（1）二维超声

1）内 - 中膜增厚：动脉内膜和中膜增厚（≥1.0mm、<1.5mm），凸向管腔。

2）斑块形成：当内 - 中膜厚度≥1.5mm 时，即可认为动脉粥样硬化斑块形成。斑块可为局限性,也可为弥漫性。斑块因其成分不同而有不同的超声表现:钙化斑呈强回声,后伴声影(图 16-16A);动脉内壁或斑块表面出现附壁血栓呈低回声;混合型斑块内因为存在不同成分而具有不同的回声(图 16-16B),其内存在低回声区域时常提示斑块内出血。

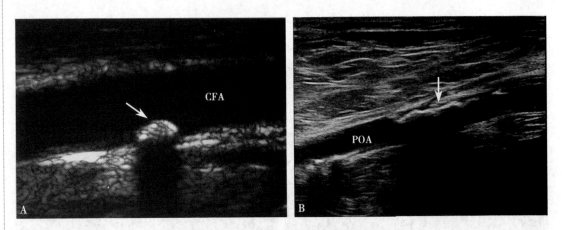

图 16-16　动脉内 - 中膜增厚及斑块形成

A. 股动脉强回声硬化斑块,后方伴声影;B. 腘动脉(POA)混合回声斑块

(2) 彩色多普勒

1) 当病变轻微、局限时,仅有彩色血流边缘不整齐或彩色血流局限性充盈缺损,远端动脉血流信号无明显改变。

2) 当血管局部明显狭窄时,狭窄处彩色血流变细、变亮,甚至呈"五彩镶嵌"样,狭窄远端的彩色血流变暗、充盈欠佳(图 16-17)。

3) 当病变范围广泛、严重,动脉管腔完全阻塞时,彩色血流呈"零星"样,甚至无血流信号显示。

4) 病史较长者,由于侧支循环的建立,阻塞动脉周围可见数支长短不等、走行不规则、内径较细的小动脉血流信号。

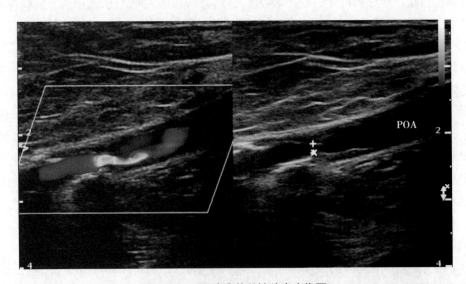

图 16-17　腘动脉节段性狭窄声像图

（3）频谱多普勒

1）病变轻或测定部位在动脉狭窄的近端时,频谱可以正常。

2）如果动脉狭窄范围大、程度重,则动脉频谱发生改变,频谱为单相、血流速度明显减低。

3）当动脉完全闭塞时,则管腔内测不到动脉血流频谱。

4）侧支循环建立后,可测到侧支循环的动脉频谱。

3. 诊断与鉴别诊断

四肢动脉硬化闭塞症:诊断要点是动脉内 - 中膜增厚,管腔内可见局限性及弥漫性斑块形成,致使管腔变窄直至闭塞;彩色血流可见局部或完全性充盈缺损;狭窄处血流速度增快,频谱形态异常,三相波消失。临床上须与血栓闭塞性脉管炎和多发性大动脉炎相鉴别。

血栓闭塞性脉管炎:该病为一种独立的血管疾病,病变开始早,多见于青壮年男性,动脉病变主要累及肢体中小动脉,病变多呈节段性,病变之间动脉段相对正常,发病早期可出现复发性、游走性血栓性静脉炎。

多发性大动脉炎:多见于年轻女性,疾病活动期有发热和红细胞沉降率加快等慢性非特异性炎症表现。动脉病变主要累及主动脉及其分支的起始部,超声表现为动脉内 - 中膜明显增厚,引起管腔狭窄以致闭塞,一般无钙化斑块,非病变管壁正常。如果病变累及主 - 髂动脉,临床上可出现下肢缺血的症状;如果病变累及锁骨下动脉,临床上可出现上肢缺血的症状。

（二）四肢静脉血栓

静脉血栓是一种常见的周围血管疾病,为静脉管腔内的血液凝固,形成凝血块。血栓一旦形成,若不及时治疗可以不断变大,导致管腔部分或完全堵塞,并沿静脉管腔延伸。以下肢静脉血栓多见。

1. 临床与病理

（1）临床表现:根据血栓发生的部位和静脉管腔阻塞程度的不同,可从无症状至整个下肢急性肿胀并有发绀,常见的表现为血栓水平以下的肢体持续肿胀,站立时加重,平卧可缓解;患肢钝性疼痛和压痛,皮温升高;浅静脉迂曲扩张;"股青肿"至坏疽;血栓脱落可引起肺栓塞。

（2）病理改变:静脉血栓形成系多因素组合,公认的三大因素为:静脉血流滞缓、静脉壁损伤以及血液高凝状态。所形成的静脉血栓多位于较深部的静脉,可以逆行和 / 或顺行蔓延而累及整个深静脉。

2. 超声表现

（1）二维超声

1）急性血栓期:指 2 周以内的血栓。血栓形成后数小时至几天之内表现为无回声,1 周后回声逐渐增强,呈低回声,边界渐清楚;血栓处静脉管径明显扩张;探头加压静脉管腔不能被压瘪;急性血栓的近心端往往未附着于静脉壁,自由漂浮在血管中。

2）亚急性血栓期:发生在 2 周到 6 个月之间的血栓。血栓回声较急性期逐渐增强;血栓逐渐溶解和收缩,体积变小,原扩张的静脉内径逐渐恢复;血栓处静脉管腔不能完全被压瘪;血栓附着于静脉壁、位置固定。

3）慢性血栓期:发生在 6 个月以上的血栓。栓塞静脉逐渐再通,又可发生新血栓。血栓呈强回声,边缘不规则,附于管壁,管壁不规则增厚、回声增强;探头加压病变管腔不瘪;阻塞远端静脉正常或缩小,有侧支循环;静脉瓣增厚、扭曲或固定,不能正常地、随呼吸有节律地开放和关闭。

（2）多普勒超声

1）急性血栓期：血栓段静脉内完全无血流信号或探及少量血流信号。当血栓使静脉完全闭塞时，血栓近端静脉血流信号消失或减弱，而血栓远端静脉频谱变为连续性，失去周期性幅度变化，Valsalva 试验减弱甚至消失。

2）亚急性血栓期：由于血栓的再通，静脉腔内血流信号逐渐增多，可测到静脉频谱，Valsalva 或屈趾试验时，彩色血流变亮、变粗，血流速度也变快（图 16-18）。

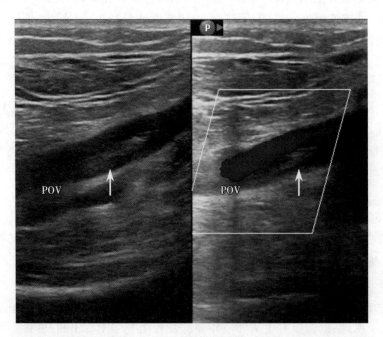

图 16-18　腘静脉（POV）血栓声像图：管腔内径增宽，其内可见低回声（箭头所示）

3）慢性血栓期：血栓再通时，静脉腔内可见细小血流信号或充满血流信号。由于静脉瓣破坏丧失功能，Valsalva 试验时，静脉腔内可见明显的反流信号；静脉腔内有彩色血流显示处可以测到静脉频谱；侧支循环形成。

3. 诊断与鉴别诊断

四肢静脉血栓：直接征象是病变部位的管腔内可见低回声或低 - 中等回声血栓。间接征象是病变部位静脉内径增宽，管腔不能压瘪，管腔内无彩色血流信号及再通后细窄血流信号，Valsalva 试验管腔无变化。临床需与下肢静脉瓣功能不全、腓肠肌撕裂或其他骨骼肌损伤及四肢淋巴水肿相鉴别。

下肢静脉瓣功能不全：临床表现为下肢水肿、疼痛、浅静脉曲张、足靴区皮肤出现营养不良性变化（色素沉着、湿疹和溃疡）。超声检查静脉管腔正常或增宽，探头加压后管腔能完全闭合。

腓肠肌撕裂或其他骨骼肌损伤：这种损伤后的症状和体征与下肢深静脉血栓相似，但与下肢外伤有关。患者多在外伤或剧烈活动后发病。多普勒超声检查可以帮助除外下肢深静脉血栓。

四肢淋巴水肿:是由于淋巴液流通受阻或淋巴液反流所引起的浅层组织内体液积聚,继之产生纤维增生、脂肪硬化、筋膜增厚及整个患肢变粗。超声检查静脉血流通畅。

(三)臂丛神经损伤

臂丛神经损伤可由直接暴力所致,亦可由间接暴力所致。在创伤中较为常见并且致残率也较高,是周围神经损伤中最严重的损伤之一。神经受损后,引起神经传导功能障碍或丧失。

1. 临床与病理

(1)临床表现:臂丛神经损伤可分为上臂丛神经损伤和下臂丛神经损伤。其中上臂丛神经损伤时,表现为肩关节不能外展和上举,肘关节不能屈曲而能伸,腕关节功能异常,虽能屈伸但肌力减弱;下臂丛神经损伤时,表现为手内在肌全部萎缩,其中以骨间肌最为显著,手指不能屈伸或有严重障碍。前臂及手部尺侧皮肤感觉缺失。

(2)病理改变:神经受损后,微循环受到破坏,处于缺血、缺氧状态,致神经轴突退行性变、神经外膜水肿,周围出血粘连、机化、瘢痕纤维化形成,导致压迫神经束,从而引起神经传导功能障碍或丧失。

2. 超声表现

(1)臂丛神经节前损伤:臂丛神经节前损伤后,撕裂处远端神经可仍位于椎间孔处或回缩至锁骨上区。如远侧断端神经仍位于椎间孔处,超声可显示颈神经正常或水肿增粗;如远侧断端回缩,超声于相应颈椎横突处可见神经根结构缺失(图 16-19A),锁骨上区可见神经远侧断端增粗(图 16-19B)。

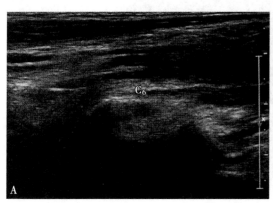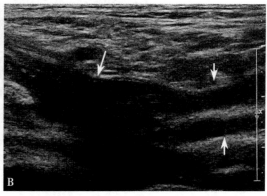

图 16-19　外伤后锁骨骨折伴 C_{5-7} 神经根性撕脱伤

A. 超声于 C_6 颈椎横突处未见 C_6 神经根结构;B. 锁骨上区纵切面可见神经断端(短箭头),明显增粗,其周围可见积血(长箭头)

(2)臂丛神经节后损伤

1)完全断裂:神经连续性中断,可见神经的近侧或远侧断端,断端可肿胀增厚或回缩呈波浪状或形成梭形低回声结节。

2)部分断裂:神经连续,但部分神经外膜和神经纤维束中断。

3)神经被瘢痕或其他组织卡压:超声可见神经连续但弥漫性增粗,回声减低,卡压处神经变细或结构显示不清,神经周围可见低回声瘢痕组织或其他异常病变,神经近端可增粗。

3. 诊断与鉴别诊断　臂丛神经损伤表现为受损神经线性强回声连续性完全中断或部分

中断,中断区表现为无回声或低回声,神经较对侧增粗,被膜增厚回声增强,线性回声模糊。

（四）神经鞘瘤

神经鞘瘤（schwannoma）是由周围神经的 Schwann 鞘（即神经鞘）所形成的肿瘤,为良性肿瘤。好发部位为脊神经根及大的周围神经,以头颈部及四肢屈侧最多见。

1. 临床与病理

（1）临床表现:多为 30~40 岁的中年人,临床表现为散在的柔软肿块,通常无自觉症状,但有时伴有疼痛及压痛。如肿瘤累及神经组织时则可发生感觉障碍,特别是在相应的部位发生疼痛与麻木。运动障碍很少见,最多在受累部位表现力量微弱。

（2）病理改变:神经鞘瘤经常有包膜,柔软或可有波动感,刚切除的肿瘤具有完整包膜者,呈淡红色、黄色或珍珠样灰白色,切面常可见变性所引起的囊肿,其中有液体或血性液体。极少数肿瘤为纤维性,故质地较硬。神经鞘瘤的另一特点是在许多血管周围有一层厚的胶原纤维鞘。

2. 超声表现　外周神经鞘瘤多为低回声,常见于椭圆形或梭形,边界清晰,包膜完整,后方回声增强;内部回声不均匀,部分可伴囊性变;低回声一端或两端与神经相连续,呈"鼠尾征"（图 16-20）;彩色多普勒超声:低回声内有少许血流信号。

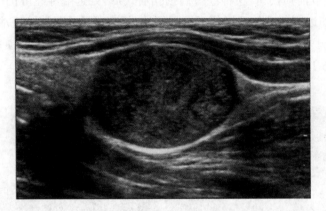

图 16-20　桡神经浅支神经鞘瘤声像图

3. 诊断与鉴别诊断

外周神经鞘瘤:多为低回声,肿物两端与正常神经相连,常见于椭圆形或梭形,边界清晰,包膜完整,神经鞘内无纤维结构;临床需与神经纤维瘤及脂肪瘤相鉴别。

神经纤维瘤:与神经鞘瘤声像图相似,超声难以鉴别,确诊应靠活检。

脂肪瘤:是最常见的良性软组织肿瘤,一般形态较扁,回声偏高,内可见平行于皮肤的条索状高回声,探头加压肿块较柔软。不与神经相连。

（石光煜）

复习思考题

1. 简述肌肉撕裂与血肿的声像图表现。
2. 简述先天性肌性斜颈的声像图表现。
3. 简述类风湿关节炎的声像图表现。
4. 简述腘窝囊肿的声像图表现。

5. 简述动脉硬化闭塞症的声像图表现。

6. 33 岁女性患者,剖宫产术后 6 天,右下肢压痛,膝关节以下持续肿胀,皮温升高。试述超声检查下肢血管的诊断思路及要点。

7. 简述神经鞘瘤的声像图表现。

8. 简述跟腱损伤的声像图表现。

9. 简述三角肌下 - 肩峰下滑囊炎的声像图表现。

◇◇◇ 主要参考书目 ◇◇◇

1. 徐克,龚启勇,韩萍.医学影像学[M].8版.北京:人民卫生出版社,2018.
2. 王亦璁.骨与关节损伤[M].4版.北京:人民卫生出版社,2007.
3. Frederick M. Azar,James H.Beaty,S. Terry Canale.坎贝尔骨科手术学[M].13版.唐佩福,王岩,卢世璧,主译.北京:北京大学医学出版社,2018.
4. 赵金忠.膝关节重建外科学[M].2版.郑州:河南科学技术出版社,2015.
5. 冷向阳.骨伤科学基础[M].北京:人民卫生出版社,2012.
6. 尹志伟,侯键.骨伤科影像学[M].北京:中国中医药出版社,2016.
7. 王芳军.影像学[M].北京:人民卫生出版社,2012.
8. 申宝忠,杨建勇.介入放射学[M].北京:人民卫生出版社,2018.
9. 吴绪平.针刀医学[M].北京:中国医药科技出版社,2016.
10. 中国医师协会超声医师分会.中国肌骨超声检查指南[M].北京:人民卫生出版社,2017.
11. 姜玉新,王志刚.医学超声影像学[M].北京:人民卫生出版社,2010.
12. 钱蕴秋.超声诊断学[M].2版.西安:第四军医大学出版社,2008.
13. 张缙熙,姜玉新.浅表器官及组织超声诊断学[M].北京:科学技术文献出版社,2006.
14. 郭瑞军.肌肉骨骼系统超声学[M].北京:人民卫生出版社,2008.
15. 王月香,曲文春,陈定章.肌骨超声诊断[M].2版.北京:科学出版社,2021.

复习思考题
答案要点

模拟试卷